MASAJLA MUCİZEVÎ TEDAVİLER

Fizyoterapist Elmas Maranki

Prof. Dr. Ahmet Maranki

Mozaik Yayınları: 26

Yaşam Enerjisi Dizisi: 3

Masajla Mucizevî Tedaviler

EDİTÖR	YAYIN YÖNETMENİ	TASARIM
Neriman Şimşek	Ali İhsan Bayrak	Yasemin Yentur

ISBN : 978-975-8821-26-6
Sertifika no : 1206-34-004559
Baskı Yeri & Tarihi : İstanbul, 2008
Kapak Tasarımı : Muzaffer Yılmaz
Yayına Hazırlık : Gonca Yıldırım
Baskı & Cilt : Bilge Matbaacılık
Yılanlı Ayazma Sokak Örme İş Merkezi
No: 8 Kat: 1 (Kale İş Merkezi Karşısı)
Davutpaşa, Zeytinburnu-İstanbul

Mozaik Yayınları bir HAYAT YAYIN GRUBU kuruluşudur.
© **2007, Hayat Yayıncılık, İletişim, Yapım, Eğitim Hizmetleri ve Tic. Ltd. Şti.**
Tüm yayın hakları anlaşmalı olarak Hayat Yayınları'na aittir.
Kaynak gösterilerek alıntı yapılabilir. İzinsiz çoğaltılamaz, basılamaz.

MOZAİK YAYINLARI
PK. 100 Avpım-İstanbul
Tel: (212) 521 29 29 Fax: (212) 523 29 99
www.mozaikyayinlari.com - e-mail: bilgi@mozaikyayinlari.com
online sipariş: www.kitapmarket.com

MASAJLA MUCİZEVÎ TEDAVİLER

Konferans-Seminer Bilgi Hattı:
www.maranki.com   info@maranki.com
www.kozmikbilinc.com   info@kozmikbilinc.com

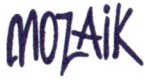

Fizyoterapist Elmas Maranki

Elmas Maranki 1957 yılında, ilk, orta, lise tahsilini tamamladığı Zile'de doğdu. 1976 yılında Milli Savunma Bakanlığında sivil memur olarak devlet görevine başlayan yazar, **İstanbul Üniversitesi Tıp Fakültesi Florance Nightingale Yüksek Okulu**'nu bitirip aynı yıl İstanbul Darülaceze Müdürlüğü'nde kimsesiz çocukların rehabiliteleriyle ilgili, bu konudaki ilk çalışmalarına başladı. Pedagojik formasyonu da olan yazar, 1984 yılından itibaren sağlık kolejlerinde meslekî alanda sağlıklı nesiller yetiştirmek üzere eğitim faaliyetlerinde bulundu. 1992 yılında **İstanbul Fizik Tedavi Rehabilitasyon Ortopedik Protez Eğitim Merkezi'nde** de çalışan yazar, 1994 yılında TC Sağlık Bakanlığı tarafından bilgi, görgü artırmak ve meslekî alanda ihtisas yapmak üzere Azerbaycan'da görevlendirildi.

Azerbaycan'da tıp sahasında sırasıyla **Uluslararası Bilim Araştırma Enstitüsü, Fizik Tedavi Rehabilitasyon Merkezi'nde** iki yıllık Fizyoterapi ve İgleroterapi Eğitimi (1995-1996), iki yıllık Ekstrasens-Bioenerji Eğitimi (1997-1998) ve Nokta Masajı Kursu'nu bitirerek mezun oldu.

Eğitim aldığı konularla ilgili olarak Azerbaycan'da 8 yıl süreyle **Rehabilitasyon ve Fizik Tedavi Merkezi, Savaş Yaralıları Tedavi Merkezi ve Sosyal Korunma Bakanlığı**'nın pek çok araştırma merkezinde uzman olarak çalışan **tek TC vatandaşı** oldu.

Bakü Devlet Üniversitesi'nde **"Halk Tababeti ve İnkişaf Yolları"** ve **'Noktalarla Tedavi'** başlığıyla doktora çalışması yapan yazar devlet görevinin uzamaması sebebiyle bu çalışmasının bir bölümünü bu kitapta sizlerin bilgisine sunma imkânı buldu.

Ayrıca **Halk Tababeti'nin Esasları, Materyalist Felsefe ve İslam, Halk Tababeti'nde Felsefi, İlmi ve İslami Makaleler (doktora çalışması), Fizyoterapi-Bitkisel Tedavi, Nokta Tedavisi, Renkler, Taşlar, Kokularla Tedavi, Bioenerji, Kozmik Enerji** gibi, sağlıklı yaşamda yeni boyutlar ortaya koyacak kitap çalışmaları da devam etmektedir.

Azerbaycan'da görev yaptığı 1994-2001 yılları arasında Bakü Devlet Üniversitesi, Asya Üniversitesi'nde konusuyla ilgili araştırmalarda bulunarak konferanslar vermiştir.

Türkiye'de dönüşünde **İstanbul Büyükşehir Belediyesi Sağlık İşleri Müdürlüğü**'nde çalışan yazar, 2004 yılında emekli oldu. On yılda büyük maddî ve manevî emekler harcanarak öğrenilen ve öğretilen bu bilgilerin bir kısmını da olsa bu kitapta paylaşarak insanlığın hizmetine sunmak isteyen yazar, **"Sağlıklı Bir Yaşam Merkezi"** kurarak insanlara faydalı olmayı hedeflemektedir.

Evli ve 3 çocuk annesi olan yazar Fransızca ve Azerice bilmektedir.

Prof. Dr. Ahmet Maranki

Ahmet Maranki 1956 yılında İnebolu'da doğdu. Liseyi İstanbul'da bitiren yazar ilk önce **Tütün Eksperleri Yüksek Okulu**'nu bitirip 1976 yılında stajını tamamlayarak devlet görevine başladı. Sırasıyla 1981 yılında İstanbul Üniversitesi T. Endüstri Mühendisliği'ni, 1986 yılında İstanbul Üniversitesi İktisat Fakültesi Sosyal Bilimler Enstitüsü Sosyal Siyaset Bölümünde masterını, 1990 yılında aynı bölümün Sosyal Siyaset Çalışma Ekonomisi Endüstri İlişkileri alanında doktorasını tamamladı. 1991 yılında ABD'de mesleki alanda mahalli idareler, sosyal güvenlik sistemleri ve tarım alanında doktora üstü bilimsel çalışma ve araştırmalarda bulundu.

1993 yılında SSCB'nin yıkılmasıyla Azerbaycan devletinin talebi üzerine, TC adına görev yaptığı ilgili birimin baş uzmanı olarak araştırmalar yapmak ve üniversitelerde ders vermek üzere görevlendirildi. **TC adına Azerbaycan Birleşmiş Milletler Teşkilatı (BMT) UNDP, UNV birimlerinin kalkınma programları çerçevesinde devlet ve özel üniversitelerinin planlı ekonomiden pazar ekonomisine geçişleriyle ilgili "Principles Marketing", International Economic Organization", "International Marketing", "Islam Economy Relation" ders programlarının hazırlanıp uygulanmasında "University Lecturer" unvanıyla "Specialist" olarak diplomatik statüde görev yapan yazar**, Azerbaycan Millî Meclisi'nde danışmanlık yapmış olup, bu çalışmalarını "Türkiye Azerbaycan Haricî İktisâdî Alakaları", "Agent Mukaveleleri" adlı kitaplarıyla yayınlamıştır.

Ahmet Maranki yaptığı bu ve burada kaydedilmeyen çalışmalarıyla 1998 yılında Azerbaycan'da **"Yılın En Başarılı Yabancı Bilim Adamı"** seçilmiştir.

BMT'nin Unesco ve Avrupa Birliği nezdinde kurularak faaliyet gösteren IPA-International Personel Academy'de görev yapan yazar; yaptığı bu ilmî çalışmalar, hazırlanan ders programları ve bunların uygulanması, yayınlanan kitaplar ile ilmi şura kararıyla "Univesity Lecturer" göreviyle "Economy" alanında profesör unvanı alarak 'Ateste' edilen tek TC vatandaşıdır.

Kafkasya ve Azerbaycan'da kaldığı bu sürede yazar, SSCB'nin çağdaş dünyaca bilinmeyen yönleriyle ilgili stratejik ve kozmik araştırma merkezlerinde eğitimde bulunarak ekstrasens ve bioenerjist unvanını almıştır.

Yazar eserlerinde de görüleceği gibi TC'deki devlet görevi sırasında meslekî çalışmaları yanında, 1987'de Ortadoğu'daki İran-Irak Savaşı sırasında Musul-Kerkük bölgesinde Türkmenlerle ve Suudi Arabistan'da İslam konferansıyla ilgili, 1990 yılında Balkanlar'da ve Bulgaristan'daki Türkler'e uygulanan asimilasyon ve tehcirle ilgili, 1991 yılında ABD'de Müslüman-Kızılderililerle ilgili, 1993'ten günümüze kadar da Kafkaslardaki Türkler ve bilhassa Azerbaycan'la ilgili çeşitli kuruluşlarla işbirliği içinde görev yapmıştır. Bu çalışmalarını **ulusal ve uluslararası yazılı ve görsel medyada 55 adet tebliğ, 10 adet ders ve sosyal muhtevalı kitap ve "strateji" adıyla yayınlanan makaleleriyle kamuyla paylaşmıştır.**

Pek çok bilimsel araştırmanın öncülüğünü yapan ve Rusya-Avusturya-Azerbaycan -Türkiye'nin bilim adamlarından oluşarak 1990 yılında kurulan **"Bilim ve Buluş Adamları Derneği"**nin genel sekreterliğini de yürüten yazar, halen Türkiye'nin AB'ye girme sürecinde AB stratejilerinin hazırlanmasıyla ilgili olarak Hollanda Amsterdam'da "Türkiye Hollanda Vakfı"nı ve bu kitabın konuların bilimsel olarak araştırmalarının yapıldığı "The Institute for Cross Cultural Health" adlı enstitünün başkanlığını yürütmektedir.

BMT Asya-Pasifik ve Avrupa Başkanı Setsuka Yamazaki tarafından başka projelerde uzman olarak çalışmak üzere davet edilen yazar, Türkiye'de kalarak bu necip millete hizmeti ön planda tutmuştur.

1969 yılından beri sporla yakından ilgilenen yazar, **kara kemer, judo, tekvando, "shiatsu" hocası olarak halen Güreş İhtisas Kulübü'nde Türk sporuna hizmet vermektedir.**

Dünyada ve Türkiye'de sosyal ve stratejik pek çok vakıf, dernek, düşünce kulüpleri vs. gibi NGO'larda **(Sivil Toplum Kuruluşu)** faaliyet gösteren yazar, evli ve 3 çocuk babası olup İngilizce, Arapça, Rusça, Azerice, Osmanlıca bilmektedir.

Prof. Dr. Ahmet Maranki'nin 5 ayrı sahada 54 adet yayınlanmış eseri bulunmakta olup, son eseri "Kozmik Bilim ve Bilinçle Yaşam Enerjisi" kitabı bugüne kadar 1,5 yılda 66 baskı yapmıştır.

www.kozmikbilinc.com   info@kozmikbilinc.com
www.maranki.com   info@maranki.com
www.ifcc.org   info@iffc.org

İÇİNDEKİLER

TEŞEKKÜR 19
ÖNSÖZ 21

I. BÖLÜM
İNSANDAKİ ENERJİ MERKEZLERİ

ŞAKRA SİSTEMİ 25
   Enerjinin Kozmik Boyutu 28
   Bedenimizdeki Enerji Merkezleri Birincil Esas Şakralar 30
   I. Enerji Merkezi (Kök Şakrası) 30
     Yeri ve Etki Alanları 30
     Hususiyetleri 30
     Uygulama 30
   II. Enerji Merkezi (Hara Şakrası) 31
     Yeri ve Etki Alanları 31
     Hususiyetleri 31
     Uygulama 31
   III. Enerji Merkezi (Karın Şakrası) 32
     Yeri ve Etki Alanları 32
     Hususiyetleri 32
     Uygulama 32
   IV. Enerji Merkezi (Kalp Şakrası) 33
     Yeri ve Etki alanları 33
     Hususiyetleri 33
     Uygulama 33
   V. Enerji Merkezi (Boğaz Şakrası) 34
     Yeri ve Etki Alanları 34
     Hususiyetleri 34
     Uygulama 34
   VI. Enerji Merkezi (Üçüncü Göz Şakrası) 35
     Yeri ve Etki Alanları 35
     Hususiyetleri 35
     Uygulama 35

VII. Enerji Merkezi (Taç, Tepe Şakrası) 36
    Yeri ve Etki Alanları 36
    Hususiyetleri 36
    Uygulama 36
İkincil Şakralar - Refloksoloji Merkezleri 37
  I. Kulak 37
  II. Ayak 38
    Ayaklardaki Refleks Bölgeleri 39
  III. El 43
    Avuç İçi Refleks Bölgeleri 43
  IV. Yüz 44
    Burun Kanalında İç Refleks Bölge Noktaları 46
    Dış Burun Refleks Noktaları 46
    İnsan Vücudunun Baş Üzerindeki Karşılıkları 47
    İnsan Vücudunun Yüz Üzerindeki Karşılıkları 48
    Yüz Kasları 48
  V. Göz 49

II. BÖLÜM
HASTALIK SEBEPLERİ VE
ORTADAN KALDIRILMA METOTLARI

CHI (YAŞAM ENERJİSİ)'NİN GÜÇLENDİRİLMESİYLE
PATOJEN FAKTÖRLERİN GİDERİLMESİ 53
  Belirtilerin Tespiti ve Masaj Yöntemlerinin Seçimi 55
    Belirtilerin Tespiti 55
KOZMİK BEDEN TEMİZLİĞİ 60
  Kalın Bağırsak, Karaciğer ve Safra Kesesi
  Temizleme Usulleri 60
    Amaç 60
    Kalın Bağırsak 60
    Karaciğer 62
    Safra Kesesi 62
  Kalın Bağırsak, Karaciğer ve Safra Kesesi Hastalıkları 63
    a. Kalın Bağırsak Hastalıkları 63
      Kalın Bağırsak Hastalıklarında Belirtiler 63
    b. Karaciğer Hastalıkları 63

    c. Safra Kesesi Hastalıkları 64
Kozmik Beden Temizliği 64
Beden Temizleme-Arınma Usulleri ve Zamanı 64
    a. Detoks Lavman Uygulamasıyla Temizlenme 65
        Kaynamış Su ile Lavman Detoks Uygulaması 65
    b. Bitkisel Beslenme ile Temizlenme 67
    c. Aç Kalarak (Oruç) Temizleme-Arınma 68
        Kaynamış Tuzlu Su veya Potasyum
        Permanganat ile Lavman Detoks Uygulaması........69
        İdrar ile Lavman Detoks Uygulaması 70
Kozmik Beden Temizliğinin Vücuda Katkıları 71

III. BÖLÜM
NOKTA MASAJINDA TEMEL BİLGİLER

UYGULAMA USULLERİ 75
Nokta Bulma Yöntemleri 81
Nokta Üzerine Masaj Uygulama Teknikleri 81
    a. Aktive Edici Yöntem 81
        Koruyuculuğu ve İstifade Yolları 81
    b. Koruyucu, Dengeleyici Yöntem 82
    c. Rahatlatıcı Yöntem 82
MASAJ YÖNTEMLERİNİN SEÇİMİ 83
Kontrendikasyonlar ve Temel Yöntemler 84
    Kontrendikasyonlar 84
    Dikkat Edilmesi Gereken Hususlar 84
Hastalık Tedavisinde Vücuttaki Önemli Pratik Noktalar ...87
    a. Medulla Oblangata 87
    b. Namikoshi Noktası 87
    c. Kol Orta Noktaları 87
    d. Solar Pleksus 88
    e. Bacak Noktaları 88
    f. Elmar Hareketi 88
Nokta Masajı Uygulama Teknikleri 90
    a. Tek Başparmağın Etli Bölümüyle 90
    b. İki Başparmakla 90
    c. Üst Üste Bindirilmiş Başparmaklarla 90
    d. Üç Parmakla 90

e. Çift Elle Üç Parmak Baskısı 91
f. Bindirilmiş Orta Parmaklarla 91
g. Bindirilmiş Orta ve İşaret Parmağıyla 91
h. Karşılıklı Tutuş 91
ı. Avuç İçiyle 92
i. Üst Üste Avuçlarla 92
j. Kenetlenmiş Parmaklarla 92
k. Başparmağın Ayasıyla 92

Nokta Masajında Basınç Çeşitleri 93
a. Normal Basınç 93
b. Devamlı Basınç 93
c. Periyodik Basınç 93
d. Aralıklı Titreşimli Basınç 93
e. Kaydırmalı Baskı Basınç 93
f. Avuç Ayasıyla Temasla Basınç 94
g. Tulumba Gibi Basınç 94
h. Dairevi Basınç 94

Nokta Masajında Temel Yöntemler 95
a. Çizgisel Ovuşturma (Tuy) 95
   Yöntemin Etkileri 96
b. Çimdikleme (Na) 96
   Yöntemin Etkileri 97
c. Kısa Fasılalarla Bastırma (An) 97
   Yöntemin Etkileri 97
d. Dairesel Ovuşturma (Ju) 98
   Yöntemin Etkileri 98
e. Noktayı Ovuşturma (Mu) 99
   Yöntemin Etkileri 99
f. Noktaya Bastırma (Tzen) 100
   Yöntemin Etkileri 100
g. Noktada Sürtme (Ka) 101
   Yöntemin Etkileri 101
h. Çizgisel Masaj (Tuy) 102
   Yöntemin Etkileri 102
ı. Yuvarlama (Guen) 103
   Yöntemin Etkileri 103
i. Vibrasyon (Tzen) 104
   Yöntemin Etkileri 104

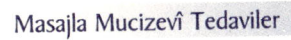

j. Uzun Süreli Bastırma (Tsia) 105
   Yöntemin Etkileri 105
k. Hafif Vurmalar (Tszu) 106
   Yöntemin Etkileri 106
l. Piston Sürtme (Shuy) 107
   Yöntemin Etkileri 107
m. Hafif Dokunmalar (Tuy) 107
   Yöntemin Etkileri 107
n. Hafif Dokunmalar ve Hafif Vurmalar (FuFa) 108
   Yöntemin Etkileri 108

VÜCUTTA KANALLARA GÖRE NOKTALAR VE YERLERİ 109
Akciğer Kanalı (P) Noktaları 109
Kalın Bağırsak Kanalı (GI) Noktaları 111
Mide Kanalı (E) Noktaları 113
Dalak, Pankreas Kanalı (RP) Noktaları 118
Kalp Kanalı (C) Noktaları 119
İnce Bağırsak Kanalı (IG) Noktaları 120
Mesane (İdrar Kesesi) Kanalı (V) Noktaları 121
Böbrek Kanalı (R) Noktaları 126
Perikart Kanalı (MC) Noktaları 128
Üçlü Isıtıcı Kanalı (TR) Noktaları 128
Safra Kesesi Kanalı (VB) Noktaları 130
Karaciğer Kanalı (F) Noktaları 133
Ön Orta Kanal (ÖOK) Noktaları 134
Arka Orta Kanal (AOK) Noktaları 136

VÜCUTTAKİ BÖLGELERE GÖRE MASAJ UYGULAMALARI İLE TEDAVİ PROFİLAKTİK MASAJ-BÖLGESEL MASAJ 138
a. **Kafa ve Yüz** 138
   Enerjinin Serbest Akması İçin Geçişlerin Açılması 140
     Terapinin Etkileri 140
     Etki Alanları 141
b. **Boyun** 142
     Terapinin Etkileri 143
     Etki Alanları 143
     Boyun Bölgesinde Gerginliği Giderme 143
c. **Boğaz** 144
d. **Ses Telleri** 144
e. **Sırt** 145

Terapinin Etkileri 145
Etki Alanları 146
Sırtın Rahatlatılması 146
f. Bel **147**
Bel Bölgesinin Güçlendirilmesi 147
g. Göğüs ve Kaburga Altı Bölgesi **149**
Terapinin etkileri 149
Etki Alanları 149
1. Göğüs Bölgesinde Rahatlama Sağlanması 149
2. Yaşam Enerjisi'nin Düzenlenmesi 150
h. Karın **151**
Terapinin Etkileri 151
Etki Alanları 151
1. Karın Bölgesini Aktivize Etmek 152
2. Karnın Isıtılması 153
ı. Kollar **154**
Terapinin Etkileri 154
Etki Alanları 155
1. Meridyenlerin Çalışmasını Sağlamak İçin
Kolları Çekmek 155
2. Eklemleri Rahatlatma ve Eklemlerdeki
Ağrıları Dindirme 156
i. Bacaklar **157**
Terapinin Etkileri 157
Etki Alanları 157
1. Bacakların Güçlendirilmesi 158
2. Eklemlerdeki Ağrıları Dindirme 159

IV. BÖLÜM
PRATİK MASAJ

GENEL BİLGİLER **163**
Dikkat Edilmesi Gereken Hususlar 163
Pratik Masaj Prosedürünün Özellikleri **164**
Pratik Masaj Prosedürleri **165**
1. Ağız ve Dişler İçin Pratik Masaj 165
Etki Alanları 165
a. Dişleri Güçlendirme 165

b. Dili Güçlendirme..166
  c. Tükrüğü Yutma 166
2. Ellerin Esnekliği İçin Hareketler 166
  Etki Alanları 166
  a. Ellerin Birbirini Ovuşturması 166
  b. Parmakları Çarpıştırmak 167
  c. Tırnaklara Bastırma 167
  d. Parmakların, Meridyenler Boyunca Çizgisel Masajı 167
3. Beyni Çalıştırıcı ve Unutkanlığı Giderici Hareketler 168
  Etki Alanları 168
  a. Yüz Bölgesinde Ovma 168
  b. Kanalları Tarama..168
  c. Kulakları ve Gözlerin Etrafını Ovalama 170
  d. Bükülmüş Parmaklarla Kafatasına Vurmak 170
  e. Yüz ve Burnun Ovalanması 171
4. Gözleri İyileştirici Hareketler 171
  Etki Alanları 171
  a. Kaşları Çimdikleme 171
  b. Kaşları Ovalama 171
  c. Gözleri Isıtma 172
5. Nefes Alıp Vermeyi Dengeleyen Hareketler 172
  Etki Alanları 172
  a. Burnun Yanlarında Çizgisel Ovma 172
  b. Burun Kanatlarında Sıkma ve Çimdikleme......173
6. Baş Dönmesi, Sağırlık, Kulak Çınlamasını Önleyen Hareketler 173
  Etki Alanları 173
  a. Kulaklara Hafif Dokunma ve Ovuşturma 173
  b. Ses Çıkartarak Kulakların Dış Deliklerini Açma 173
  c. Avuçlarla 'Silindir' Masajı 174
  d. Kulağın Arka Tarafına Vurma 174
7. Boynu Rahatlatan Hareketler 174
  Etki Alanları 174
  a. Boynun Arkasını Bastırma ve Ovalama 175
  b. Boynunuzu Ön Taraftan Ovma ve Çimdikleme......175
8. Koldaki Uyuşmaları Önleme Hareketi 176
  Etki Alanları 176
  a. Kolları, Meridyenler Boyunca Ovma 176

b. Üç Eklemi Çimdikleme..176
c. Ön kola Hafif Vurmalar 177
9. Göğüs ve Kalp Bölgesini Rahatlatıcı Hareketler 178
   Etki Alanları 178
   a. Köprücük Kemiği Üstünün Çizgisel Masajı 178
   b. Kaburgaların Aralarını Tarama 178
   c. Kaburga Altı Bölgesini Rahatlatmak İçin
      Çizgisel Masaj ve Ovma. 179
10. Karın Bölgesindeki Rahatsızlıkları Giderici Hareketler....179
    Etki Alanları 179
    a. Karın Bölgesinde Çizgisel Ovma ve
       Dairesel Ovma 180
    b. Karın Bölgesini, Kısa Aralıklarla Bastırarak Ovma 180
    c. Göbek Bölgesinde Dairesel Ovalama 180
11. Bel ve Böbrekleri Güçlendirici Hareketler 181
    Etki Alanları 181
    a. Mesane 23 (V 23) Noktasını Ovalama 181
    b. Bel Bölgesinde Hafif Vurmalar 181
    c. Sırt ve Bel Bölgesinde Ovma 182
12. Bacakları Güçlendirici ve Vücut Ağırlığını Düşürücü
Hareketler 182
    Etki Alanları 182
    a. Çizgisel Masaj 182
    b. Dizi Ovalama 183
    c. Taban Kirişlerini Çimdikleme ve Çekme 183
    d. Böbrek 1 (R 1) Noktasına Çizgisel
       Masaj Uygulanması 184
13. Bağışıklık Sistemini Güçlendirici, İktidarsızlığı Önleyici
ve Yaşam Enerjisini Artırıcı Hareketler (Erkekler İçin) 184
    Etki Alanları 184
    a. Apış Arası Noktasında Dairesel Ovalama 184
    b. Husye Torbasını Tutup Çekmek 185
    c. Penisi Çekme ve Ovma 185
14. Frijiditeyi Önleyici, Bağışıklık Sistemini ve
    Yaşam Enerjisini Artırıcı Hareketler (Kadınlar İçin)............186
    Etki Alanları 186
    a. Apış Arasında Dairesel Masaj 186
    b. Apış Arasında Çizgisel Masaj 186

14

V. BÖLÜM
ELDEN (PROFİLAKTİK MASAJLA) TEDAVİ

ELDEKİ MUCİZE NOKTALARLA VÜCUT DİRENCİNİ YÜKSELTMENİN PRATİK YÖNTEMLERİ 191
  Ying ile Yang Enerji Orantısının Karaciğer Meridyeninde Dengelenmesi 191
    Etki Alanları 191
    Uygulama Şekli 191
    Terapinin Etkileri 192
  Akciğer Meridyeninde Enerji Orantısının Dengelenmesi 192
    Etki Alanları 192
    Uygulama Şekli 192
    Terapinin Etkileri 192
  Saman Yolunda Çizgisel Masaj 193
    Etki Alanları 193
    Uygulama Şekli 193
    Terapinin Etkileri 193
  İnce Bağırsakta Enerji Orantısının Dengelenmesi 193
    Etki Alanları 193
    Uygulama Şekli 193
    Terapinin Etkileri 194
  Meridyen Dışı Noktasını Ovalama 194
    Etki Alanları 194
    Uygulama Şekli 194
    Terapinin Etkileri 194
  Dalak Meridyenini Güçlendirme 195
    Etki Alanları 195
    Uygulama Şekli 195
    Terapinin Etkileri 195
  Böbrek Meridyenini Güçlendirme 196
    Etki Alanları 196
    Uygulama Şekli 196
    Terapinin Etkileri 196
  Üçlü Isıtıcı 3 (TR 3) Noktasının Masajı 197
    Etki Alanları 197
    Uygulama Şekli 197
    Terapinin Etkileri 197

P 10-MC 8 Arası Meridyen Dışı Noktasının Ovulması 197
   Etki Alanları 197
   Uygulama Şekli..197
   Terapinin Etkileri 197
Kalın Bağırsak Meridyenine Müdahale: Enerji Orantısının
Dengelenmesi ve Meridyenin Güçlendirilmesi 198
   Etki Alanları 198
   Uygulama Şekli..198
   Terapinin Etkileri 198

Solunum Hastalıklarını Önleme ve Tedavi 199
Enerji Orantısının Akciğer Meridyeninde
Dengelenmesi 199
Dalak Meridyeninin Güçlendirilmesi..................................199
Böbrek Meridyeninin Güçlendirilmesi 199
Üçlü Isıtıcı 3 (TR 3) Noktasının Ovalanması 200
   Terapinin Genel Nitelikleri 200
Meridyen Dışı Noktalarının Ovalanması 201
   Etki Alanları 201
   Uygulama Şekli..201
   Terapinin Etkileri 201

Sindirim Sistemi Bozukluklarını Önleme ve Tedavi 202
Enerji Orantısının Karaciğer Meridyeninde Dengelenmesi ..202
Dalak Meridyeninin Güçlendirilmesi..................................202
P 10-MC 8 Arasındaki Noktada Masaj 202
   Terapinin Genel Etkileri 202
Parmak Kemiklerine Çizgisel Masaj 203
   Etki Alanları 203
   Uygulama Şekli..203
   Terapinin Etkileri 203
Avuç İçine Dairesel Masaj 203
   Etki Alanları 203
   Uygulama Şekli..204
   Terapinin Etkileri 204

Sinir Sistemi Hastalıklarını Önleme ve Tedavi 205
Enerji Orantısının Akciğer Meridyeninde Dengelenmesi 205
Böbrek Meridyeninin Güçlendirilmesi 205
Üçlü Isıtıcı 3 (TR 3) Noktasının Ovulması 205
Dalak Meridyeninin Güçlendirilmesi..................................206

Enerji Orantısının, İnce Bağırsak Meridyeninde
Dengelenmesi 206
   Terapinin Genel Etkileri 206
Enerji Orantısının, Kalp Meridyeninde Dengelenmesi 206
   Etki Alanları 206
   Uygulama Şekli 207
   Terapinin Etkileri 207
Üroloji Hastalıklarını Önleme 208
   Böbrek Meridyeninin Güçlendirilmesi 208
   Dalak Meridyeninin Güçlendirilmesi 208
   Üçlü Isıtıcı 3 (TR 3) Noktasının Ovulması 208
     Terapinin Genel Etkileri 208
   Kalın Bağırsak Meridyeni Boyunca Çizgisel Masaj 209
     Etki Alanları 209
     Uygulama Şekli 209
     Terapinin Etkileri 209

VI. BÖLÜM
YAŞAM ENERJİSİNİ ETKİLEYEN DİĞER SEBEPLER

RUH 213
SESLER 215
   Kozmik Sesler 215
RENKLER 217
KRİSTALLER-TAŞLAR 218
ASTROLOJİ 219
BİTKİLER 221
SU 223
   Kaplıca Kür Tedavisi ve Suların Mucizesi 224
YARATILAN AMA GÖRÜLMEYENLER 225
ŞİFRELER 227
   Onların Tespiti 228
AURA SİSTEMİ 230
   Auranın Tespiti 232
   Auranın Renkleri 233
   Bilimin Auraya Bakışı 234
KOZMİK BİOENERJİ 238
KUR'AN'IN MUCİZESİ 242

Kozmik Bilimden Şifreler 245
DUA 247
KOZMİK DUA 248
YOĞUNLAŞMANIN FAYDALARI 247
   Yoğunlaşma Uygulaması 249
      Rahatlama-Gevşeme 249
      Yoğunlaşma Yapılacak Yer... 251
      Yoğunlaşmanın Zamanı 251
      Yoğunlaşmanın Süresi.. 252
   Yoğunlaşma Duruş Şekilleri 253
      Türk Oturuşu 253
      Günümüzde Yoğunlaşmanın Önemi 254
      Mistik Yoğunlaşma 254

SONUÇ 257
DİZİN 259

TABLOLAR BÖLÜMÜ

Birincil Şakralar, İnsan Bedenindeki Enerji Noktaları 270
Burçlar Tablosu 271
Kozmik Beslenme Tablosu 272

Teşekkür

1993 yılından beri Azerbaycan'daki resmî görevimiz dışında önceleri bir hobi olarak başlayan ve bugün karşımıza çıkan bu eserin hazırlanması; bizlere yardımcı olan bilgilerin, belgelerin toplanıp derlenmesi, kısaca bu hâle gelmesi 10 yıllık bir ekip çalışmasının neticesinde olmuştur. Yurt dışındaki çok uzun ve resmî sınırları zorlayan görevimiz sırasında, bizlere maddî ve manevî katkılarını esirgemeyen;

- T.C. Devleti'nin Başbakanları, Bakanları, Genel Müdür seviyesindeki görevlileri ve bilhassa çalıştığımız kurumlarda bize görevimizin devamı için zor şartlarda da destek veren mesai arkadaşlarımıza,
- T.C. Dış İşleri Bakanlığı mensupları, Bakü'deki zor yılların Büyükelçisi Altan Karamanoğlu ve bize destek veren Büyükelçilik görevlilerine,
- Azerbaycan Stratejik Araştırma Merkezi Fizik Tedavi ve Rehabilitasyon Merkezi, Savaş Yaralılarının Tedavisi Merkezi, Kozmik Araştırma Merkezi, Bilim Araştırma Merkezi yanında, isimlerini sayamadığımız ve bizlere çalışmalarımızda her türlü kolaylığı sağlayan diğer araştırma merkezlerinin başkanları ve çalışma arkadaşlarımıza,
- Uluslararası statüdeki Avusturya, Rusya, Türkiye ve Azerbaycan "Razvitya Araştırma Merkezi'nin yetkililerine,
- Türkiye-Azerbaycan Bilim ve Buluş Adamları Birliği'ne,
- Bu araştırmalarda bilfiil 8 yıl boyunca bizimle birlikte çalışan Dr. Nizami, Dr. Fariz, Dr. Ramiz, Dr. Cimnas, Dr. Lale ve bütün araştırmalarımızı termal kamera ile görüntüleyerek belgelememizi sağlayan Ekstramantal-Stratejik Araştırma Merkezi Termoskopi Uzmanı Dağıstan Kahramanı'na,

- Bu eseri sunmamıza vesile olan eski SSBC'nin 11 İhtira-Keşif sahibi bilim adamı, fizikçi, mühendis, sosyolog, ilimler doktoru, Profesör Şavkı Nevruzoğlu-ışık muallime, bu bilimin insanlığa bildirilmesine bizi vesile kıldığı için,
- Akupunktur ve noktalarla ilgili dünyada bilinmeyen pek çok bilgiyi, Çin tıbbını ve Rusya'daki tedavi metotlarını bize aktaran hocamız Dr. Nizami'ye,
- Ülkemizde masaj ve noktalarla tedavide sağlıklı yaşama metotlarıyla ilgili bir çığır açan, profilektik masaj uzmanı Margarita Dimitrova'ya,
- Türkiye Masörler Derneği kurucusu olan, bu konudaki diplomasını Almanya'da aldıktan sonra Türkiye'de ilk defa Spor Akademisi bünyesinde eğitimli masörler yetiştirip onlara diploma veren, duayen Prof. Dr. Ahmet Hamdi Turgut'a,
- Masörlük mesleğini müesseseleştiren değerli kişilerden biri olan, Anadolu ve Trakya Masörler Derneği başkanı Ayla Örsan'a ve bu mesleği yaşatan diğer bütün öğreticelere,
- Sağlık Bakanlığındaki kanuni görev süremizin tamamlanması üzerine yurt dışındaki çalışmalarımıza destek vermek amacıyla kendi bünyelerinde görev almamızı sağlayan dönemin Fatih Belediye Başkanı Saadettin Tantan ve Büyükşehir Belediye Başkanı Recep Tayyip Erdoğan'a, eğitimimizi tamamlamamıza fırsat verdikleri için teşekkürü borç biliriz.
- Ayrıca eserin bu hâle gelmesinde rol oynayan her safhada emeği geçen yardımcılarımıza ve burada isimlerini saymamızı uygun görmeyen "kozmik bilinç" şuurunda olanlara da teşekkür eder, gayretlerinin daha da âli olmasını ve yeni eserler ortaya koyabilmemizde bizlere teşviklerinin devamını dileriz.

Fizyoterapist Elmas Maranki - Prof. Dr. Ahmet Maranki
Ocak, 2008 - İstanbul

ÖNSÖZ

Şakra, enerji merkezi demektir. Kozmozda 7 kat sema olduğu gibi vücudumuzda da yedi önemli enerji merkezi ve yedi hayati salgı bezi vardır. Enerjisiz fizik beden olmaz. Enerji fizik bedene yaşam verir, duygu ve ifade yolları kazandırır. Enerji evrende her zaman vardır.

Enerji, sürekli bir dönüşüm halindedir. Vücudumuz karmaşık bir enerji sistemiyle donatılmıştır. Şakralar, enerjinin çeşitli dalga boylarını enerji kanalları yoluyla insanın enerji bölgesinden, çevresinden, evrenden ve tam enerji veren yapılardan alırlar. Daha sonra bu enerjiyi fiziksel bedenin kullanacağı frekansa dönüştürürler. Aynı zamanda çevrelerine de enerji verirler. Bu sistemle insan, çevreyle, evrenle ve farklı yaratıklarla sürekli alış-veriş içinde olur.

Hastalıkların oluş nedenleri, vücudun enerjisindeki tükenme ya da genel dengesizliktir. Enerji akışı bozulduğu zaman hastalık meydana gelir. İşte bu sebeple, enerji boyutları, insandaki tıkanan şakraları açmak için önemlidir.

Günümüz insanının damar, kalp, karaciğer, prostat, yüksek tansiyon, şeker, migren gibi rahatsızlıkları acaba insandaki bu şakraların sağlıksız ve yanlış beslenme, elektromanyetik dalgaların hücrelerimizi bloke etmesi gibi günümüz teknolojisinin olumsuz etkileriyle veya kendi ürettiğimiz olumsuzluklarla kapanıp tıkanmasından mı kaynaklanmaktadır?

Akupunktur uzmanlarına göre, bedende, 361 tane aktif olan klasik nokta vardır. Bu noktalar, her organa ait kanallar üzerinde yerleşmiştir. Bilim adamlarının araştırmalarına göre vücuttaki belirli noktalara yapılan basınçla organizmadaki bozukluklar iyileştirilebilir. Böylece organizmanın dengesi sağlanabilir. Nokta masajı "Refleks Bilimi" içinde yer alan bir yöntemdir. Bu yöntem 5000 yıl önce keşfedilmiş ve bugüne kadar değişmeden, insan sağlığını korumak amacıyla kullanılmaya başlanmıştır. Nokta masajı ile birçok hastalık ilaç kullanılmadan tedavi edilebilmektedir. Nokta masajının tedavi sahası, çok geniştir. Yan etkisi yoktur. İlk yardım olarak uygulanabilir. Bununla beraber diğer terapi ve tıbbi tedavi yöntemleri ile birlikte uygulanabilir.

Dört bölümden oluşan 'Masajla Pratik Tedaviler' isimli bu eserimizin ilk bölümünde insandaki enerji merkezlerine ilişkin önemli bilgilere yer verdik.

İkinci bölümde hastalık nedenlerini açıkladık, bunlarla ilgili önlemler ve hastalığa göre masaj yöntemlerine ilişkin tavsiyeleri görebilirsiniz. Üçüncü bölümde el ile tedavi konusunda ilginç detaylar bulabilirsiniz. Dördüncü bölüm olan son bölümde ise beden dışında ruh yapısının vücuda etkisi, hastalıklara yol açma şekli hakkında önemli bilgiler sunuluyor.

İnsanlara beden ve ruhtan oluşan yapılarını en ince detayları ile anlatmak, onlara vücudunun şifrelerini sunarak hastalık nedenlerini ve bunları pratik masaj yönetmeleriyle önleyip yaşam kalitesi yüksek bir hayat sunmak amacıyla kaleme alınan bu kitapta kendi kendinize rahatlıkla uygulayabileceğiniz masaj yöntemlerini bulabilirsiniz.

Bu kitapta yer alan bütün bu bilgiler bizde Orta Asya kültüründen günümüze "Türk töresi" olarak da geniş bir alanda kullanılmıştır. Sizde bu önerileri, bir uzman kontrolünde olmak şartıyla hastalığınıza uygun noktaları keşfedip uygun masaj tekniklerini uygulayarak kullanabilirsiniz.

Beden ve ruh olarak kendinizi her yönüyle keşfedeceğiniz, pratik masaj yöntemleri ile hastalıkların önüne geçip, vücut enerjinizi bedene eşit olarak dağıtarak pozitif yönlerinizi ön plana çıkarıp daha mutlu ve başarılı olacağınız bir hayat sizi bekliyor.

Bu güne kadarki hayatımızda ve son 14 yılda ABD ve eski SSCB'de zorluklarla yaptığımız çalışmalar neticesinde ortaya çıkan bu eserden istifade etmeniz temennisiyle kısa sürede ulaştığımız bu baskıya bu önsözü yazmak istedik.

Hakikaten bizlere gelen mail, mesaj, belgegeçer, telefon ve diğer iletilerde bu eserimizin üniversitelerin ilgili bölümleri ve bilhassa spor akademilerinde, yardımcı ders ve el kitabı olarak tavsiye görmesi, bizi ilme yaptığı müsbet katkıdan dolayı mutlu etmiştir. Bize destek veren başta üniversitelerimizin ilgili bölüm başkanı ve hocalarına, akupunktur, fizyoterapi, masör ve spor klubü gibi derneklerden bize ulaşan çeşitli seviyedeki yönetici ve başkanlara da teşekküre borç bilir, destek ve tavsiyelerinizin devamını dileriz.

Saygılarımızla...

Ocak 2008
İnebolu

I. BÖLÜM
İNSANDAKİ ENERJİ MERKEZLERİ

İNSANDAKİ ENERJİ MERKEZLERİ

Enerji merkezleri noktalarla tedavide önemli bir yer teşkil eder. Çünkü enerji merkezleri insan vücuduna dışarıdan gelen etkileri doğrudan alarak bünyenin olumlu ya da olumsuz etkilenmesine neden olur. Bu nedenle nokta masajında önemli bir yeri vardır.

ŞAKRA SİSTEMİ

Şakra, enerji merkezi demektir. Kozmozda 7 kat sema olduğu gibi vücudumuzda da yedi önemli enerji merkezi ve yedi hayati salgı bezi vardır. Enerjisiz fizik beden olmaz. Enerji fizik bedene yaşam verir, duygu ve ifade yolları kazandırır. Enerji evrende her zaman vardır. Sürekli bir dönüşüm halindedir. Vücudumuz karmaşık bir enerji sistemiyle donatılmıştır. Şakralar, enerjinin çeşitli dalga boylarını enerji kanalları yoluyla insanın enerji bölgesinden, çevresinden, evrenden ve tam enerji veren yapılardan alırlar. Daha sonra bu enerjiyi fiziksel bedenin kullanacağı frekansa dönüştürürler. Aynı zamanda çevrelerine de enerji verirler. Bu sistemle insan, çevreyle, evrenle ve farklı yaratıklarla sürekli alış-veriş içinde olur.

Kozmik bilimde her insanın bedeninde farklı enerji alanları olduğu kabul edilir. Bunlar esas enerji alanı olarak;

- Eterik beden
- **Duygusal ya da astral beden**
- Zihinsel beden
- **Ruhsal ya da etkin beden**

olarak adlandırılır. Daha farklı boyutlarda da enerji alanları tarif edilmiştir. (bak. resim 1)

Her bedenin titreşim frekansı farklı farklıdır. İnsan geliştikçe enerji frekansları da yükselir. "İnsan bedeni" enerjinin alınmasına, dönüştürülmesine ve enerjinin iletimine duyarlı birer organ gibidir. Her biri farklı sayıda taç yaprağa sahip, huni şeklinde çiçeklere benzer. 40 kadar da ikincil şakranın önemli vazifeleri vardır. Bunların çoğu dalakta, boynun arkasında, avuç içlerinde ve ayak tabanlarında bulunur. İnsan için önemli olan yedi temel enerji merkezi vardır. Bunlar bedenin önünde merkezî ve dikine eksende bulunur. Bu yüzden Doğu ilminde bunlar "lotus çiçekleri" olarak adlandırılır. (bak. resim 2)

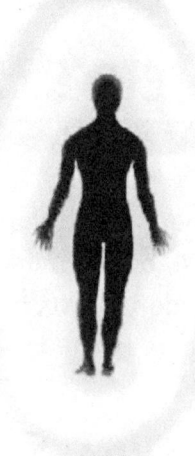

Resim-1. İnsan enerji alanları

Çiçeğin yaprakları enerjinin enerji merkezlerine akıp, oradan da bedenlere geçmesini sağlayan enerji kanallarını, yani nadileri temsil eder. Her enerji merkezi çiçeğinin en dip noktasından omurgaya giden ya da onunla birleşen, sap şeklinde bir enerji kanalı, omurgadan başın tepesine uzanan en önemli enerji kanalıdır.

Enerji merkezlerinde enerji sürekli olarak devir halindedir.

Enerji merkezleri, cinsiyete bağlı olarak sağa (saat yönünde) ya da sola doğru döndüklerinden, erkekle kadının enerjileri birbirini tamamlar. Erkekte sağa doğru olan enerji merkezinin dönüşünün kadında zıt yönde olmasının açıklaması budur. Kozmik merkezlerde yapılan ölçümlerde kadın ve erkeğin çekim güçlerinin yani enerjilerinin ters kutuplar olduğu, yani kadının baş parmağı S, erkeğin N olduğu ölçülerek doğrulanmıştır. Bu da İlahi hükümdeki kadınla erkeğin birbirini çekip cezbettiğinin göstergelerinden biridir.

Enerji merkezlerinin boyutları ve titreşim sıklıkları, çeşitli kaynaklardan alabildikleri enerjilerin miktarını ve niteliğini belirler. En önemli ve temel iki enerji şekli, insan sistemine "kök şakra" ve "taç şakra" yoluyla girer. Enerji merkezleri, ayrıca, çevreden kendi frekanslarına uygun titreşimleri de alırlar. Enerji titreşimlerinin tam aralığı içinde, bir anten gibi davranarak bizi çevremizle, doğayla ve evrenle bağlantı haline sokarlar. Enerji merkezleri, madde dünyasını aşarak enerji titreşimlerini ve bilgilerini alıcı vazifesi görürler.

Enerji merkezleri, subtil enerjilerin sınırsız dünyasıyla bizi birleştiren kapılardır.

Enerji merkezleri, çevremize doğrudan enerji de yayarak, yakınımızdaki atmosferi değiştirirler. Bilinç veya bilinçaltı mesajlarıyla birlikte iyileştirici titreşimler de gönderebilen şakralar, insanları ve şartları hem olumlu hem de olumsuz yönde etkileyebilirler. Bu gibi hadiseler günümüzde çokça şahit olup yaşadığımız gerçeklerdir.

Enerji merkezlerinin dönüş bilgisi, bazı terapilerde büyük rol oynar. Aroma terapisi kullanırken, şakralara uygun dairesel hareketlerde güzel kokular uygulayabilirsiniz.

Değerli taşlarla çalışırken yine dairevî hareketler yaparak şakranın yönünü izleyebilirsiniz. Koku ve taşlarla yapılan terapiler günümüzde insanlığın faydasına sunulmuş, dünyada ve ülkemizde yaygın bir şekilde kullanım alanı bulmuştur.

Enerji merkezlerinin titreşimlerinde en düşük titreşim kök şakrasında, en yüksek titreşim taç şakrasında bulunur. İnsan ne kadar bilinçli ise enerji merkezleri de o kadar açık ve aktif olur.

Enerjinin Kozmik Boyutu

Omurgamızdan her enerji merkezine akan kozmik boyutları farklı, ayrı bir güç daha vardır. Yaratıcı'nın enerjisi olan bu enerji her yerde vardır. Önemli olan onu "hissetme şuuruna" sahip olmaktır.

Bedene taç şakradan girdiği kabul edilen bu enerji, insanda tıkanan enerji merkezlerini açmak için çok önemlidir.

İşte bu sebeple, enerji boyutları, insandaki tıkanan şakraları açmak için önemlidir.

Günümüz insanının damar, kalp, karaciğer, prostat, yüksek tansiyon, şeker, migren gibi rahatsızlıkları acaba insandaki bu şakraların günümüz teknolojisinin olumsuz etkileriyle veya kendi ürettiğimiz olumsuzluklarla kapanıp tıkanmasından mı kaynaklanmaktadır?

"Kozmik bilinç" bu konuları incelemekte ve çözümlerini de uzun araştırmalar sonunda bularak insanlığın hizmetine sunmak üzere "know-how" teknoloji ile son şeklini verme çalışmalarını yürütmektedir.

Şakraların görevleri temel olarak aura yapısıyla ilgilidir. (bak. resim 1)

Noktalarla korunma konusunda uygulamalı olarak görülecek bu konuya birkaç misal vermek gerekirse;

- **Kök şakrası** iyi durumda olduğunda kişi hayatı sever ve kendini iyi hisseder. Kişinin cinsel içgüdüsü artar. Kök şakrası kapalıyken ise üretkenliği azalır...

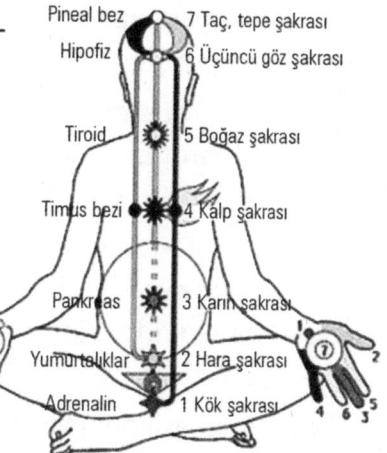

Resim-2. Şakralar ve insan vücudunda etkileri

- Karın şakrası kapalıyken bağırsaklarımızda sıkıntı, çabuk yorulma ve halsizlik görülür.
- Mide şakrası kapalıyken insanların giderek şişmanladığını, karaciğer ve sindirim problemlerinin çoğaldığını görürüz...
- Kalp şakrası, düzgün çalıştığı zaman, insanda iyi bir sevgi alış-verişi olur...
- Boğaz şakrası kapalıysa tiroid (guatr) problemi ve astım gibi rahatsızlıklar yaşanır...
- Üçüncü göz şakrası iyi çalıştığında kişi zihni açık olarak düşünebilir ve başarılı olur...
- Tepe şakrası yani Taç şakrası açıksa insan, insan olduğunu ancak o zaman anlar...

Bedenimizdeki Enerji Merkezleri
Birincil Esas Şakralar

I. Enerji Merkezi (Kök Şakrası)

Yeri ve Etki Alanları

Temel şakra olarak da adlandırılan bu merkez bedenimizde bulunduğu yer itibariyle başta omurgamız, kemik yapımız, diş, tırnak gibi sert dokular, bağırsaklar, prostat ve kan yapımızla da direk olarak ilgilidir.

Hususiyetleri

Bu merkez, bedenimize gerekli olan kan dolaşımı, böbrek üstü bezleri tarafından adrenalin ve nor-adrenalin salgılayarak vücudumuzun ısı potansiyelinin de düzenlenmesinde rol oynar. Dolayısıyla, bizim maddî hayat ile manevî hayatımızın bağlantısını kurar. Yaşama gücünü ve dengeyi sağlayarak diğer enerji merkezleriyle uyumlu çalışıp güvenle kendimizi hayata bağlar, hayat dolu ve üretken kılar.

Bu şakra, psikolojik olarak fiziksel dünyada yaşam gücünün gösterildiği güç merkezidir.

Bu şakradaki eksiklikler ve olumsuzluklar, yani şakranın düzgün çalışmaması bizim fizikî olarak olumsuz -kabızlık ve şişmanlık, kısırlık- manevî olarak da pasif, hayattan umutsuz, bitkin bir halde olmamızdır.

Koruyuculuğu ve İstifade Yolları

Uygulama

Bunların çözümü; sabah, akşam doğan ve batan "güneşin kızıllığını" düşünüp, onun enerjisini uygun pozisyonla soluyarak içinize çekmektir.

Bunun yanında, tabiattaki seslerin, kırmızı taşların ve kırmızı sedir ağacının kokusuyla da bu merkezimizi takviye edebiliriz.

II. Enerji Merkezi (Hara Şakrası)

Yeri ve Etki Alanları

Kuyruk sokumu ve göbeğin altındaki bölgede bulunduğu varsayılan bu merkezle vücudumuzdaki üreme organları, mesane, mide suyu, sperm, lenf, kan gibi sıvıların ve bunları salgılayan yumurtalık, erbezi, prostat ve yine cinsel düzenin sağlanmasında vazife görürler.

Hususiyetleri

Cinsel organlar hususiyetlerini ve yaratılıştaki ilk enerjisini bu merkezden alır. Bu merkez su ile ilgilidir ve su da hayatın kaynağı ve döllenmenin ilk adımıdır. Su temizleyici olduğundan engelleri ve tıkanıklıkları böbrek ve mesane yoluyla temizler. Yine erkek ve kadının üreme merkezleri bu bölgede bulunur. Ayrıca embriyonun gelişmesi de bu merkezdedir. Bunları yapabilmek, yani uyumlu çalışma ancak beden ve ruhun bu merkezde toplanmasıyla hissedilir. Psikolojik olarak bu merkez cinsel yaşamın tatmin edilmesi, iletişim kurması, bu ilişkilerden zevk alma ve bunun gibi anlayışların bütünleştiği yerdir.

Koruyuculuğu ve İstifade Yolları

Uygulama

Bunların çözümü; turuncu renkteki ay ışığının mehtabını seyrederek veya portakal bahçelerinde bir gezinti yaparak, bu merkezin faaliyetinde hayallerimizle bedenimize, hatta rüyalarımıza mesaj gönderebiliriz.

Akan suyun, öten kuşun sesini dinleyip güzel kokuları da içinize çekerek cinsel içgüdülerinizi arttırıp bu merkezin mükemmel bir şekilde işlemesine yardımcı olabilirsiniz.

III. Enerji Merkezi (Karın Şakrası)

Yeri ve Etki Alanları

Sırtın altında, göbeğin hizasında tıbben Solar Plaksus denilen yerde olduğu varsayılan bu merkez, vücudumuzda sindirim, mide, karaciğer, safra kesesi, dalak, pankreas yanında otonom sinir sistemini de etki alanı içine alarak pankreas vasıtasıyla yağ, protein ve karbonhidrat sindiriminde vücuttaki şeker ve insulin dengelenmesinin sağlanmasında önemli rol oynar.

Hususiyetleri

Bu merkez karın bölgesi, karaciğer, sindirim ve bunların beyinde tahayyüllerinin olabilmesi için ateşin etkisinde, güneşin sıcaklığıyla enerjiyi bu merkezde yoğunlaştırır ve insanlarla olan ilişkilerin kontrolünü sağlar. Ateşin karaciğere de, sindirime de etkisiyle dönüşümler sağlanarak görevini yapması temin edilir. Bu merkezin enerjisinin düşük olması sizi arzularınıza erişmeniz veya kişiliğinizin gelişmesini engelleyen huzursuz hareket ve davranışlar göstermeniz yoluyla hayat mücadelenizin azalmasına tesir eder. Psikolojik olarak bu merkez insanlar arası ilişkilerin, bilhassa anne ve çocuk ilişkilerinin kurulabildiği duygusal bir merkezdir.

Koruyuculuğu ve İstifade Yolları

> **Uygulama**
>
> Bunların çözümü; güneşin altın rengini, bir başak veya ay çiçek tarlasının rüzgarın esintisiyle savruluşunu seyredip onun çıkardığı ritimli orkestra sesini dinleyip hastalık durumundaki psikolojik problemlerinizi dahi çözer. Limoni, amber kokusuyla da bütün iç organlarınızı, karaciğerinizi ve salgı bezlerinizi temizler, vücudunuzdaki zehirli maddeleri atabilir, kanı temizleyerek şeker hastalığını iyileştirebilirsiniz.

IV. Enerji Merkezi (Kalp Şakrası)

Yeri ve Etki alanları

Sırtın yukarısında, göğüs boşluğunda, kalbin yanında olduğu varsayılan bu merkez ciğerlerimizi, dolaşım sistemimizi ve bu sistemin içindeki kanı cildimize kadar yayarak timüs bezinin etkisiyle vücudumuzun kan ve lenf sitemini içine alıp bağışıklık sistemini güçlendirir.

Hususiyetleri

Bu merkezin özelliği diğer merkezlerle aynı yakınlık ve uzaklıkta olup "sevgi"'nin merkezi olmasıdır. Bir insanın bu bölgedeki enerjisiyle hem kendine hem de çevresine şifa dağıtabilme yeteneği oluşabilir. "İlahi mertebe" de bu merkezin saflığı ve enerji boyutuyla orantılıdır. Yaratıcıyla bağlantı da yine bu merkez vasıtasıyla kurulur, kalbî rabıtalar veya kalpsizlik ve yaşam enerjisi bu bölgedeki enerji boyutlarıyla değerlendirilir.

Psikolojik olarak bu merkez, fizikî enerjileri ruhsal enerjiye dönüştüren, ailemizle ve çevremizle ilişkilerimizin bağını kuran şifa merkezidir.

Koruyuculuğu ve İstifade Yolları

Uygulama

Ormanların ve kırların yeşilliklerinde yapılan bir gezinti ve o yeşilliklerin içimizde yani tam kalbimizde yeşerip onların yeşil kokularını içimize çekmemiz, bu merkezimizi canlandırabilir.

İlahi veya mistik bir müzikle, gül bahçelerindeki sevginin sembolü ve yaratılanların en güzelini tasvir eden gül kokularıyla da kalbimize derin bir mana kazandırabiliriz. İşte bu mana "O" ve "O"'nun "Sevgilisi"nin "sevgi"sidir.

V. Enerji Merkezi (Boğaz Şakrası)

Yeri ve Etki Alanları

Boyunla boğaz arasındaki çukurda, boyun omurunun hizasında olduğu varsayılan bu merkez; boyun, boğaz, yüzün alt kısmı, kulak, dil, ses, bronşlar, yemek borusu ve soluk borusundan kollara kadar etkili olup iyot metabolizmasının ve hücrelerin kalsiyum dengelerini sağlar. Tiroit bezinin etkisiyle enerji oluşturarak ruhî ve genetik dengeyi sağlar.

Hususiyetleri

Bu merkezin özelliği, bedenin önemli fonksiyonlarını yerine getiren duygu ve düşüncelerimizi de ifade etmeye yarayan, dile getiren kulak, ağız ve seslerin oluşumu ve dile getirilişini teşkil eden özelliklere sahip konuşma yeteneğinin merkez olmasıdır. Fikirlerinizi, duygu ve düşüncelerinizi ifade edemez, utanır, toplumda sessiz ve ezik kalırsanız, çevrenizle irtibatınız zayıfsa, konuşurken kekelerseniz bu merkezde problem var demektir.

Psikolojik olarak bu merkez algılama ve ifade etmenin bireyin ihtiyaçlarına göre değişiklik gösterdiği bir merkezdir.

Koruyuculuğu ve İstifade Yolları

> **Uygulama**
>
> Gökyüzünün açık mavisi ile zihninizi açıp, denizlerin berrak maviliğinde yeteneklerinizi genişletip bunların yansımasıyla oluşan yüksek dalga sesleriyle düşüncelerinizi yıkayarak temizleyebilir, saflaştırabilir ve bu merkezinizi besleyebilirsiniz.
>
> Okaliptüs ağaçlarının verdiği ferahlatıcı koku, ada çayının teskin edici tesiriyle turkuazın mavi rengi bu merkezin işlemesine büyük katkı sağlayacaktır.

VI. Enerji Merkezi (Üçüncü Göz Şakrası)

Yeri ve Etki Alanları

İki göz arasında, burun köprüsü üstünde, alnın ortasında olduğu varsayılan bu merkez, bedenimizdeki yüz, göz, burun, sinüsler, kulaklar, beyincik ve sinir merkezimizi tesir alanı içine alarak burada salgı yapan ve temel bez adı verilen hipofiz bezinin tesiriyle diğer organlarla bağlantıyı sağlayarak sistemi düzenler.

Hususiyetleri

Bu merkez "kozmik bilinç"in ana merkezidir. Hayatımızla ilgili her şey düşünce, hayal ve bilinç ötesi haller burada oluşan etkilerle yönlenir. Buranın enerjisinin yoğunluğu sezgilerimizin sınırlarını belirler, bilincimizi kuvvetlendirir, bize manevî bir boyut kazandırır, dolayısıyla maddî dünyamıza da dolayısıyla tesir eder. Olumsuzlukların arttığı, dengelerin bozulduğu, gerçeklerden uzaklaşıldığı ve bunların neticesinde yetersizlik halinde "İlahi Çizgi"den uzaklaşıp, maddiyatın ağır basmasıyla bu bölgede baş ağrılarıyla beraber asrımızın hastalığı "unutkanlığa" düşer, manasız ve çözülemeyen karmaşıklıklar içinde bocalarsınız.

Psikolojik olarak bu merkez bir önsezinin oluştuğu, bilgilerin algılanılmasına çalışıldığı idrak etme merkezidir.

Koruyuculuğu ve İstifade Yolları

> #### Uygulama
> Bunların çözümü; gecelerin büyülü semasında kozmik boyutlu seslerden oluşan karanlık gökyüzünün lacivert rengini seyredip yaseminin hoş kokusu, nanenin ferahlatıcı titreşimiyle mavi safir taşını hayal edip canlılık kazanarak bu merkezin enerjisini arttırabilir, olumsuzluklarından kurtulabiliriz.

VII. Enerji Merkezi (Taç, Tepe Şakrası)
Yeri ve Etki Alanları

Başın üstünde, bıngıldak etrafındaki nokta olup epifiz bezinin etkisiyle, insanın bütün canlılığını oluşturup kişiliğini ortaya çıkardığı tahmin edilen ve başka neleri etkilediği tahmin edilemeyen bir merkezdir.

Hususiyetleri

Bu merkez insanı temsil eder. Bu bölge semadaki kozmik enerjileri emer ve diğer merkezlerin enerji boyutuna göre oralardan geçer, kök şakrasına ulaşır ve bedendeki bütün olumsuzlukları ortadan kaldırabilir. Bu merkezin çalışması çevremizde bulunan 1016 mikron yaratılanın, bedenimizle irtibatlanması demektir. Bedenimizdeki menfi enerjilerin vücuttan atılması da bu merkezin enerji boyutuna göre tanzim edilir. İki yaşına kadar çocukların tepe bıngıldaklarının açıklığıyla büyüme gelişmeyi hızlandırdığı kabul edilen bu merkezin sonradan kapanması kişiyi duygusuz, amaçsız, rahatsız edici duygulara yönlendirip pek çok çözümsüz hastalıklara ve insanlıktan çıkarabilecek davranışlara, hatta ölüme kadar sürükleyebilir.

Psikolojik olarak bu merkez kozmik çevremizle iletişim kurduğumuz, insanın varlığına anlam kazandıran, insana huzur veren ve bu gibi ulvî hisleri geliştiren bir merkezdir.

Koruyuculuğu ve İstifade Yolları

Uygulama

Bunların çözümü; sadece "O"nu düşünmek ve "O"nu düşünürken "O"nun yarattığı "Kâinat Kitabı"nı okumak, yaratılanlardan ibret almak, "O"na yakın olmak ve yaratılış gayesini hatırlayıp sonsuz mutluluk ve haz duyarak ebedî saadeti düşünmekten geçer.

Bunun yanında "O"nun sessizliğinin, yani "İlahi Sesi" ile bembeyaz bir sayfanın ve gökkuşağının mor renginin bizi bütünüyle sarması, korunmanın ve hayata umutla bakmanın ilk adımını oluşturacaktır.

İkincil Şakralar - Refloksoloji Merkezleri

İnsan bedeninin enerji merkezleri ayrı ayrı noktalarla belirlenmiş ve bunların işlevleri, faaliyetleri geniş bir şekilde izah edilmiştir.

Aynen bunun gibi insanın bedeninde de küçük küçük insan bedenleri tespit edilmiş, buralara da tesir edilerek insanların enerji boyutları arttırılmaya çalışılmıştır. Mesela, insan kulağı ana rahmindeki çocuğun yatış şeklini, yani insanı, insanların ayak tabanları, elleri, yüzleri, gözleri de ayrı ayrı bir insan ve boyutlarını işaret etmektedir.

I. Kulak

Kulakta uygulanan "akupunktur" noktalarıyla günümüzde insanların tedavi edilebilmesi bu mantıkla olmakta, buradaki yani kulaktaki beynin tat alma ve yemek yeme veya iştah merkezi uyarılarak veya bloke edilerek insanların zayıflaması yani normal hale dönmesi temin edilebilmektedir. Bu metotla bu gibi diğer organlara da müdahale edilerek insan üzerinde "kesin tesir" ve "hakimiyet" sağlanabilmektedir. 15 asır önce abdest alırken kulağın belli bölgelerinin suyla uyarılmasının öğretilmesi, öğreticinin büyüklüğüne işaret ettiği gibi bugünkü modern bilim bunu araştırmalıdır.

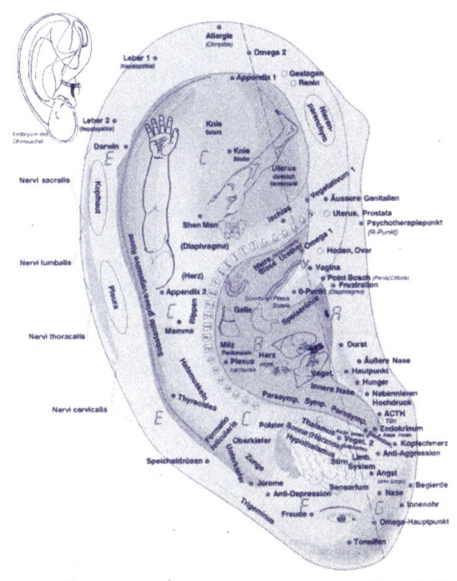

Kulak Üzerinde İnsan Vücudunun Karşılıkları

II. Ayak

Ayak (taban) kemerlerinde, ayak (taban) şakraları, tepe şakrası vasıtasıyla alınan kozmik enerjilerle dünya enerjileri arasında hayati önemi bulunan dengeyi yaratan insanın dünya ile münasebetini sürdürmesine yardımcı olan şakralardır. İnsanın bedenine gelen dünya enerjisi sınırlı kalınca, insan kendini "boşlukta" hisseder.

İnsanlar, maddî planla bağlantılarını en aza indirmek için ayaklarını yerden kaldırırlar.

Dikkatlerini ayak şakralarında odaklamak ve o şakraları açmak için insanın her gün 2-3 km. yürümesi, ayaklarıyla tepe şakrasından girip yedi şakrayı geçerek gelen enerjiyi tabanla topraklaması veya ayak tabanlarının belli noktalarını uyarması gerekir.

Namaz ibadeti yapılırken secdede ve oturuşta ayak uçları ve parmakların tutuluş şekli, abdestle günde 5 defa ovuşturularak suyla yıkanıp uyarılması çok manidardır.

Hergün biraz yürüyüş yapmanın hikmeti, faydası sizce nedir? Yoksa bütün organları mı uyarıyoruz yürüyerek! Bilek, el, ayak, kol ve diğer eklemlerin etrafındaki noktalar, bunların özellikleri ve hareketlerinin neden ve niçinleri araştırılmalıdır.

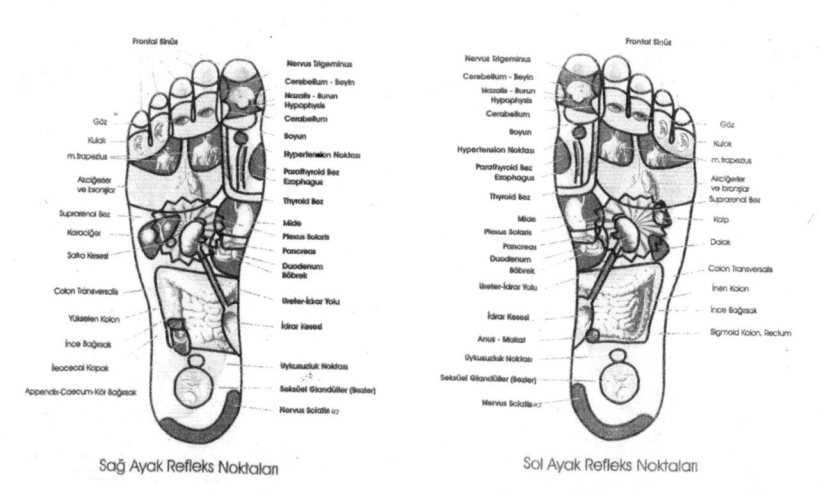

Sağ Ayak Refleks Noktaları

Sol Ayak Refleks Noktaları

Masajla Mucizevî Tedaviler

Ayaklardaki Refleks Bölgeleri

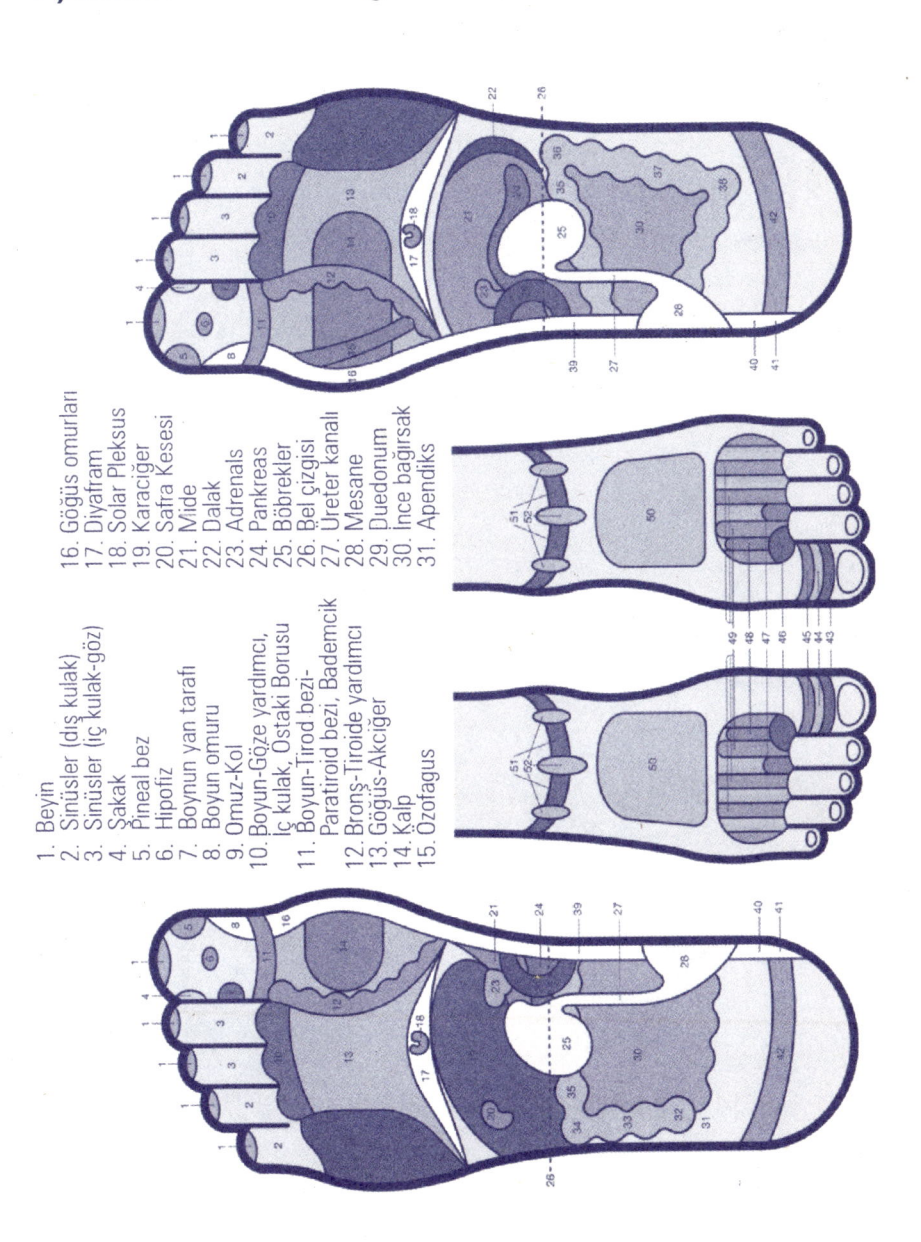

1. Beyin
2. Sinüsler (dış kulak)
3. Sinüsler (iç kulak-göz)
4. Sakak
5. Pineal bez
6. Hipofiz
7. Boynun yan tarafı
8. Boynun omuru
9. Omuz-Kol
10. Boyun-Göze yardımcı, İç kulak, Östaki Borusu
11. Boyun-Tirod bezi-Paratiroid bezi, Bademcik
12. Bronş-Tiroide yardımcı
13. Göğüs-Akciğer
14. Kalp
15. Özofagus
16. Göğüs omurları
17. Diyafram
18. Solar Pleksus
19. Karaciğer
20. Safra Kesesi
21. Mide
22. Dalak
23. Adrenals
24. Pankreas
25. Böbrekler
26. Bel çizgisi
27. Üreter kanalı
28. Mesane
29. Duedonum
30. İnce bağırsak
31. Apendiks

39

Masajla Mucizevî Tedaviler

32. İleoçekum kapakçığı
33. Yükselen kolon
34. Hepatic Flexure
35. Taşıyıcı kolon
36. Dalakla ilgili Flexure
37. Azalan Kolon
38. Sigmoid Kolon
39. Lumbar omurlar
40. Kuyruksokumu omurları
41. Kokis
42. Siyatik siniri
43. Alt çene-Dişler-Dişeti
44. Üst çene-Dişler-Dişeti
45. Boyun-Boğaz-Bademcikler
Tiroid, Paratiroid
46. Ses telleri
47. İç kulak
48. Lenf-Meme-Göğüs
49. Göğüs-Meme- Süt bezleri
50. Orta-Geri
51. Fallop tüpü-Vas deferens-Seminal vesikül
52. Lenf-Kasık
53. Burun
54. Timus
55. Penis-Vajina
56. Uterus-Prostat
57. Sürekli alan, Üretken-Rektum
58. Bacak-Diz-Kalça
59. Kalça-Siyatik
60. Ovaryum-Testis

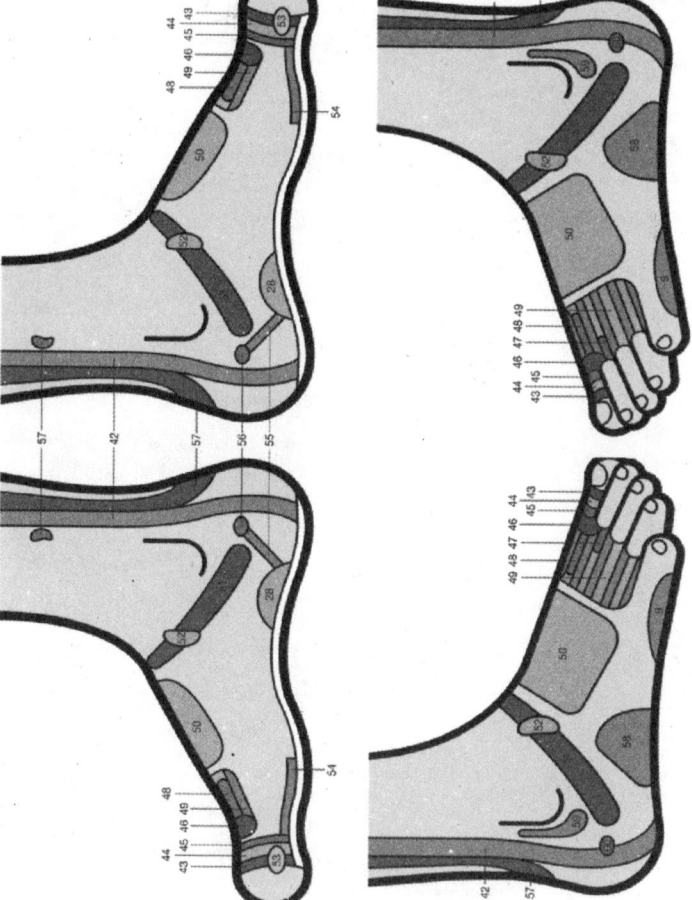

40

Masajla Mucizevî Tedaviler

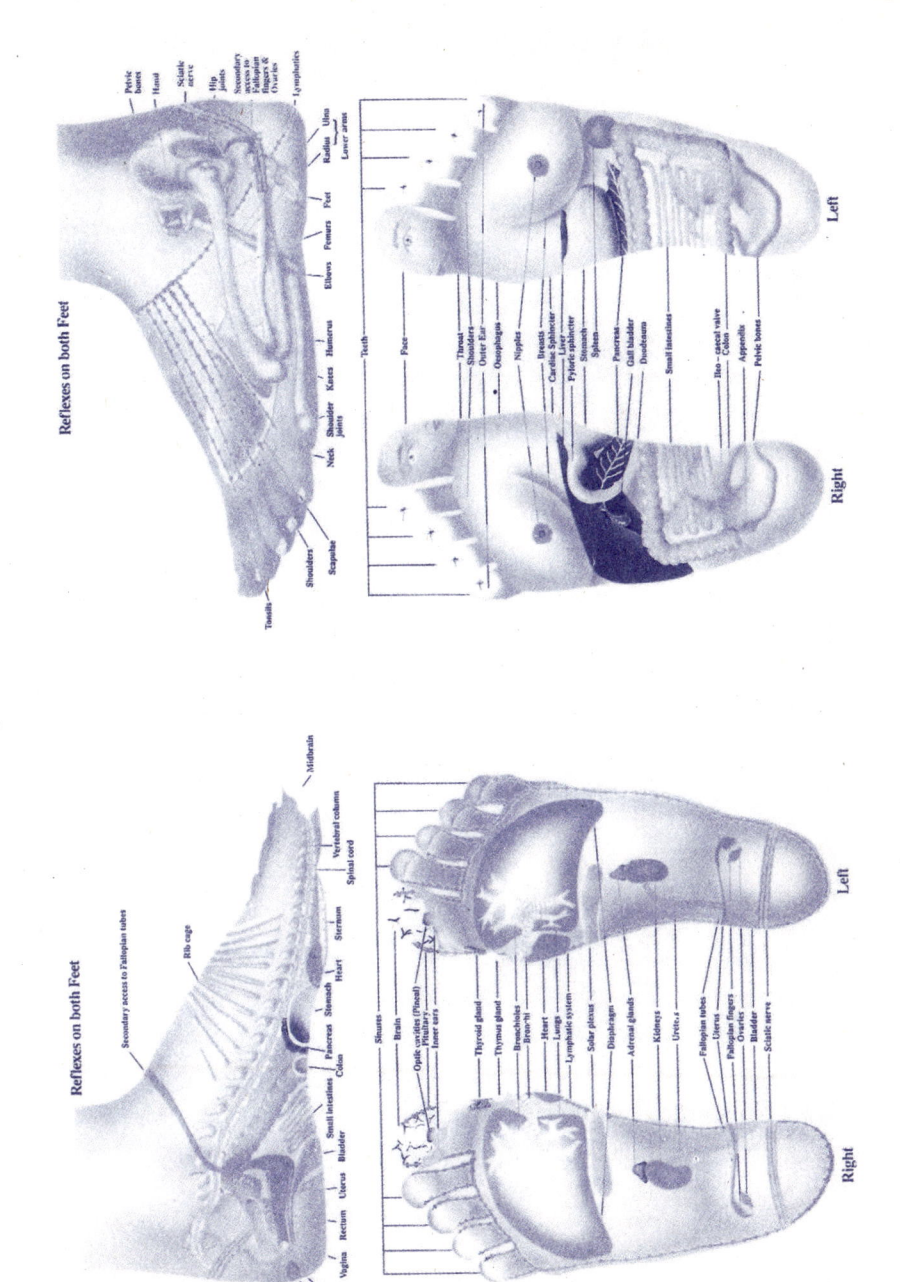

Masajla Mucizevî Tedaviler

AYAKLARDAKİ REFLEKS BÖLGELERİ

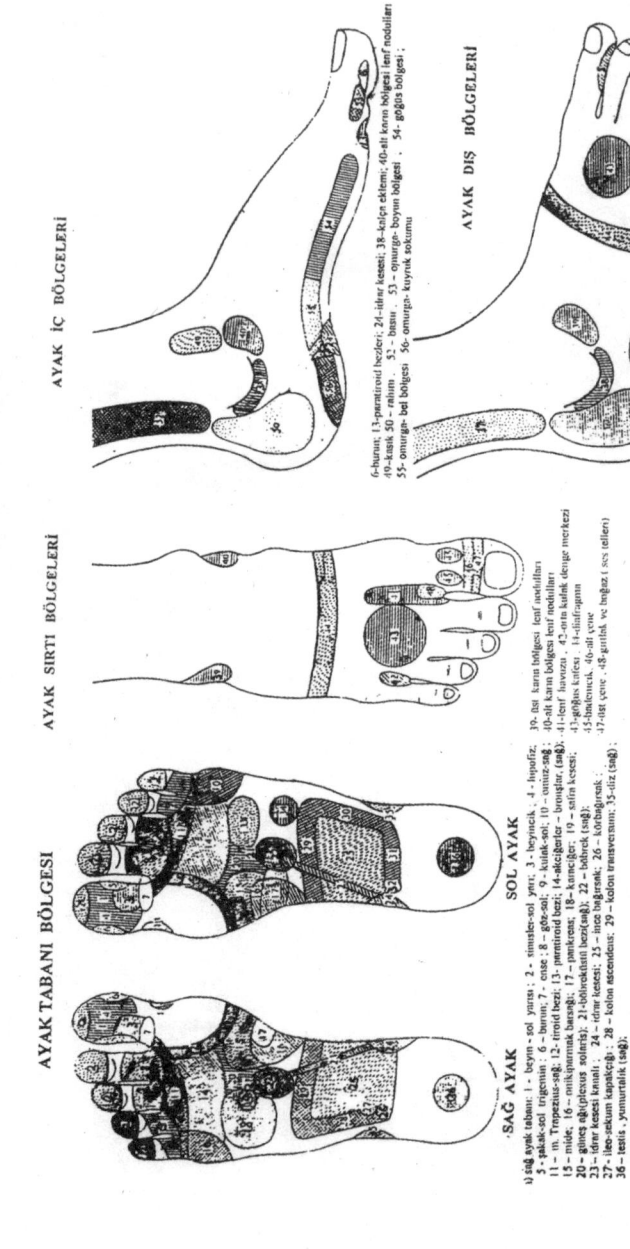

AYAK İÇ BÖLGELERİ

AYAK DIŞ BÖLGELERİ

6-burun; 13-paratiroid bezleri; 21-idrar kesesi; 38-kalçın eklemi; 40-alt karın bölgesi lenf nodülleri; 49-kasık 50 - rahim . 52 - burun . 53 - omurga- boyun bölgesi . 54- göğüs bölgesi ; 55- omurga- bel bölgesi. 56- omurga- kuyruk sokumu

AYAK SIRTI BÖLGELERİ

39. üst karın bölgesi lenf nodülleri
40-alt karın bölgesi lenf nodülleri
41-lenf havuzu . 42-orta kulak denge merkezi
43-göğüs kafesi. 14-diafragmın
45-önekuyruk. 46-alt çene
47-üst çene .48-guttrd. ve boğaz.(ses telleri)

5- şakak-sol -nervus treginsınus, 10- omuz ; 35- diz ; 36 - testis-yumurtalık . 37- adet sancıları ;
38 - kalça eklem . 30- üst karın bölgesi lenf nodülleri . 42-orta kulak denge merkezi ;
43-göğüs kafesi . 14-diafragmın

Dr. Todor Krnev

AYAK TABANI BÖLGESİ

SAĞ AYAK   **SOL AYAK**

a) sağ ayak tabanı: 1 – beyin – sol yarısı ; 2 – sinüsler-sol ymr ; 3 - beyincik , 4 – hipofiz;
5- şakak-sol trigemini ; 6 - burun; 7 - ense ; 8 – göz-sol; 9 - kulak-sol; 10 – omuz-sağ .
11 – m. Trapezius-sağ; 12-tiroid bezi; 13 – paratiroid bezi; 14-akciğerler – bronşlar, (sağ).
15 – mide, 16 – onikiparmak barsağı; 17 – pankreas; 18 – karaciğer; 19 – safra kesesi.
20 – güneş ağı(plexus solaris); 21-böbreküstü bezi(sağ); 22 – böbrek (sağ).
23 – idrar kesesi kanalı ; 24 – idrar kesesi ; 25 – ince bağırsak; 26 – körbağırsak ;
27- ileo-sekum kapakcığı ; 28 – kolon ascendens. 29 – kolon transversum; 35-diz (sağ).
36- testis , yumurtalık (sağ).

ı) sol ayak tabanı :] – bngl(ıeyın- sağ yarısı); 2 – sinüsler-sağ yarı 3-beyincik; 4 – hipofiz
5- şakak – sağ trigemin ; 6 – burnh, 7- ense . 8 – göz-sağ; 9 - kulak-sağ; 10 – omuz-sol
11 – m. Trapezius-sol; 12 - tiroid bezi; 13- paratiroid bezi; 14-akciğerler – bronşşlıır, (sol);
15 – mıde; 16 – onikiparmak barsağı; 17 – pankreas; 20 – güneş ağı(plexus solerıs);
21-böbreküstü bezi(sol); 22 – böbrek (sol); 23 – idrar kesesi kanalı ; 24 – idrar kesesi ;
25-ince bağırsak ; 29– kolon transversum; 30- kolon descendens ; 31-rectum ; 32-anus;
33-kalp ; 34- dalak ; 35- diz (sol) ;36 - testis, yumurtalık (sol);

III. El

El şakraları, baş ve işaret parmakları arasındaki tam merkezî noktada bulunan yaratıcı enerji düğüm yerleridir. Bunlar elimizle bir iş yaptığımızda kullandığımız şakralardır. Bu noktaların uyarılmasıyla ağrı merkezlerinin tedavisi sağlanır. Örneğin, migren ve çözülemeyen sancılar gibi...

Elle ruhsal şifa verenlerin çoğu şifa bilgisini veya enerjisini vermek için her iki elini de kullanır.

Ancak kullanılan enerji, bedenin enerjisi olup yerine ikame edilmediği takdirde bedendeki bütün merkezlerin bloke olmasına sebep olur. Şifacının enerjisinin bitmesine, hatta ölümüne kadar yol açabilir.

Elle yapılan dua gibi ibadetin makbuliyeti de yüksektir. Ellerimiz, bedenimiz gibi kabul edici olup "İlahi Hüküm" olan "Teyemmüm" abdestinin makbuliyeti de ellerin beden gibi kabul edilip yine yüze sürülmesi ve yüzün de insan gibi kabul edilip abdest alması manasına gelebilir mi acaba?

Avuç İçi Refleks Bölgeleri

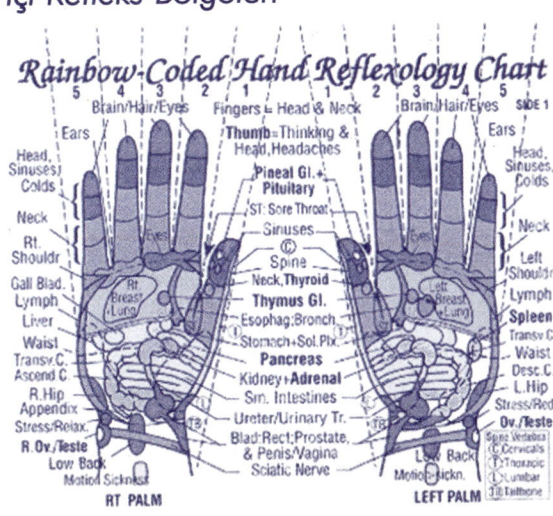

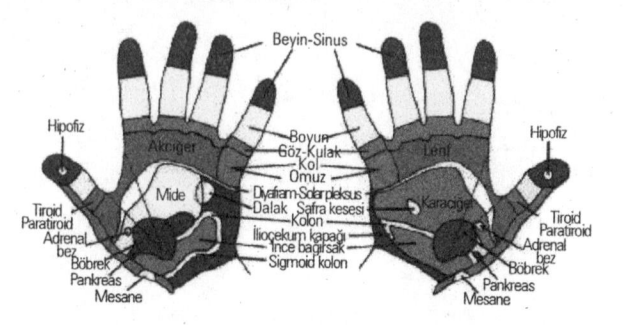

IV. Yüz

Yüz şakrası da bedenimizin küçük bir numunesidir. **Yüzümüzü beden gibi kabul edersek yukarıda bütün şakraları etkileyen renkler, yüzümüzü de kristalden yansıdığı şekliyle yani Yaratıcı'nın renkleriyle sırasıyla etkiler.** Buna göre, yüzümüzü en alt noktasından başlayarak insan bedeni gibi düşündüğümüzde;

- Çene ve dudaklar, kök şakrası ve kırmızı rengi,
- **Ağız, diş ve dil, hara şakrası ve turuncu rengi,**
- Yemek borusu ve boğaz, göbek şakrası ve sarı rengi,
- **Nefes borusu ve burun kalp şakrası ve yeşil rengi,**
- Gözler, boğaz, şakrasını ve maviyi,
- **Beyin, üçüncü göz şakrasını ve laciverti,**
- Genel haleti ruhiyeyi belirten tepe şakrası da menekşe ve mor rengi taşır.

Yüzdeki bu organların tedavisinde hasta bölgelerin; o bölgeleri ifade eden renkler, taşlar ve kokularla tedavileri mümkündür.

Mesela; gözün rahatsızlığında göz üzerine konan mavi renkli bir taş -azurit-le beyni, düşünce yoluyla tedavi edebilirsiniz.

Yüz Üzerinde Önemli Yaşam Refleks Noktaları

1- Zihin açıcı

Masajla Mucizevî Tedaviler

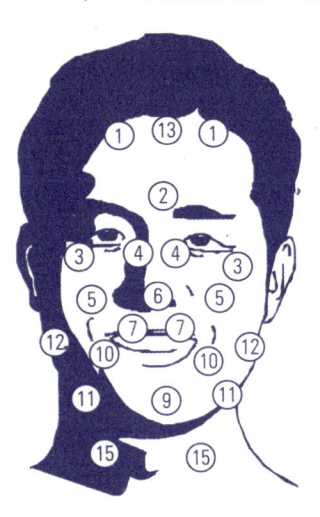

2- Göz ve hipofiz bezi düzenleyicisi
3- Kalınbağırsak
4- Böbrek düzenleme ve toksin boşaltmak

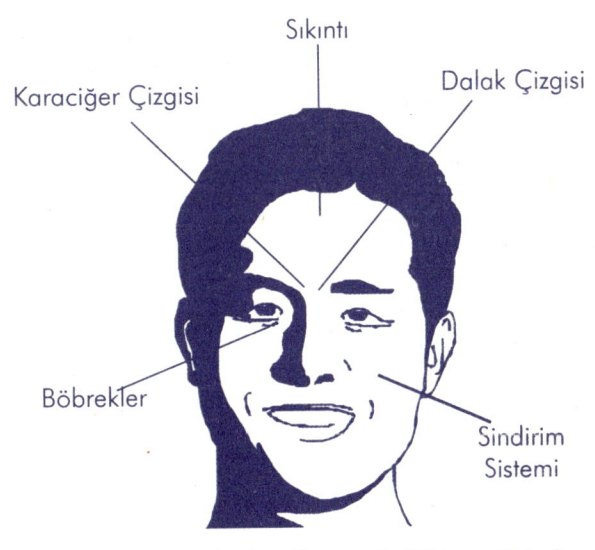

Karaciğer Çizgisi Sıkıntı Dalak Çizgisi

Böbrekler Sindirim Sistemi

Yüz Refleks Bölgeleri (Ayurveda Tıbbına Göre)

5- Sindirim düzenleyici ve cilt parlatıcı
6- Mide rahatsızlıkları
7- Dalak ve kan hücrelerinin yenilenmesi
8- Pankreas
9- Bağırsaklar (kabızlık giderici)
10- Akciğerler (düzenleyici ve nefes açıcı)
11- Cinsel isteği artırma
12- Karaciğer ve lenf sistemi
13- Sinir sistemi düzenleyici
14- Kulak (vücut aktive eden bölge)
15- Tiroit bezi çalıştırıcı

Masajla Mucizevî Tedaviler

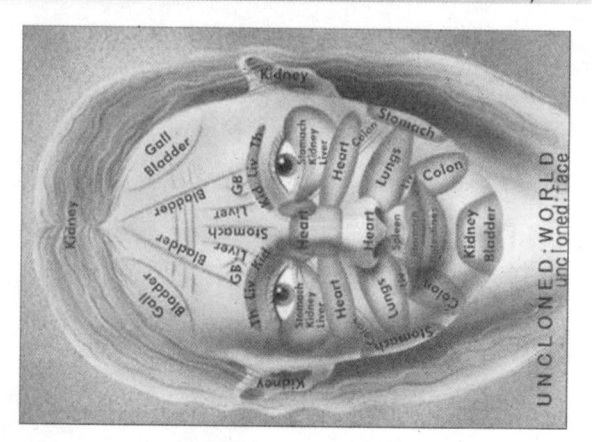

Burun Kanalında İç Refleks Bölge Noktaları

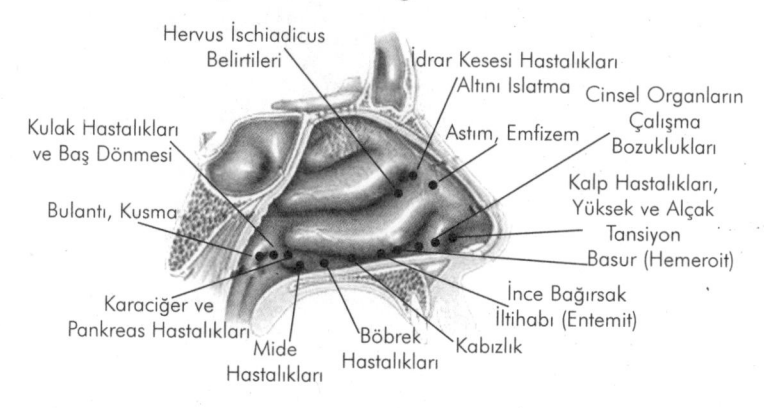

Hervus İschiadicus Belirtileri
İdrar Kesesi Hastalıkları
Altını Islatma
Cinsel Organların Çalışma Bozuklukları
Astım, Emfizem
Kulak Hastalıkları ve Baş Dönmesi
Kalp Hastalıkları, Yüksek ve Alçak Tansiyon
Bulantı, Kusma
Basur (Hemeroit)
İnce Bağırsak İltihabı (Entemit)
Karaciğer ve Pankreas Hastalıkları
Mide Hastalıkları
Böbrek Hastalıkları
Kabızlık

Dış Burun Refleks Noktaları

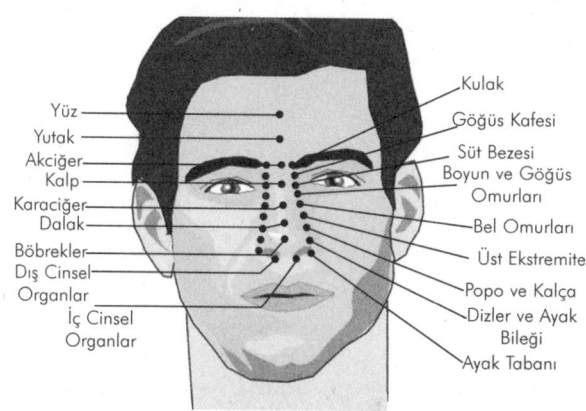

Yüz
Yutak
Akciğer
Kalp
Karaciğer
Dalak
Böbrekler
Dış Cinsel Organlar
İç Cinsel Organlar
Kulak
Göğüs Kafesi
Süt Bezesi
Boyun ve Göğüs Omurları
Bel Omurları
Üst Ekstremite
Popo ve Kalça
Dizler ve Ayak Bileği
Ayak Tabanı

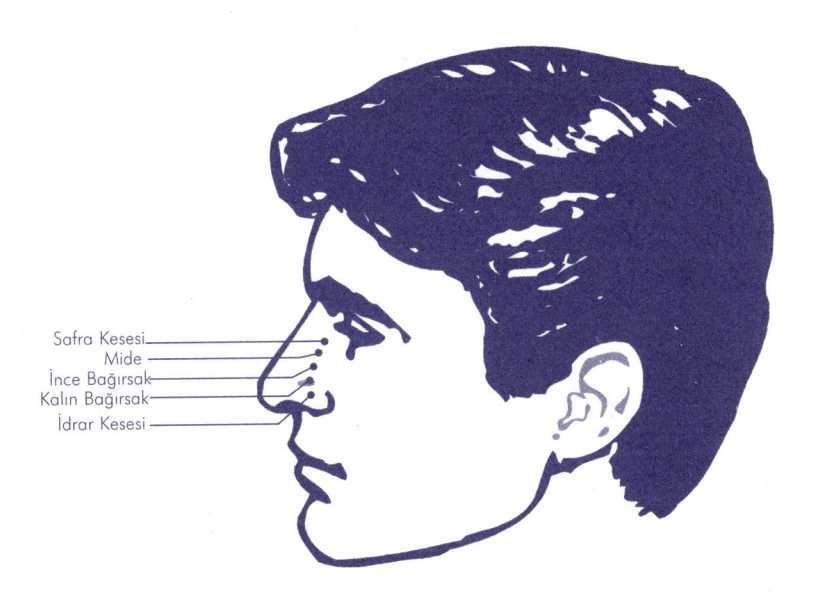

Masajla Mucizevî Tedaviler

Safra Kesesi
Mide
İnce Bağırsak
Kalın Bağırsak
İdrar Kesesi

İnsan Vücudunun Baş Üzerindeki Karşılıkları

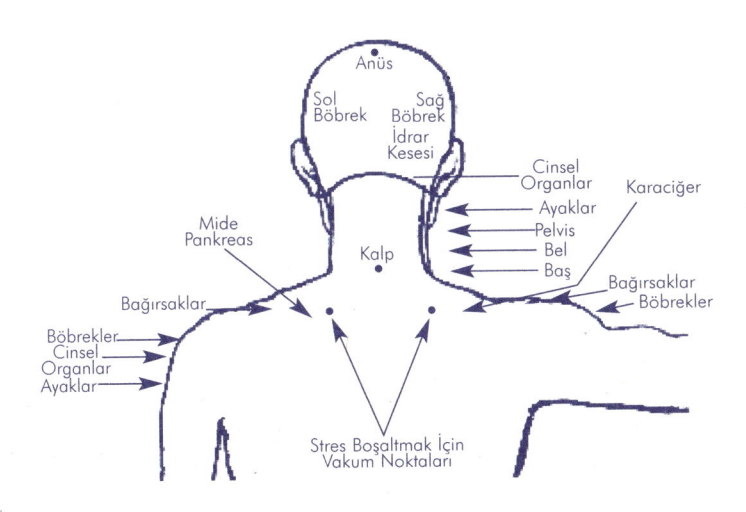

Anüs
Sol Böbrek
Sağ Böbrek
İdrar Kesesi
Cinsel Organlar
Ayaklar
Pelvis
Bel
Baş
Karaciğer
Mide Pankreas
Kalp
Bağırsaklar
Böbrekler
Bağırsaklar
Böbrekler
Cinsel Organlar
Ayaklar
Stres Boşaltmak İçin Vakum Noktaları

47

İnsan Vücudunun Yüz Üzerindeki Karşılıkları

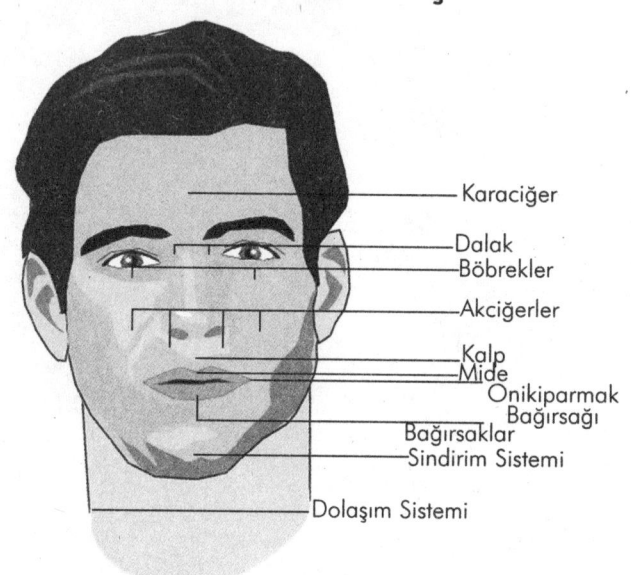

- Karaciğer
- Dalak
- Böbrekler
- Akciğerler
- Kalp
- Mide
- Onikiparmak Bağırsağı
- Bağırsaklar
- Sindirim Sistemi
- Dolaşım Sistemi

Yüz Kasları

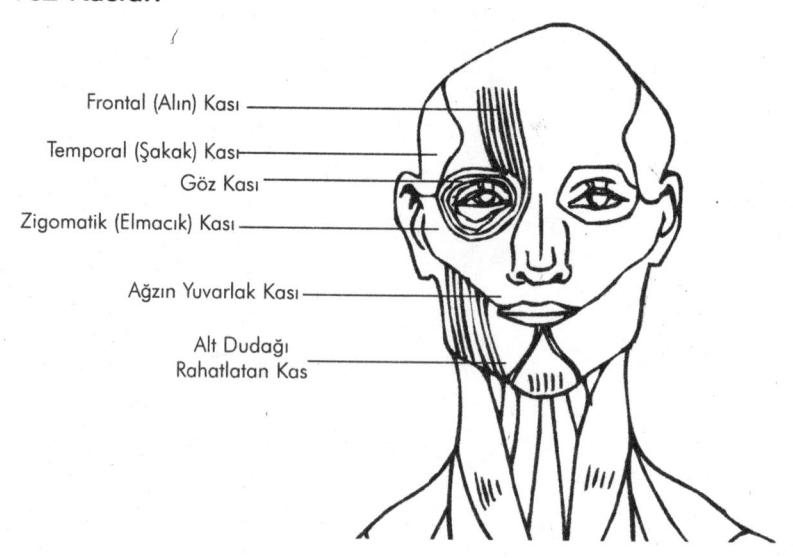

- Frontal (Alın) Kası
- Temporal (Şakak) Kası
- Göz Kası
- Zigomatik (Elmacık) Kası
- Ağzın Yuvarlak Kası
- Alt Dudağı Rahatlatan Kas

V. Göz

Göz şakrasında da gözlerin yine içinde oluşabilecek renklerle hastalık teşhisi ve tedavisi mümkündür.

- Gözün kırmızılığının trahom hastalığına,
- **Göze kan oturmasının ve koyu renkliliğin, dolaşım bozukluğuna,**
- Gözdeki renk değişikliğinin alacalığın karaciğer bozukluğuna,
- **Göz bebeğindeki renk bozukluğunun, böbrek rahatsızlıklarına,**
- Göz akındaki renk bozukluğunun, akciğer rahatsızlığına,
- **Göz kapağındaki siyahlıkların mide problemlerine,**
- Göz altındaki şişlikler ve torbalanmaların böbrek ve bağırsak rahatsızlığına, bir gösterge olduğu, modern tıpça da bugün tespit edilmiştir.

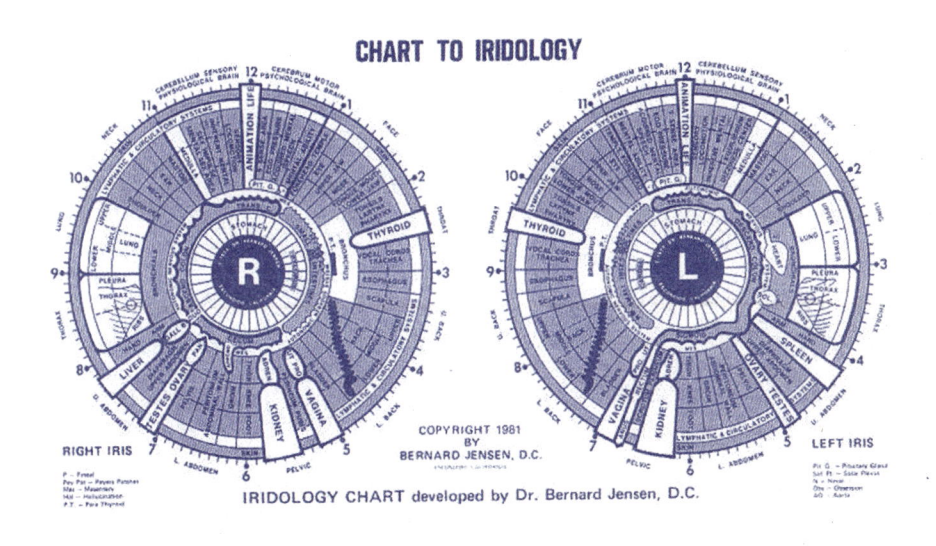

CHART TO IRIDOLOGY

IRIDOLOGY CHART developed by Dr. Bernard Jensen, D.C.

II. BÖLÜM
HASTALIK SEBEPLERİ VE ORTADAN KALDIRILMA METOTLARI

HASTALIK SEBEPLERİ VE ORTADAN KALDIRILMA METOTLARI

Hastalıkların oluş nedenleri, vücutta oluşmuş genel dengesizlik ve belirtilerdir. Orta yaşlardan itibaren başlayan yaşlanma süreci hastalıkların artmasına sebep olur ve doktora gitmeler artar. Bu şartlarda doktorların amacı, hastalığın temel nedenini ortadan kaldırmak olur.

Chi'nin (Yaşam Enerjisinin) Güçlendirilmesiyle Patojen* Faktörlerin Giderilmesi

Ying Yang'da, Yang ise Ying'in içinde her zaman vardır. Olumluyla olumsuzun, karanlıkla aydınlığın, sıcakla soğuğun, bu değişken bileşimi, dünyanın dönmesini de sağlayan, yaşam enerjisi Chi'yi oluşturur. Yaşam enerjisi insanın yaşamınındaki temel etkenlerden ilkidir. Anlamı "nefes" olan chi, yeryüzünün şekillerini, bitkilerin biçimlerini yaratan, hayvanların yaşam mücadelesini sağlayan enerji ya

---

Patojen: Hastalık yapan faktörler

da güçtür. İnsanlarda ise, bedenin varlığını devam ettiren, eylemlerimizi, amaçlarımızı belirleyen, ruh ya da bedensel güçtür. Dolayısıyla her seviyede yaşamın dengeli bir biçimde devam edebilmesi için, bu enerjinin rahatça akması, engellerle karşılaşmaması da en önemli gereksinimdir.

Patojen faktörler kötü etkilerini, yaşam enerjisinin zayıf olduğu zaman gösterir. Yaşam enerjisi, orta yaşlara gelindiğinde tükenmeye başlar. Bu nedenle orta yaşlı ve yaşlı insanların tedavisinde temel prensip, öncelikle yaşam enerjisini güçlendirmek, sonra da patojen faktörleri ortadan kaldırmak olmalıdır.

Patojen etkileri ortadan kaldırmak, vücudun belli nokta ve bölgelerine uygulanan çeşitli uygulamalarla mümkündür. Belirtiler ve hastalık doğru teşhis edilip doğru tedavi yöntemi kullanılırsa bu uygulamalar, ortamın ve yaşın insan vücudu üzerindeki kötü etkileri giderir ve yok eder.

BELİRTİLERİN TESPİTİ VE MASAJ YÖNTEMLERİNİN SEÇİMİ

Belirtilerin Tespiti

1. Duygusal üzüntülerle ilgili belirtiler

- Kalp çarpıntısı,
- **Unutkanlık,**
- Uykusuzluk,
- **Uykunun sürekli bölünmesi,**
- Baş dönmesi,
- **Yüzde ani kızarıklıklar,**
- Göz kızarıklığı,
- **Sinirlilik veya depresyon,**
- İlgisizlik,
- **Endişe,**
- Korku,
- **Kan tükürme ve bayılma,**
- Depresif haller, idrar tutamama, koma veya ağız ve gözlerin anormal hale gelmesine yol açan kalp krizi şeklinde ortaya çıkabilir.
- Eğer karaciğer, dalak, akciğer ve böbrekler duygusal üzüntüden etkilenmişse kaburga altı bölgesinde acı hissedilir. Dismenore, amenore, kemiklerde acı hissi, dizlerde güçsüzlük, anormal boşalma, iştahsızlık, karında boşluk ya da doluluk hissi, ishal, ağızda acılık, acı veren ya da rahatsız edici idrara çıkma ve kabızlık ortaya çıkabilir.

2. Aşırı yorgunlukla ilgili belirtiler

- Kalp çarpıntısı,
- **Unutkanlık,**

- Uykusuzluk,
- Kalp beslenmesinin yetersiz olmasından dolayı ortaya çıkan uyku bozulması veya iştahsızlık,
- Midede boşluk hissi,
- Dalak fonksiyonlarının bozulması sonucu ishal, bel bölgelerinde ve sırtta acı ve halsizlik hissi,
- Baş dönmesi,
- Kulak çınlaması,
- Halsizlik,
- Cinsel fonksiyonlarda düşüş,
- Anormal boşalma,
- İktidarsızlık.

3. Yanlış beslenmeyle ilgili belirtiler

- Fazla yemek yemek, hazımsızlığa, ekşi gaz çıkartmaya, tat duyusunu kaybetmeye, kusma ve ishale yol açabilir.
- Çiğ ve soğuk yiyeceklerin aşırı tüketimi, karın bölgesinde acı hissine ve ishale yol açar.
- Sıcak ve yağlı yiyeceklerin aşırı tüketilmesi sonucunda susama, kabızlık, midede acı ve boşluk ya da doluluk hissi, hemoroit görülür.

4. Sümük ve sümüksü zarlarla ilgili belirtiler

Sümüksü zarların üzerindeki salgılar, akciğer, dalak ve böbreklerin fonksiyonlarının bozulması sonucu olan vücuttaki sıvı değişimi sebebiyle oluşur.

Sümüksü belirtiler ve sümüksü sıvı belirtisi, sümüğün hangi bölgede biriktiğine bağlı olarak kendini gösterir. Astım, öksürük ve göğüs hırıldaması, sümük akciğerde biriktiği zaman ortaya çıkar. Göğüste sıkılma hissi, kalp çarpıntısı, sümüğün kalpte toplanması sonucu oluşur. Bayılma, entelektüel yavaşlama, uyuşukluk, sümüğün yukarılara çıkarak zihinde biriktiği zaman ortaya çıkar. Epilepsi veya psikolojik hastalıklar, sümüğün harareti kalbi uyardığı zaman; mide bulantısı, kusma, mide boşluğunun üst kısımlarında doluluk veya boşluk hissi midenin sümükle tıkanması sonucu ortaya çıkar. Baş dönmesi ve başta ağırlaşma, yoğun sümüksü sıvı kafaya doğru yükseldiğinde, boğazda bir şey varmış ya da bir şeyler boğazını sıkıyormuş hissi ise sümüğün boğaz bölgesinde birikmesi sonucu ortaya çıkar.

Derinin altında biriken sümük; ödem, terlemede azalma, vücutta ağırlık ve acı hissi verir. Sümüksü sıvının göğüs ve diyafram bölgesinde birikmesi, göğüs kafesinin sıkılması hissini yaratır, öksürme ve astım ortaya çıkar. Eğer sümüksü sıvı göğüs kafesinin kaburga altı bölgesinde toplanıyorsa göğüs kafesi şişmesi oluşur; mide boşluğu ve bağırsaklarda biriken sümük bağırsakta gürültülerin artmasına neden olur.

5. Dalak ve mideyle ilgili belirtiler

Dalak, yaşam enerjisinin ve kanın kaynağıdır. Dalağın, besinleri iletme ve hazmetme fonksiyonlarının bozulması, yaşam enerjisi ve kanın yetersizliğine yol açabilir. Tat alma duyusunun kaybolması, tatlı veya yağlı tat, karında şişlik, sık ishal, iştahsızlık ve hatta zayıf düşme gibi bazı belirtiler ortaya çıkar. Besinleri iletme ve vücut sıvılarının işlenmesi fonksiyonlarının bozulması sonucu buhar birikimi ve sümük ve sümüksü sıvı oluşur, bu da baş dönmesi, uyuma arzusu, vücutta ağırlık hissi, şişkinlik, kol ve bacaklarda ağrı ve ağırlık, hatta su inmesi şeklinde ortaya çıkar. Dalaktaki yaşam enerjisi boşluğu uyuşukluğa, baş dönmesine, karın şişmesine hatta iç organların inmesine yol açabilir. Dalağın kan dolaşımıyla ilgili fonksiyonunun bozulması; kanlı idrar, gaitada kan, rahim kanaması gibi durumlara yol açabilir.

Mide fonksiyonlarının bozulması ise mide boşluğunun üst kısmında şişkinlik ve doluluk hissinin oluşmasına, iştahsızlığa, ağız kokusuna, devamlı kabızlığa, ekşi gaz oluşumuna, mide bulantısına, kusmaya ve hıçkırığa neden olur.

6. Hemostaz (Kan Durgunluğu) ile ilgili belirtiler

Hemostaz, patojen bir faktördür. Kalp çarpıntısı, göğüste sıkılma ve ağrı, dudak ve tırnaklarda erguvani renk; gibi belirtiler kanın kalpte durmasının sonuçlarıdır. Göğüs kafesinde ağrılar ve kan öksürme, kanın akciğerde toplanmasından dolayı ortaya çıkar. Kan kusma (hemotemezis) ve katrana benzer gaita ise kanın, mide ve bağırsaklarda toplanması sonucu olur. Kaburga altı bölgesinde ağrı veya karın şişliği, kanın, karaciğerde toplanması sonucu ortaya çıkar. Mide boşluğunun alt kısmında ağrı ve gerilme hissi, düzensiz âdet görme, ağrılı âdet görme, âdet görememe ve sancılı âdet görme ise kanın, rahimde birikmesi sonucudur.

7. Karaciğer ve safra kesesi ile ilgili belirtiler

Karaciğer, çeşitli maddelerin naklinden ve vücuttan çıkarılmasından sorumlu bir organdır. **Karaciğer fonksiyonunun zayıflaması ve karaciğerin yaşam enerjisinin durgunlaşması, mideyi kötü etkileyebilir.** Bu da gaz çıkartma, asitlerin ters yönde ilerlemesi ve mide boşluğu bölgesinde ağrı gibi sonuçlar oluşturur.

Karaciğerin dalak üzerindeki zararlı etkisi, mide boşluğunda ağrılar ve sık ishale yol açabilir.

Karaciğerde birikmiş yaşam enerjisi, sümüksü sıvı ve kanla birleştiği zaman histeri düğümü, guatr, göğüs bezlerinde şişme ve gerilme hissi oluşturur. Böyle bir kan durgunluğu ayrıca karnın alt bölgelerinde gerilmelere, erkeklik bezlerinde şişme ve gerilmelere; dismenoreye ve hatta amenoreye yol açabilmektedir.

Karaciğerin dağıtım fonksiyonunun aşırı çalışması karaciğer ısısını yükseltebilir. Bu durum baş dönmesi, baş ağrısı, yüz yanması, gözlerde kızarıklık, sinirlilik, kulaklarda ani çınlama veya sağırlık şeklinde kendini gösterebilir. Karaciğer ısısının, akciğer ve midenin colateral damarları üzerindeki zararlı etkisi sonucu olarak kanlı balgam, kan kusma ve burun kanaması ortaya çıkabilir.

Karaciğer kan boşluğu, kol-bacak ve genel olarak vücutta uyuşukluk, kol-bacak ve eklemlerde hareketsizlik, baş dönmesi, gözlerde kuruluk hissi, bel bölgesinde ve dizlerde ağrı ve güçsüzlük, âdet düzensizliği ve hatta amenore şeklinde ortaya çıkar.

Safra kesesinin safrayı muhafaza etme ve çıkartma fonksiyonunun bozulması, sindirim bozukluklarına, sarılığa, kaburga bölgesinde gerilmelere ya da ağrılara veya kusmaya yol açabilir. Safra kesesi sıcaklığı, sümüksü sıvıyla birlikte çıkarak kalple beyni uyarır, bu da sinirlilik, uykusuzluk ve uyku bozuklukları şeklinde ortaya çıkar.

KOZMİK BEDEN TEMİZLİĞİ

Kalın Bağırsak, Karaciğer ve
Safra Kesesi Temizleme Usulleri

Amaç

İnsanlar yaşam enerjilerini devam ettirebilmek için beslenir ve nefes alır. Günümüzde tüketilen gıdalar ve solunan hava sağlıklı değil. Aynı zamanda hayat ritmini günlük yaşam içinde düzenleyememenin tesiriyle stresin de etkisi altında kalınıyor. Bu nedenle vücudun, metabolizma ritmi bozulur. Bu durum insan vücudunu psikolojik ve metabolik toksin içinde bırakır. İşte bu gibi nedenlerden dolayı insanlar hastalanmamak veya hastalıklardan korunmak için kendi vücudunu temizlemeye mecburdur.

30 yaşından sonra insan vücudunun temizlenme ihtiyacı daha fazla artmaktadır. Bunun sebebi bu dönemde koruma direncinin zayıflaması nedeniyle hastalık, rahatsızlık ve diğer olumsuzlukların oluşma oranının daha fazla olmasıdır. İnsan vücudunu koruma ve tedavi için psikolojik ve metabolik olarak temizlemek gerekir.

İnsan vücudunda fizyolojik temizleme sıralamasında ilk olarak kalın bağırsak, karaciğer ve safra kesesi gelmektedir.

Kalın Bağırsak

Kalın bağırsak insan vücudunda emme, boşaltma, ayırma, mikroflora, ısıtma, enerji oluşturma, stimüle etme gibi birçok fonksiyona sahiptir. İnsanların genel olarak algıladıkları gibi kalın bağırsağın sadece boşaltım fonksiyonu yoktur. Aynı zamanda kalın bağırsak bir gaita deposu değildir. İnsanlar doğru beslenmedikleri için metabolizmalarının diğer fonksiyonel özelliklerini azaltmakta veya tamamen yok etmektedirler. Bu özellikleri tekrar kazanmak için kalın bağırsağı temizlemeye mecburdurlar. Kalın bağırsak temizlenmeden karaciğer temizliği yapılamaz.

Masajla Mucizevî Tedaviler

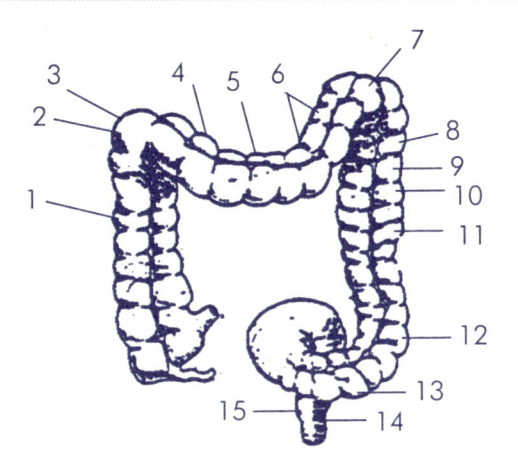

Kalın Bağırsak Stimüle Sistem:
1-Tiroid Bezi, 2-Karaciğer, 3-Safra Kesesi, 4-Kalp, 5-Akciğer, 6- Mide, 7-Dalak, 8-Pankreas, 9-Böbrek Üstü Bezi, 10-Böbrek, 11-Cinsel Bezi, 12-Yumurtalık, 13-İdrar Kesesi, 14-Prostat, 15-Cinsel Organlar

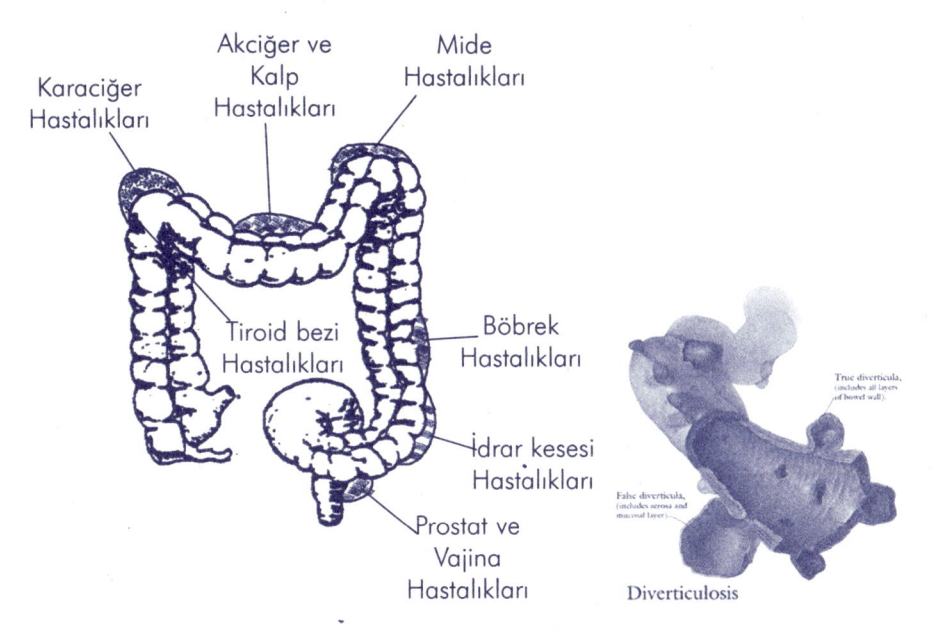

Kalın bağırsak kirliliği üzerine oluşan hastalıklar: Boyalı alanlar kalın bağırsakta pisliklerin birikim yerlerini, fekal taşları, balgam ve karazar dokusunu göstermektedir.

Karaciğer

Karaciğerin, sindirim, kan dolaşımı, metabolizma ve detoksikasyon gibi görevleri vardır. Bütün damarlarda dolaşan kan karaciğerden geçer ve burada kontrol edilir. Sadece kalın bağırsağın alt rectus collum parçasının kanı karaciğerden geçmemektedir. **Karaciğer, kalın bağırsak içindeki zehirli maddelerin zararlı etkilerini azaltmakta veya tamamen yok etmektedir. Aynı zamanda kan, lenf ve safra hücresi üretildiği; karbonhidrat, protein, yağ, su, mineral, pigment, vitamin ve hormonların sentezlerinin son aşamasının yapıldığı organdır.** Bu sentezlerin son aşamasında insan vücudu için zararlı olan üre meydana gelmektedir. Oluşan üreyi laktik aside çeviren ve böbreklerden atılmasını sağlayan organ karaciğerdir. Karaciğer insan metabolizmasının iç dengesini tutmaktadır. Karaciğer oluşturduğu safranın bir bölümünü safra kesesi içinde, diğer bölümünü ise onikiparmak bağırsağından sindirime vermektedir.

Safra Kesesi

Safra kesesi karaciğerde üretilen safrayı depo eder. **Safra bağırsaklardan sindirime katıldığında:**

- Sindirilmekte olan gıdaların asit seviyesini nötralize eder.
- **Yağların formatını değiştirir ve emilim için hazırlar.**
- Kalın bağırsağın peristaltik hareketini sağlar.
- **Fazla kollestrinin dışarı atılmasını sağlar.**

Karaciğerin safra üretimi, beslenmeye göre değişiklik gösterir. Açlık ve vücut sıcaklığının artması üretilen safra miktarını azaltır. Bunun tam tersi şeklinde vücut sıcaklığı azalınca ya da protein ve yağ bakımından zengin gıdalar alındığında safra üretimi yükselir. En fazla yükselmeye yağlı yiyecekler neden olur. Bu yüzden safranın üretimi insan metabolizması için önemlidir. Ne zaman karaciğer fonksiyonlarında bozukluk meydana gelirse safra üretimi de bozulur ve vücudun diğer fonksiyonları da bundan olumsuz yönde etkilenir.

Her insan doğru beslendiğini düşünebilir ama beslenme ne kadar sağlıklı olsa da vücutta devamlı toksin oluştuğu için bu organları her sene 1 defa olmak üzere temizlemek gerekir. Bu temizleme belli bir usulle ve sıralama ile yapılır. Bu usul ve sıralamaya dikkat edilerek yapılan vücut temizliğiyle insan sağlığı korunabilir ve sahip olunan bazı hastalıklardan kurtulma söz konusu olur.

Kalın Bağırsak, Karaciğer ve Safra Kesesi Hastalıkları

a. Kalın Bağırsak Hastalıkları

Kabızlık, gaz oluşumu, polip, hemeroid, tenya, kolit, ülser, boşaltım bozukluğu ritmi.

Kalın Bağırsak Hastalıklarında Belirtiler

Baş ağrısı, derinin sivilce ile kaplanması, ağızda iltihap, gözlerde konjünktivit, eklem iltihabı, karaciğer hastalıkları, sinüzit, bronşit, astım, dudak kabarıklıkları. Aynı zamanda insan dili üzerinde de kabarıklık görülür. Ağız ve beden kokusu, ilgisizlik, uykulu olma hali, alt karın bölgesinde ağırlık, karında şişme, ağrı, seste bozulma, iştahsızlık, düzensiz âdet kanaması, karın hastalıkları. Kalın bağırsak hastalıkları insan üzerinde devamlı bir rahatsızlık hissi vermektedir. Eğer bu rahatsızlıklar yoğun şekilde yaşanıyorsa kalın bağırsak temizlenmelidir.

b. Karaciğer Hastalıkları

Karaciğer büyümesi, hepatit, karaciğer yağlanması, siroz.

c. Safra Kesesi Hastalıkları

Safrada çamur, kum ve küçük taşlar, safra kesesi iltihabı.

Kozmik Beden Temizliği

Kozmik beden temizliği yılda 2 defa genellikle kozmozdaki ay hareketlerine bağlı olarak ilkbahar ve sonbaharda yapılır.

Kozmik beden temizliği; ilkbaharda mart, nisan, mayıs aylarında, sonbaharda ise eylül, ekim, kasım aylarında ayın gökteki hareketine göre ayın 9. günü beklenir. 15. gün dolunayda kozmik beden temizliği, lavman, detoks, arınma yapılarak, karaciğer, safra ve kalın bağırsak temizliği yapılmış olur. Tecrübeler göstermiştir ki kozmik beden temizliği sonrasında kan değerlerinden başlayarak, bağışıklık sistemine kadar olağanüstü değişiklikler yaşanmıştır. Bedenin 60 yılda 10 yaş gençleşmesi sağlanabilmektedir.

Herkesin yalnız başına evinde yapabileceği 1 haftalık kozmik beden temizliği için yapılması gerekenlerin başında birinci olarak beslenme alışkanlığımızı değiştirmek gelir. İkinci olarak bedene alacağımız bitki sularıyla beslenmeyi uygulamamız, üçüncü olarak da bir hafta metodlu olarak sulu lavman, detoks uygulaması gelir. 7 gün 1 bardak zeytin yağı ve 1 bardak limon suyunu akşamları yudum yudum planlı olarak anlatıldığı gibi kullanıp içerek gece yatılır. Beden ve karaciğer sıcak tutulur. 8. gün yani ayın 15'inden 16'sına geçilen sabah lavman, detoks yaparak temizlenip, arınma gerçekleştirilir.

Beden Temizleme-Arınma Usulleri ve Zamanı

İnsan vücudunda kalın bağırsağı temizlemek için en etkili ve zararsız yöntemler, beslenme değişikliği, bitki alımı ve lavman uygulamasıdır. İlaç uygulaması zararlıdır. İlaç hızlı etki verir ama devamlı ve uzun kullanmanın yan etkileri vardır. Bunun sonucunda başka hastalıklar meydana gelir.

a. Detoks Lavman Uygulamasıyla Temizlenme

Lavman uygulaması günümüze kadar gelen en eski ve en etkili kalın bağırsak temizleme yöntemidir.

Aynı zamanda sadece kalın bağırsağı değil insan vücudunu da temizleyen bir yöntemdir. Uzak Doğu'nun eski kâdim tıp kitaplarından olan "Ayurveda" ve Tibet'in "Cut-Şi" kitabında lavman uygulaması ile çağdaş tıpta ameliyat öncesi operasyonlarda da kullanılabildiği gibi insan vücudunun % 80'inin temizlendiği kabul edilmiştir. Bunun için lavman uygulamasını belli bir zaman, sıra, usul ve dozla uygulamak gerekir. Lavman yöntemi günümüze kadar 80 ayrı uygulama şeklinde geliştirilmiş ve uygulanmaktadır. Bu uygulamalardan **en kolay ve en etkili** olanları şunlardır:

- Kaynamış su
- **Tuzlu su**
- Bitki suyu
- **İdrar**
- Özel mikro lavman taze süt, yağ ile de temzileme yapılabilmektedir.

Kaynamış Su ile Lavman Detoks Uygulaması

İki buçuk litre su kaynayana kadar ısıtılır. Kaynayan su vücut ısısına gelene kadar soğutulur. İki kaşık limon suyu ve elma sirkesi ilave edilir. Öncelikle bu karışımın yarım litresi, sulu lavman setinin torbasına doldurulur. Lavman setinin hortumunun ağzı hafifçe yağlandıktan sonra anüse sokulur. Lavman setindeki suyun kalın bağırsağa dolması beklenir. Dolduktan sonra minimum 5 dakika su kalın bağırsakta bekletilir. Erken peristaltik hareket refleksi oluşursa boşaltım yapılır. Daha sonra hazırlanan karışımın iki litresi lavman setine doldurulur ve lavman işlemi için hazırlanılır.

Bu aşamada diz üstü durulur ve öne yere doğru eğilinir. Hortum ve anüs yağlanarak veya kremlenerek hazırlanır. Lavman seti, içindeki suyun rahatça kalın bağırsağa akması için 1-1,5 m. yükseğe asılır. Diz üstü durumda lavman setinin hortumu anüse yerleştirildikten sonra dirseklerin üzerine eğilerek alın yere değecek şekilde baş ve beden öne doğru yatırılır. Lavman setindeki bütün suyun kalın bağırsağa dolması beklenir. Daha sonra duruş pozisyonu hiç bozulmadan, lavman seti anüsten çıkarılır. Bu işlemden 1 dakika sonra vücut önce sağ tarafa 5 dakika yatırılır. Sonra sırt üstü yatarak bacaklar yukarı doğru kaldırılır ve suyun kalın bağırsağın dibine doğru gitmesi sağlanır. Bu konumda mümkün olduğu kadar durulduktan sonra boşaltım yapılır. Bu süre 7 gündür.

Tedavi amaçlı olarak 6 hafta programlı olarak da uygulanabilir. En çok ve pratik kullanım yöntemi bu yöntemdir. 40 gün sürerken bu sürede hayvansal gıda asla kullanılmamalıdır. Yüzyıllardır Türk ve İslâm tarihinde bu metot büyük öğreticilerce de kullanılmıştır. (Riyazet)

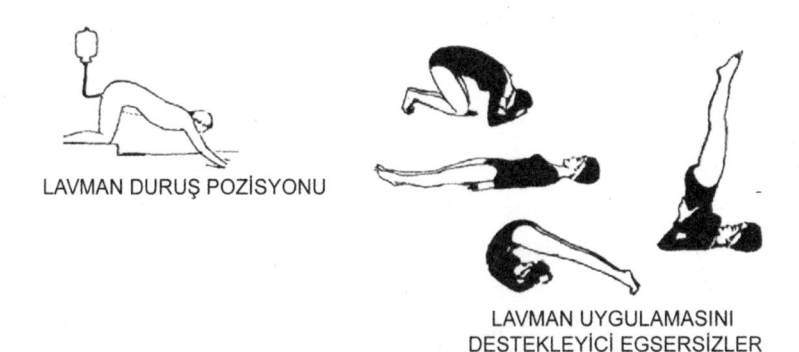

LAVMAN DURUŞ POZİSYONU

LAVMAN UYGULAMASINI DESTEKLEYİCİ EGSERSİZLER

b. Bitkisel Beslenme ile Temizlenme

Amerikalı Dr. Walker beslenme ile tedavi konusundaki kitabında kalın bağırsak temizleme konusunu şöyle açıklamaktadır. "Eğer insanlar pişmiş yemek ile besleniyorsa, kalın bağırsak normal fonksiyonunu kaybediyor." Bu sonuçlar bilimsel deneyler ile ispat edilmiştir. Bu beslenme tercihi nedeniyle günümüzde ideal ve sağlıklı kalın bağırsağa sahip insan bulmak imkânsızdır. Bu yöntemi tercih edenler ilk önce lavman, detoks vasıtası ile kalın bağırsağı düzenli bir şekilde yıkamalıdır. Daha sonra kalın bağırsağın fonksiyonunu normale döndürmek için çiğ taze sebze suyu içilir. Sebze suları temizleyici, meyve suları besleyicidir. Bunu asla unutmayalım. En uygun sebze suyu karışımı havuç, ıspanak ve kırmızı pancardır. Bu su kalın bağırsak ve ince bağırsak içindeki kasları ve sinirleri besler, güçlendirir ve yeniler.

SEBZE SUYU TARİFİ	
300 gr. havuç	Bu karışımdan yaklaşık 2 bardak sebze suyu çıkar. Destek olarak içine yeşil elma suyu takviyesi yapılabilir.
90 gr. kırmızı pancar	
200 gr. ıspanak	

Eğer bu malzemeler bir arada bulunamazsa her gün sadece havuç suyu veya o mevsimde bulunabilen sebzelerin suları içilebilir. Kalın bağırsağa normal peristaltik hareketini kazandırmak için öğle ve akşam yemek menüsüne yeterli miktarda sebze, meyve, kabuklu bulgur gibi lif bakımından zengin besinler eklemek gerekir. Bu gıdalar aynı zamanda kalın bağırsağın hareket fonksiyonunu yükseltmektedir. Lif yapılı besinler sindirim esnasında gelen safrayı yapılarına alarak emerler. Emilen safra kalın bağırsak duvarlarını rahatsız ederek peristaltik hareket refleksinin oluşmasını sağlar.

Safra lifli besinlerden ayrılmadığı için tam boşaltım olmaktadır. Kalın bağırsağın peristaltik hareketini sağlayan en etkili meyve ve sebzeler; incir, kara erik, üzüm, bütün kuru meyveler, havuç, pancar ve taze lahanadır. Yenen meyve ve sebzeler kalın bağırsağın içinde şişer, hacim ve kütle kazanır. Bu da peristaltik hareket refleksinin oluşmasını sağlar. Kolit hastası olanların sadece lahana tüketmesi doğru değildir.

Sebze ve meyve dışında kalın bağırsak sindirimine yardımcı olan diğer gıdalar: karpuz, kavun, bal, bitkisel yağ, kara ekmek, kabuklu buğday, kara pirinç ve bütün diğer meyve ve sebze sularıdır. Her gün 300-500 gr. bu meyve ve sebzelerin suları içilmelidir.

Eğer tüketilen sebze ve meyveler şişkinlik yapıyor ve gaz oluşturuyorsa, sadece haşlama sebze tüketilir. Mevsime uygun olan meyve ve sebzelerden az miktarda alınır. Gıdalar şayet gaz oluşumuna ve şişkinliğe sebep oluyorsa, taze fasulye, bezelye, soğan, lahana ve pancar gibi gıdalar haşlama ve sıcak, az pişirilmiş olarak yenebilir, çiğ olarak yenmemelidir. Gaz oluşumunu önlemenin, reflü, ülser ve diğer mide rahatsızlıklarının çözüm yolu ise taze çiğ lahana suyuna patates suyu katarak içmektir. İlk başlangıçta vücudu alıştırmak için 150 gr. havuç ve 150 gr. lahana suyu, 150 gr. patates birlikte alınır. Bu uygulama 2-3 gün devam ettikten sonra 300 gr. lahana ve patates suyuna geçiş yapılır ve gaz oluşumu, reflü, ülser tamamen ortadan kalkana kadar devam edilir. Lahana suyunun içine tuz katılmamalıdır. Gaz oluşumuna destek olarak dışarıdan müdahale etmek için, karın üzerine papatya bitkisi ile ıslatılmış sıcak kompres, sıcak küvet, vücudu susam ve badem yağı ile yağlama uygulanabilir.

c. Aç Kalarak (Oruç) Temizlenme-Arınma

Amerikalı Dr. Paul Breakt'in yöntemine göre insan her hafta 1 defa 24 ile 36 saat aç kalmalı. O zaman insan organizması sindirim için enerji harcamaz. Metabolizma bu enerjiyi organizmanın tüm sistemlerini kontrol etmek ve sistemlerde oluşan zehirli maddeleri dışarı atmak için kullanır. Bunun sonucunda kalın bağırsak taşları yumuşar ve kalın bağırsak duvarından ayrılır. Eğer insan bu yöntemi kullanırsa kendi kendine koruma yapabilir. Aç kalma sürecinden sonra ilk yemek olarak çiğ havuç ve lahana salatası az yağlı olarak alınabilir. Bu maddeler kalın bağırsaktaki çamurları dışarı atar. Diğer yemekleri de sebze yemeği ağırlıklı olarak alabilirsiniz.

Yılda 1 Defa Yapılan Lavman Uygulaması Çizelgesi	
1. hafta	Her gün
2. hafta	2 Gün aşırı
3. hafta	3 gün aşırı
4. hafta	4 gün aşırı
5. hafta	5 gün aşırı
6. hafta	6 gün aşırı

Bu yöntem yılda iki kez tekrarlanmalıdır. Lavman uygulaması yılın her zamanı yapılabileceği gibi, en uygun zamanı ilkbaharın mart, nisan ve mayıs ayları, sonbaharda ise eylül, ekim, kasım aylarıdır. Uygulama zamanı ay takviminde ayın hareketine göre ayarlanır.

Kaynamış Tuzlu Su veya Potasyum Permanganat ile Lavman Detoks Uygulaması

Kalın bağırsağı tam olarak temizlemek için bu yöntem 5-8 gün uygulanmalıdır. Bu yöntem, daha etkili ve kısa sürede sonuç veren bir yöntemdir. Uzman kontrolünde yapılmalıdır.

İdrar ile Lavman Detoks Uygulaması

Kalın bağırsak temizlemede en ideal yöntemdir. Uzman kontrolünde yapılmalıdır. 2 şekilde uygulanabilir.

a- Normal idrar ile lavman uygulaması:

b- Buharlaşmış idrar ile lavman uygulaması: Kalın bağırsağın temizlenmesinde en etkili yöntemdir ama çok dikkatli olunması gerekir.

Kozmik Beden Temizliğinin Vücuda Katkıları

- Karın boşluğu içindeki suyun emilimini yapmaktadır.
- Kalın bağırsak duvarlarına idrarın çok acı olması sebebi ile baskı uygular ve yapışmış olan polipler ve balgamları ayırmaktadır.
- Kalın bağırsak duvarlarının yapısının stimule etmekte ve kendi kendine peristaltik hareketini geri kazanması için yardımcı olmaktadır.
- İnsan vücudunda eskide beri gelen kronik kabızlıklarda Buharlaşmış idrar uygulaması iki ay içinde kronik kabızlıkları tamamen ortadan kaldırmaktadır.
- Sadece 1-2 defa uygulamasından sonra bile tenye ve diğer patolojik rahatsızlıkları boşaltmaktadır. Kalın bağırsak mikroflorasının bozulmamasına ve zamanla tam ters olarak normal hale getiriyor.
- **Kalın bağırsak Ph ve mikroflorasının normale dönmesini sağlamaktadır.**
- Kalın bağırsak duvarlarını ve peristal hareketinin düzenlenmesini sağlar.
- **Hemoroid, polip, paropraktit, helmintoz ve diğer parazitlerin yok olmasını sağlar.**
- Buharlaşmış idrarın yoğunluk seviyesi çok yükseldiği için Kalın bağırsaktaki, böbreklerdeki, pankreas, idrar kesesi duvarları ve cinsel organlardaki yapışmış olan suyu, balgamı (patolojik balgam), kötü hücre tabakasını emip temizlemektedir.
- **Kasık ve pelvis bölgesinde zayıf düşmüş olan kasların güçlenmesini sağlar.**
- Tüm boşaltım sistemlerini rahatlatır, en çok yutak ve gırtlak geçişini
- **Vücudu su tutmayan kişiler (Susuz vücut, Susuz kalmış)**

☯ Vücut ısınması kötü, ısı üretemiyor, extremitelerde soğukluk (Ayak ve el parmaklarında)

☯ Sık sık kabızlık yaşayanlar, sık sık büyük tuvalete ilaç ile çıkanlar.

Yukarıda belirtilen ve (heyecanlı kişiler), hava ve boşluk elementi fazla oluşmuştur. (Patolojik rüzgar). Zayıf ve nazik yapılı vücuda sahip, cilt yapısı kurumuş deri dökümü var, devamlı üşümekte olan bu insan tiplerindeki kişiler tavsiye edilmektedir.

☯ Fazla gaz oluşan, kabızlık veya fekalii (koyun pisliği gibi), bel ve kalça eklemi ağrıları, âdet bozukluk, sperm boşaltma azalmış durum, deri kuruluğu ve dökülme, üşenmek, güçsüz, deri rengi koyulaşmış, aşırı derecede zayıflamalara karşı etkilidir.

III. BÖLÜM
NOKTA MASAJINDA TEMEL BİLGİLER

NOKTA MASAJINDA TEMEL BİLGİLER

Uygulama Usulleri

Geleneksel Asya tıbbına göre, organizmada "Chi Enerjisi" (yaşam enerjisi) dolaşır. Sistemler ve organlarda bu enerji dengelidir. Asya tıbbı, organizmanın sadece bir bölümüne değil; bütününe bakar. Bir hastalık oluştuğunda sadece belirtilere değil; bulunulan ortamın bedene nasıl bir etkisi olduğuna da bakılır ve ona göre teşhis konulur. Terapide amaç iç ortamla, dış ortamın uyumunun sağlanmasıdır.

Asya tıbbında yaşam noktalarına etki eden 12 tane çift, 2 tane de tek enerji kanalı vardır. Her organ ve sistemin bu düzene göre kendi yaşam enerjisi vardır. Bütün organların enerjisi birleşerek organizmanın bütün olarak yaşam enerjisini oluşturur. Bu enerji de zaman içinde sırayla bütün organları dolaşır. Yaşam enerjisinin bu ritmi döngüsü uyumluysa organizma sağlıklıdır. Şayet bu döngüde ritm bozulması meydana gelirse hastalıklar oluşur.

Her organın aktif (yüksek enerji) ve pasif (düşük enerji) dönemi vardır. Bir organın aktif olduğu durumda, başka bir organ pasif duruma geçer. "Ying-Yang" öğretisi bu enerji sistemini temsil eder. Zıt güçler sembolik olarak gösterilmektedir.

Ying: Negatif (-), ana başlangıç, pasif, nemli, soğuk, karanlık, saklanmış, değişken, su tarafından temsil edilir. Ay ve gece gücüne sahiptir.

Yang: Pozitif (+), baba başlangıç, aydınlık, aktif, kuru, parlak, sıcak, yaratıcı olarak temsil edilir. Güneş ve ateş gücü vardır.

İnsan organizmasında Ying ve Yang birbirleriyle zıt olduğu için mücadele halindedir. Organizmanın sağlığını bu Ying ve Yang arasındaki enerji dengesi sağlar.

Ay + gece = Ying

Güneş + gündüz = Yang

İnsan organizması için Ying ve Yang ayrı karakteri temsil eder. Organizmada bazı hallerde Ying bazı hallerde Yang durumu olur. Mesela sıcak iklimde insan Yang durumundadır. Sebze ile beslenmelidir. Soğuk iklimde ise durum tam tersidir. Sıcak ve etli yemekler yenilebilir çünkü Ying durumu söz konusudur.

Her organın bir tadı vardır. Karaciğer ekşi, kalp acı, akciğer acı ama karabiber gibi, dalak tatlı, böbrek ise tuzlu tattadır.

Yang kanallar enerji üreten organlardan oluşur. Mide, ince ve kalın bağırsak, safrakesesi, idrar kesesi ve üçlü ısıtıcı gibi Yang organlar enerji üretir ve diğer organlara verirler. Ying organlar ise depo gibidir. Akciğer, dalak, pankreas, karaciğer, böbrek, kalp gibi Ying organların da enerjiyi toplama ve vücudu koruma görevleri vardır.

Bütün Ying-Yang kanallar birbirleriyle bağlantılıdır. Ön orta kanal bütün Ying organlara ve enerji hatlarına, arka orta kanal Yang organlara ve enerji hatlarına yöneticilik yapar.

> **Ying-Yang'ı dengede tutmak için;**
> - Doğal ve taze beslenmek gerekir. Konserve yiyecekler Ying-Yang dengesini bozar.
> - **Gıdaların mevsime uyumlu olması gerekir.** Yani sıcak ve soğuk mevsimlerde uygun gıdalar alınmalıdır. Mesela domates yaz sebzesidir ve kışın yenmesi uygun olmaz.
> - Sebze ve meyveler ilk çıktıklarında fazla miktarlarda tüketilmemelidir. Azar azar artırarak yenmelidir.
> - **Yemekler ne çok sıcak ne de çok soğuk olmalıdır.**
> - Yemek sırasında lokma çok çiğnenmelidir.
> - **Gıdalar saate göre değil ihtiyaca göre yenilmelidir.**
> - Yemek yerken ortam rahat ve stresten uzak olmalıdır.
> - **Alkol ve kahve tüketilmemelidir.**
> - Çok tuzlu yenmemelidir. Tuz Yang organların fonksiyonunu azaltır, Ying" organların fonksiyonunu yükseltir.
> - **Balık yemekleri fazla pişirilmeden yenmelidir.**
> - Gıdaları da Ying ve Yang gıdalar olarak gruplayabiliriz. Sağlıklı yaşam için beş çeşit Ying, 1 çeşit Yang gıda tüketilmelidir.

Vücutta enerji kanalları dolaşım sistemine simetriktir. Uzak Doğu tıbbı 5000 yıl önce yaşam ritmi (biyoritim) kelimesini kullanmıştır. Organların birbiriyle biyoritm içinde çalıştığını, mevsimlere ve kozmosa bağlantılı olarak hareket ettiğini, organların pasif ve aktif vakitleri olduğunu belirlemiştir. Örneğin; Akciğer 3-5 aktif 15-17 pasif vaktidir. Mesane 15-17 aktif 3-5 pasif vaktidir. Hastalıkların teşhis ve tedavisinde bu durum göz önüne alınır. Örneğin; hastaya ilaç verirken maksimum etki göstermesi için ayın durumu ya da hedef organın aktif zamanı dikkate alınmalıdır.

Dolunay zamanı hastaya verilen ilaç etkisini göstermez. Aynı şekilde hedef organın pasif zamanında da durum aynı olur. Güneş, toprak ve ay birbirleriyle bağlantılıdır ve belli bir ritimleri vardır. Gün ve gece değişimi, ay değişimi, mevsim değişimi de organizmayı etkiler. Masaj terapisine başlanmadan önce biyoritmik durum ve genel gezegen ritmine bakılmalıdır. Aynı durum tıbbi tedavi (ameliyat vb.) için de geçerlidir.

İnsanların yaşadığı duygular organlarını da etki eder. Öfke, karaciğere, sevinç, kalbe, çok düşünmek ve araştırmak dalak ve pankreasa etki eder. Çile ve özlem duygusu akciğeri, korku böbrekleri etkiler.

İnsan tabiatın bir parçasıdır. Kainatın bir numunesidir.

Tabiattaki bütün kanunlar insanla bağlantılı ve onu etkileyen unsurlardır. Uzak Doğu tıbbına göre insan organlarıyla bağlantılı olan beş element vardır.

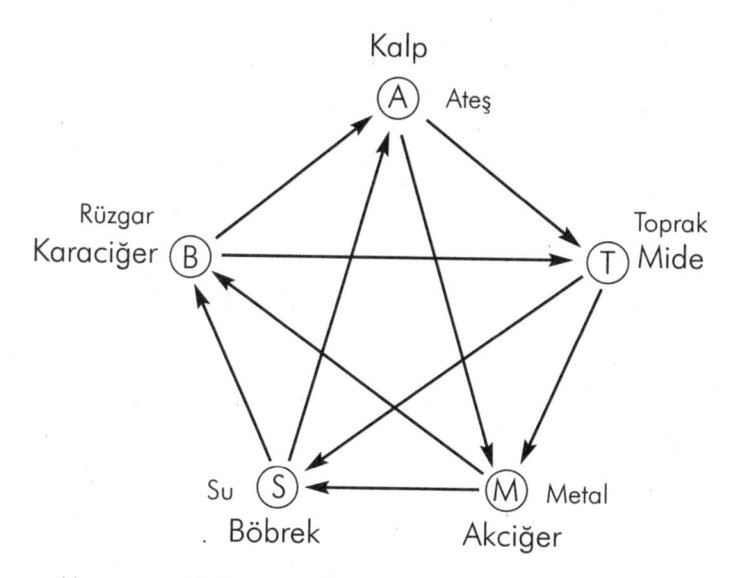

Her organ, ilgili mevsimlere bağlı olan bir unsurdan etkilenir.

Masajla Mucizevî Tedaviler

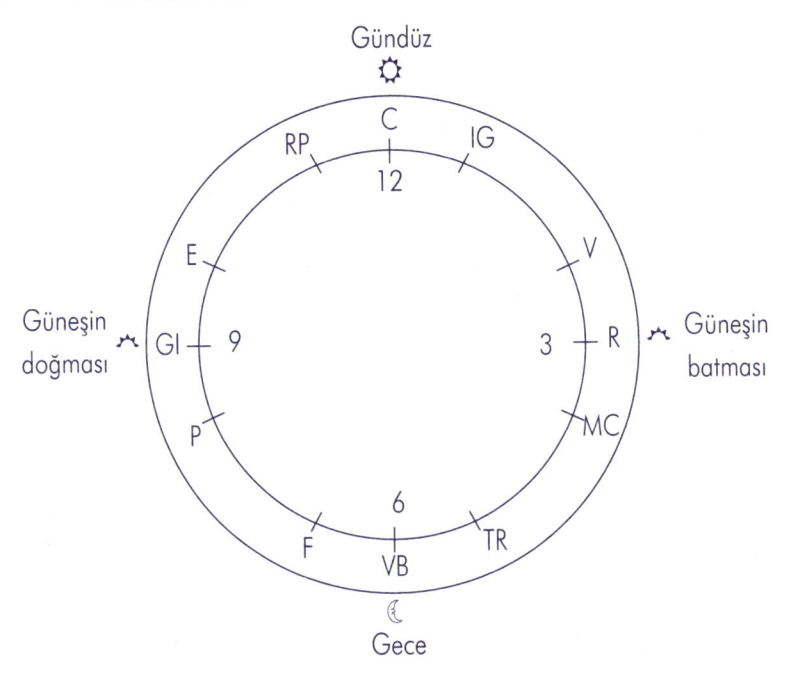

```
              Gündüz
                ☼
          RP   C   IG
              12
        E           V
Güneşin                      Güneşin
doğması  GI  9    3  R       batması
                    MC
        P
          F   6   TR
              VB
              ☾
             Gece
```

Her organın 24 saatlik çalışma ritmi vardır.

Akciğer-metal (sonbahar), karaciğer-ağaç (ilkbahar), kalp-ateş (yaz), dalak-toprak (sonbahar geçişi), böbrek-su (kış) ile bağlantılıdır. Hastalığın gelişimi, teşhis ve tedavisi de "ying-yang" ve beş elementin ilişkilerine göre belirlenir. Enerji akışı bozulduğu zaman hastalık meydana gelir. Örneğin; bir su kanalının önü kapatılırsa, kapatılan yerden öncesinde bir gölet oluşur fakat suyun akış yönü kurur. Göletin oluştuğu bölgede de taşkınlar olur. Organizmayı da bu su kanalına benzetirsek, kanalları açmamız ve aktif olan enerjiyi fazla kısımdan az kısma doğru dağıtmamız gerekir.

Beslenmenin yaşam enerjisine katkısı büyüktür. Yemek zamanı ve yemek çeşitleri insan sağlığı için çok önemlidir. Açlık hissedildiği zaman yenmeli ve doyulmadan yeme bırakılmalıdır.

İnsanlar sebze ve meyveleri yaşadığı bölgeden yemelidir. Konserve ve çok değiştirilmiş, rafine konsantre yiyecekler yenmemelidir. Örneğin kaşar peyniri vb.

Kanallar üstünde 365 yaşam noktası vardır. Organlara ait noktalar organın yakınında olduğu gibi uzağında da olabilir. Noktalarla çalışırken simetriye dikkat edilmelidir. Yani vücudun hem ön hem arka kısmındaki noktalarla da çalışılmalıdır. Ayrıca kanalların bağlantı kısımlarındaki noktalarda yapılan çalışmayla iyi bir tedavi etkisi oluşturulabilir.

Kanal		Nokta sayısı		Kanalın hareketi	Aktif vakti
Akciğer P	Ying	11 noktası vardır.	metal	merkezden çevreye	3-5 arası
Kalın bağırsak GI	Yang	20 noktası vardır.	metal	çevreden merkeze	5-7 arası
Mide E	Yang	45 noktası vardır.	toprak	çevreden merkeze	7-9 arası
Dalak, pankreas RP	Ying	21 noktası vardır.	toprak	çevreden merkeze	9-11 arası
Kalp C	Ying	9 noktası vardır.	ateş	merkezden çevreye	11-13 arası
İnce bağırsak IG	Yang	9 noktası vardır.	ateş	merkezden çevreye	13-15 arası
Mesane (idrar kesesi) V	Yang	67 nokta vardır.	su	merkezden çevreye	15-17 arası
Böbrek R	Ying	27 noktası vardır.	su	çevreden merkeze	17-19 arası
Perikart MC	Ying	9 noktası vardır.	ateş	merkezden çevreye	19-21 arası
Üçlü ısıtıcı TR	Yang	23 noktası vardır.	ateş	çevreden merkeze	21-23 arası
Safra kesesi VB	Yang	44 noktası vardır.	ağaç	merkezden çevreye	23-01 arası
Karaciğer F	Ying	14 noktası vardır.	ağaç	çevreden merkeze	01-03 arası

Nokta Bulma Yöntemleri

Masaj esnasında noktaların yerini tam bulmak önemlidir. Maksimum etki bu şekilde sağlanır. Önce başparmaklar birbirine sürtülerek ön hazırlık yapılır. Nokta masajı yaparken derinin doku bütünlüğü bozulmamalıdır.

Nokta Üzerine Masaj Uygulama Teknikleri

Masaj uygulama teknikleri üç gruba ayrılır.

- Aktive edici
- **Koruyucu, dengeleyici**
- Rahatlatıcı

a. Aktive Edici Yöntem

İnsan vücudunda zayıflamış yaşam enerjisini harekete geçirmek için aktive edici metot kullanılır. Kas atrofisi, düşük tansiyon, hafif felç, kollop gibi hastalıkların tedavisinde bu metot kullanılmaktadır.

Koruyuculuğu ve İstifade Yolları

Uygulama

- Noktaya hafif yüzeysel dokunma (nazik)
- **Nokta üzerine, sert hızlı ve ani baskı uygulayarak parmak hemen geri çekilir.**
- Parmak ayrılmadan noktanın üzerinde hızlı hızlı dairesel hereketlerle ovma yaparak saniyede 2 dairesel hareket yapılır.

Uygulamanın süresi hastalığın durumuna bağlıdır. Nokta üzerine çalışma süresi 5-7 saniyeden 30 saniye 1-5 dakikaya kadar 3-4 defa uygulanabilir.

b. Koruyucu, Dengeleyici Yöntem

Dengeleyici yöntemde iki unsur söz konusudur.

1. Basınç Uygulama
2. Dokunma

c. Rahatlatıcı Yöntem

Nokta masajında 10, 12, 15, 20 seans hastanın yaşına, durumuna ve mevsim şartlarına göre yapılmalıdır. Her gün 1 veya 2 defa uygulanabilir. Duruma göre gün aşırı da olabilir. İki seans arası 48 saati geçmemelidir.

Masaj Yöntemlerinin Seçimi

Yöntemi seçmeden önce hastalığı teşhis edip sendrom (belirtiler) tipini belirlemek gerekir. Daha sonra sendroma göre genel yöntemler ve genellikle hastalıkların etkili bir şekilde tedavi edilmesinde kullanılan yöntemler dizisi kullanılabilir.

Yöntemlerin, hastanın bünyesine uyması için hastaların şahsi özelliklerini göz önünde bulundurmak gerekir. Örneğin, sert, teşvik gücü fazla olan uyarıcı yöntemleri bünyesi güçlü olan hastalara bırakmalı; teşvik edici ve zorla gerçekleştirilen yöntemler kilo vermek isteyen şişman kişilere uygulanmalı; yumuşak, orta güçlükte maniplasyonlar ise bünyesi zayıf, güçsüz hastaları ısıtmak ve direncini artırmak için kullanılabilir.

Hastalığın acil müdahale gerektirmemesi halinde yöntemler, patojen faktörleri ortadan kaldırmaya yarıyorlarsa uygundurlar. Örneğin, ıslaklığın ortadan kaldırılmasına, yaşam enerjisinin düzenlenmesine ve benzeri şeylere ulaşılabilir. Ancak daha ciddi durumlarda, acıyı dindirmek ya da bağırsakları yatıştırmak gerektiğinde semptomların hafifletilmesi gerekir. Hastanın, sık vaziyet değiştirmesinden kaçınılmalı.

Kontrendikasyonlar ve Temel Yöntemler

Kontrendikasyonlar

- Temas yoluyla bulaşan hastalıklar.
- **Apse, septisemi vs gibi enfeksiyonlar.**
- Sıvı, buhar ve kimyasal madde yanıkları gibi cilt hasarları.
- **Burun kanaması, kan öksürme gibi kanamalar.**
- Kanamaya yatkınlığı olan bazı kan hastalıkları.
- **Kötü huylu tümörler.**
- Âdet döneminde ve hamilelikte dikkatli olmak gerekir.

Dikkat Edilmesi Gereken Hususlar

- Masaj yapılan oda yeterince sıcak olmalı, cereyan olmamalıdır.
- **Eller yumuşak ve pürüzsüz, tırnaklar masaj yapılan kişinin cildine zarar vermemek için kısa kesilmiş olmalı; saat, yüzük, bilezikler çıkartılmalı.**
- Masaj aç karna yapılmamalı, yemekten sonra en az bir saat geçmiş olmalı.
- **Maniplasyonlara, hafif ve yavaş hareketlerle başlamalı, daha sonra hızlandırmalı; hareketler hafif olmalı, ancak yüzeyden ayrılmamalı; güçlü olmalı, ama acı vermemeli.**
- Masajdan sonra hala terli olan kişinin cereyandan ve soğuktan korunması için önlemler alınmalı.
- **Prosedürün süresi, partnerin bünye yapısına ve hastalığının ciddiyetine göre tespit edilir. Sıhhi tedbirler açısından haftada iki-üç kez 20-30 dakikalık seanslar uygulamak tavsiye edilir. Tedavi amaçlı seanslar 30-35 dakika sürüp her gün veya gün aşırı uygulanmalıdır.**
- Bir noktaya uzun süre bastırılmamalıdır.

- 🌀 Şiatsu yapılacak kişinin yaşı ve sağlık durumu her zaman dikkate alınmalıdır.
- 🌀 Bir yerleri ağrıyan ve acısı olan bir kimseyi oturmaya veya yatmaya zorlamayın.
- 🌀 **Kanserli hastalara, tümörlü dokulara, ateşli hastalığa yakalanmış kişilere, aşırı aç ve aşırı tok olan kişilere, mide ve onikiparmak bağırsağı ülseri hastalarına, bulaşıcı hastalığı olanlara, vücudunda mikrobik hastalığı olanlara, çok halsiz ve bitkin kişilere nokta masajı yapılmaz.**
- 🌀 İç organlarından çok ağır hasta olan kişilere uygulanmaz.
- 🌀 **Kan hastalığı olanlarda, akut psikolojik bozukluk yaşayanlarda, hamilelerde ve 70 yaş üzeri kişilerde uygulanmaz.**
- 🌀 Ağır kalp hastalarında, böbrek ve akciğer yetersizliği olan kişilerde, yüksek ateşli hastalarda ve âdet döneminde olan kişilerde, göbekten aşağı noktalar kullanılmaz.
- 🌀 **Masaj yapılırken varis olan bölgelerde dikkatli olunmalıdır.**
- 🌀 Nokta masajı yapılmadan önce bir akupunktur uzmanına danışılması iyi olur. Tedaviye başlamadan önce alkol, kahve, çay, hardal, konserve, mayonez gibi ağır yiyecekler kullanmamalıdır.
- 🌀 **Tedavi devam ederken küvette banyo yapılmaz. Gövde, eller ve ayaklar ayrı ayrı yıkanır veya fazla uzun sürmeyecek şekilde duş alınır. Bu işlem masajdan 3 saat sonra yapılmalıdır.**
- 🌀 Tedavi yapılırken en ağır hastalıktan başlanır. Hastanın sinir sistemi durumuna ve reaksiyon durumuna göre tedaviye devam edilir. Masaj yapılırken çok fazla heyecan ve tepki varsa rahatlatıcı masaj yöntemleri uygulanır.
- 🌀 **Masaja başlamadan önce biyoritmik durum ve genel gezegen ritmine bakılması gerekir. Buna göre dolunay olduğu zamanlarda rahatlama masajı çalışılmalıdır. Yarımay olduğu zamanlar ise aktive edici masaj uygulanabilir.**
- 🌀 Nokta masajı güneş battıktan sonra uygulanacak ise rahatlama masajı yapılır.

- Hasta pasif fonksiyonda ise aktifleştirici masaj aktif durumda ise rahatlama masajı yapılır.
- Masaja başlamadan önce hastaya uygun pozisyon verilmeli, kaslar rahatlatılmalı ve konsantrasyon sağlanmalıdır.
- Sessiz ve rahat bir ortamda masaj yapılmalıdır.
- Terapi seansları 10-12 seansı geçmemelidir.
- **Mide ülseri gibi hekim tedavisi gerektiren hastalıklarda uygulanmaz.**
- Nokta masajına başlamadan önce ellerinizi güzelce yıkayın, tırnaklarınız uzunsa kesin. Yalnız avuç içleri, başparmak ya da öteki parmaklarınızın etli bölümleriyle bastırın. Hiçbir zaman kemikli kısımları kullanmayın.
- Birkaç derin nefes alarak kendinizi sakinleştirin. Dikkatinizi toplayarak zihninizdeki dağınıklığı gidermeye çalışın.
- Nokta masajının düzenli, uyumlu ve rahatlatıcı olabilmesi için nefes alış-verişlerin hareketlerle uyumlu olması gerekir. Bastırırken nefes verin, doğru ve rahat bir pozisyonda olun ve zihninizi tam olarak yaptığınız işe odaklayın. Nokta masajı yapılacak kişiyi de doğal ve düzenli olarak nefes alıp vermeye teşvik edin. Bastırdığınız anda o da vermelidir.

Hastalık Tedavisinde Vücuttaki Önemli Pratik Noktalar

Vücutta bazı noktalar vardır ki, onlar birçok hastalığın tedavisinde etkili rol oynar.

a. Medulla Oblangata

Tam ense kökünde oksipital kemiğin bitimindeki çukurluktur. Birçok hastalığın tedavisinde son derece önemlidir. Migrende, baş ağrılarında, sarhoşluklarda, yorgunluk hallerinde ve yüksek tansiyonda rahatlamaya sebep olan noktadır. Genellikle kuvvetlice ya da orta derecede baskı uygulamakla etkili olur.

Medulla Oblangata Noktası

b. Namikoshi Noktası

Kaba etlerin her iki yanında, siyatik sinirinden ayrılan bir sinir üzerinde ve leğen kemiğinin dışarı doğru çıkıntı yaptığı yerden 6-7 cm. aşağı doğru hafifçe yanlamasına inen bir çizgi üzerindedir. Bu noktaya başparmakla kuvvetle bastırılır. Bu noktaya masaj yapılması ishal durumunda, kadınların aybaşıyla ilgili problemlerinde ya da kalça bölgesindeki hastalıkların iyileştirilmesinde etkili olur.

Namikoshi Noktası

c. Kol Orta Noktaları

Bu noktalar sekiz tanedir. Kolun dirsekle bilek arasında kalan, dışa bakan yanında sinir ve kas üzerindedirler. Bu noktalara bastırmakla çok hafif bir acı hissedilebilir. Bu noktalara yavaş yavaş ve

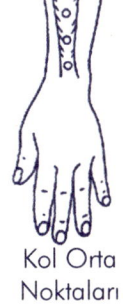

Kol Orta Noktaları

kararlı bir biçimde parmaklar sabit tutularak masaj yapılır. Yorgunluk gidermek için etkilidir.

d. Solar Pleksus

Göğüs kafesinin hemen altında ve orta kısımdadır. Bu noktaya avuç içiyle bastırılır. Bu nokta mideyle bağlantılıdır. Hazımsızlıkta, çocuklarda iştahsızlıkta, karın bölgesindeki hastalıkların tedavisinde ve yüksek tansiyonda etkilidir.

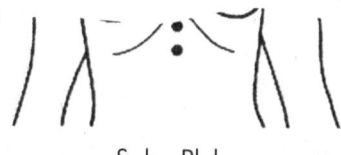

Solar Pleksus

e. Bacak Noktaları

Baldırın dış yanındaki altı noktaya bastırılması bacaktaki yorgunluğu giderir. Kaval kemiği boyunca uzanan sinire kaval kemiği doğrultusunda bastırıldığı zaman hafif bir acı duyulduğunda noktaları bulmuş olursunuz. Noktalara bastırırken basınç yavaş yavaş artırılmalıdır. Basınç ne çok kuvvetli ne de çok uzun olmalıdır.

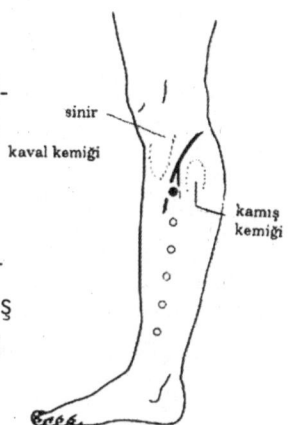

sinir
kaval kemiği
kamış kemiği

f. Elmar Hareketi

Bacak Noktaları

Vücuda enerji yüklemek için her gün ve her an yapılabilecek bu hareket bedene gerekli olan enerjiyi sağlar. Sabah uykusu alınamadığında ve zihinsel yorgunluklarda etkilidir. Bunun için ayaklar hafifçe açılır. Belden eğilerek sanki yerden bir şey alınıyormuş gibi eğilinir. Daha sonra kalkılır ve eller geriye atılır. Bu sırada geriye doğru eğilerek baş da geriye atılır. Derin nefes alınır ve tutulur. Başın, kolların ve karnın titrediği hissedilene kadar (on saniye) kalınır ve soluk verilerek gevşenir.

Masajla Mucizevî Tedaviler

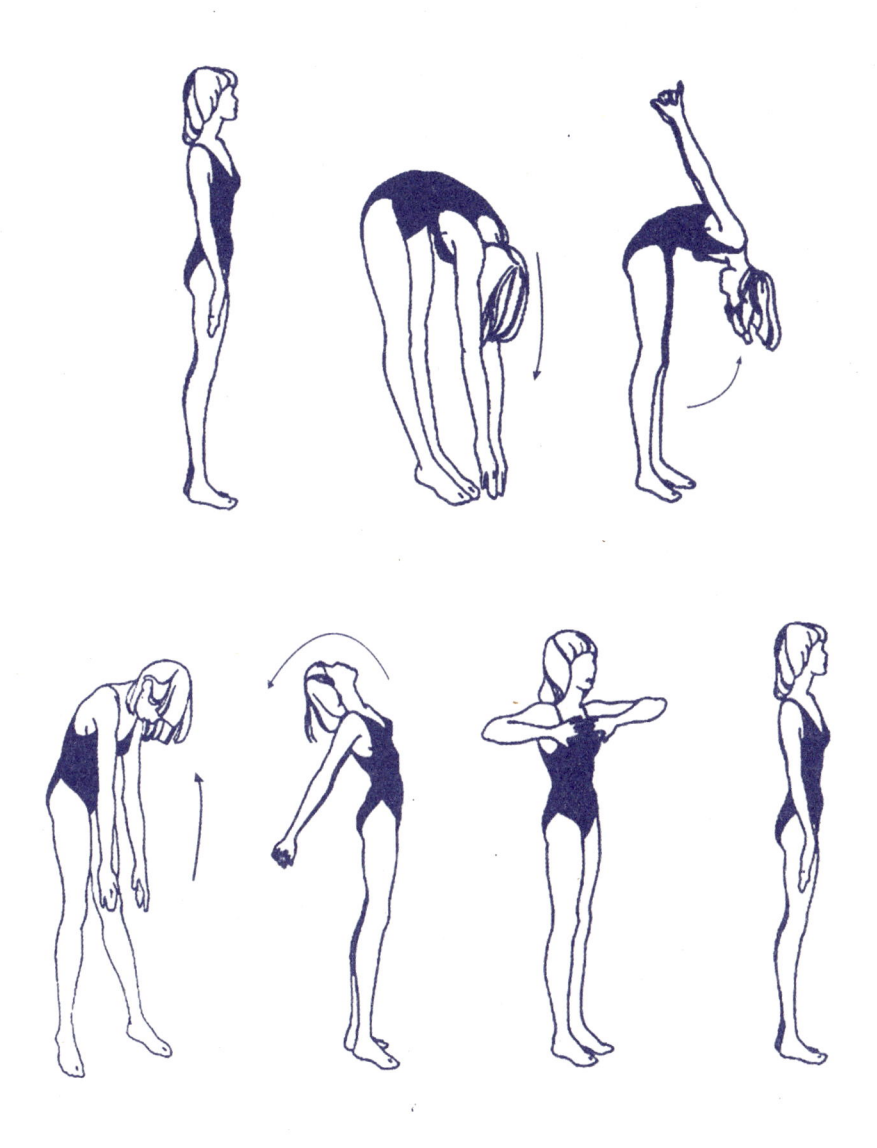

Elmar Hareketi

Nokta Masajı Uygulama Teknikleri

a. Tek Başparmağın Etli Bölümüyle

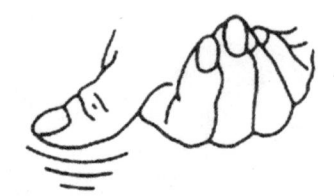

Başparmağın etli bölümüyle

b. İki Başparmakla

İki başparmağın dışa bakan yanları yan yana tutulur. Eller iki yana açılır, parmaklar bir arada tutulur. Bu yöntem bacaklar, sırt ve bunun gibi yerlerde kullanılır.

İki Başparmak

c. Üst Üste Bindirilmiş Başparmaklarla

Sol başparmak sağ başparmağın üstüne bindirilir ve ikisinin basıncı bir arada kullanılır. Baldırdaki kaval kemiğinin dışa bakan noktalarına, bacağın arkasındaki noktalara yoğun basınç yapılması gereken noktalara bu şekilde basınç uygulanır.

d. Üç Parmakla

İşaret parmağı, orta parmak ve yüzük parmağını bir arada tutarak aynı anda tek noktaya yoğun bir basınç uygulama şeklindedir. Bu uygulama omuzlar, göğüs, bacaklar ve daha birçok yerde kullanılır.

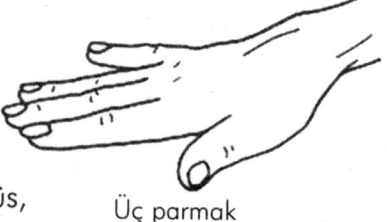

Üç parmak

e. Çift Elle Üç Parmak Baskısı

İki elin üçer parmağı aynı anda orta parmakların uçları birbirine değer durumda tutarak kullanılır.

Bazen basınç sol elin parmakları, sağ elin parmakları üzerine bindirerek kullanılır. Başta, yüzde, boyunda (yanları ve ense), göğüste, karında, bacaklarda ve daha birçok yerde kullanılır.

Çift elle üç parmak baskısı

f. Bindirilmiş Orta Parmaklarla

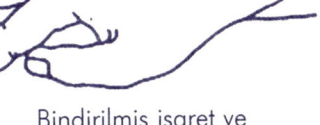

Sol orta parmağın etli bölümü sağ orta parmağının tırnağı üzerine yerleştirilir. Daha sonra bastırılır. Medulla oblangatada kullanılır.

Bindirilmiş orta parmak

g. Bindirilmiş Orta ve İşaret Parmağıyla

İşaret parmağının etli bölümüyle bastırılır, orta parmak bükülerek etli bölümü işaret parmağının tırnağı üzerine bindirilir. Göz yuvalarına, burnun iki yanına, kürek kemiklerinin arasına bastırmak için kullanılır.

Bindirilmiş işaret ve orta parmak

h. Karşılıklı Tutuş

Başparmak öteki parmakla karşı karşıya tutulur. Başparmak ve karşısındaki dört parmakla çalışacak bölge tutularak aynı anda iki yana birden bastırılır. Ense ve kalçada kullanılır.

Karşılıklı tutuş

i. Avuç İçiyle

Bütün avuç içi kullanılarak bastırılır. Bedendeki farklı bölgeler için yerine göre tek avuç kullanılır, gerektiğinde yan yana tutulan iki avuç da kullanılabilir. Başparmaklar yan yana tutularak avuçlar birbirinden ayrılarak karına ve göğse yoğun basınç yapmak için kullanılır.

Avuç içi

i. Üst Üste Avuçlarla

Sol avuç sağ elin üstüne bindirilerek, sağ elle daha dengeli basınç yapılabilir. Karına ve göğse daha güçlü basınç uygulamada kullanılır.

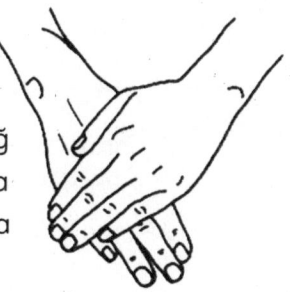

Üst üste avuç

j. Kenetlenmiş Parmaklarla

İki elin parmakları birbirine kenetlenir, avuç topukları kullanılarak bastırılır. Böbrek noktalarında kullanılır.

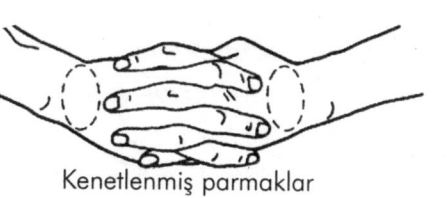

Kenetlenmiş parmaklar

k. Başparmağın Ayasıyla

Başparmağın kökündeki etkili bölüm kullanılarak basınç uygulanır.

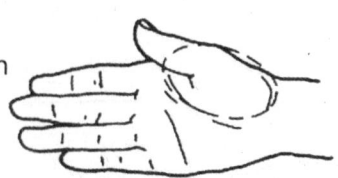

Başparmağın ayasıyla

Nokta Masajında Basınç Çeşitleri

a. Normal Basınç

Üç saniye kadar bastırıp kesilir.

Normal basınç

b. Devamlı Basınç

Genellikle avuç içi ile yapılır. Beş veya on saniye sürdürülür. Basınç birkaç saniye içinde yavaş yavaş ve kararlı bir biçimde uygulanmalıdır.

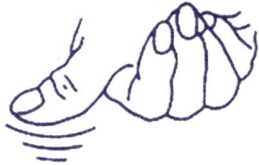

Devamlı basınç

c. Periyodik Basınç

Aynı noktaya üç ayrı yoğunlukta, üç aşamada basınç uygulanabilir. Birinci aşamada hafifçe bastırılır. Sonra el noktanın üstündeyken basınç kesilir, sonra orta düzeyde basınç uygulanır. Basınç kesilir, üçüncü aşamada kuvvetli basınç uygulanır. Her basınç üç ile yedi saniye arasında sürelerle uygulanır.

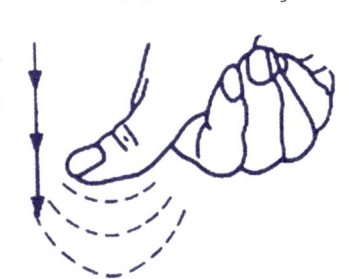

Periyodik basınç

d. Aralıklı Titreşimli Basınç

Genellikle avuç içiyle organları etkilemek için yapılır. El hafifçe deri üstüne konur ve beş ya da on saniye ileri geri titreştirilir.

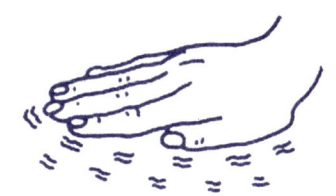

Aralıklı titreşimli basınç

e. Kaydırmalı Baskı Basınç

Parmak akıcı bir biçimde bir noktadan ötekine kaydırılır. Her noktaya bir saniye bastırmak yeterlidir. Kas tutulmalarında, katılaşmış kaslarda kasın uzunluğu boyunca parmak kaydırılarak uygulanır.

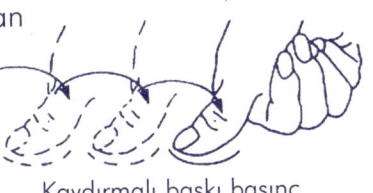

Kaydırmalı baskı basınç

f. Avuç Ayasıyla Temasla Basınç

Bir elle ya da sırayla ellerden önce biri sonra ötekiyle veya üst üste bindirilmiş ellerle ve çabuk hareketlerle deriye basınç uygulanır. Bu uygulama sırta, karna ve göğüslere yapılır.

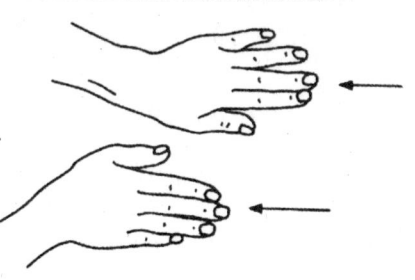

Avuç ayasıyla temasla basınç

g. Tulumba Gibi Basınç

Eli deriye iyice yapıştırarak emme basma tulumba gibi basınç uygulanır. Avuç iyice deriye yapıştırılır, basınç uygulanır, sonra el deriyle temas kaybedilmeden yukarı kaldırılıp indirilir. Bu teknikle deriyi kaslara bağlayan birleştirici dokular gerdirilerek rahatlatır.

Tulumba gibi basınç

h. Dairevi Basınç

Avuç içiyle deriye iyice bastırılır. Sonra elle veya ellerle yuvarlayıcı ve ovucu hareketler yapılır. Bu teknik göğüs ve karında uygulanır.

Nokta masajları, sertleşmiş kasların katılaşma durumuna göre basıncın derecesi ayarlanarak yapılmalıdır. Tutulmuş kaslara birdenbire kuvvetle bastırmak ters etki yaptığı gibi hastanın da canını yakar. Önce kısa süreli yumuşak nazik hareketlerle başlanır sonra basınç artırılır.

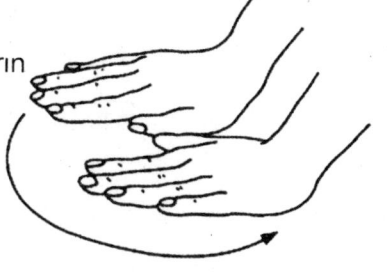

Dairevi basınç

Nokta Masajında Temel Yöntemler

a. Çizgisel Ovuşturma (Tuy)*

El veya başparmak bastırılarak hastanın cildinde gezdirilerek uygulanan masajdır.

Bu yöntemde omuzlar rahat ve alçak, kollar dirsekten rahat tutularak, bilek bükülmeden, daha derin dokuları da etkileyecek şekilde el ileri geri aynı hızla sürülür.

☯ Başparmakların birini veya ikisini de uzatıp parmak uçlarıyla çalışın, diğer parmaklar masaj bölgesinin dışında kalsın (bak. resim 3-4).

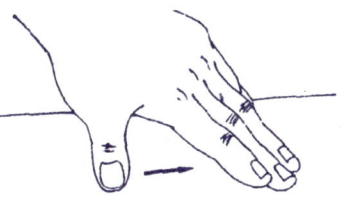

Resim-3. Başparmakların uçlarıyla hafif bastırarak uzunlamasına çizgisel ovuşturma

Başparmakların uçlarıyla hafif bastırarak uzunlamasına çizgisel ovuşturma ve başparmakla hafif bastırarak enine çizgisel ovuşturmada masaj bölgeleri; baş, yüz, boyun, göğüs kafesi ve karındır.

☯ **Elin tümü veya tabanıyla bastırın. (bak. resim 5).**

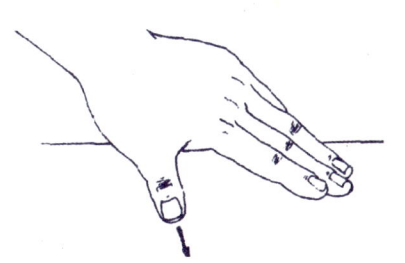

Resim-4. Başparmakla hafif bastırarak enine çizgisel ovuşturma

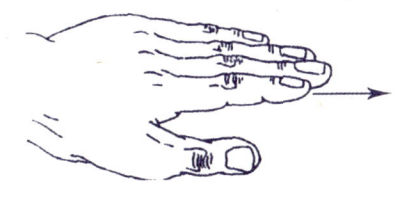

Resim-5. Elle bastırarak çizgisel masaj yöntemi

Nokta masajında temel yöntemler anlatılırken dünyada kullanılan orjinal adlar da eklenmiştir.

Masajla Mucizevî Tedaviler

Masaj bölgeleri bel bölgesi, sırtın üst kısmı, kollar ve bacaklardır.

> **Yöntemin Etkileri**
>
> Bu masajla meridyenler ısınır ve destekleyici damarlar faaliyete geçer. Bunun sonucunda beyne giden kan akımı hızlanır; göğüs bölgesindeki ağrılar hafifler ve diyafram rahatlar; yiyeceklerin sindirimi kolaylaşır; kan dolaşımı düzenlenir. Kramplar ve ağrıları geçer.

b. Çimdikleme (Na)

Cilt başparmakla diğer parmaklar arasında güçlü bir şekilde kıstırılarak uygulanır.

Bu yöntemde omuzlar rahat ve alçak tutularak ve kollar dirsekten bükülerek güç bileklere verilir. Bu hareket önce hafif, daha sonra güç artırılarak yapılır. Tırnaklarla cilde zarar vermemeye dikkat edilir.

- ☯ Cildi baş ve işaret parmakları arasında sıkıştırın (bak. resim 6). Masaj bölgeleri, boyun, kollar ve bacaklardır.
- ☯ Cildi, başparmakla bir araya getirilmiş işaret, orta ve yüzük parmakları arasında sıkıştırın (bak. resim 7). Masaj bölgeleri, bel bölgesi, sırt ve kaba ettir.

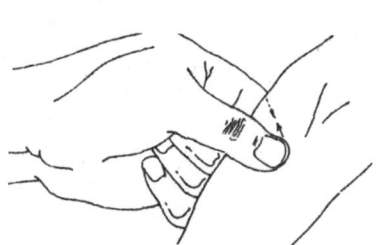

Resim-6. Çimdiğin iki parmakla yapılması

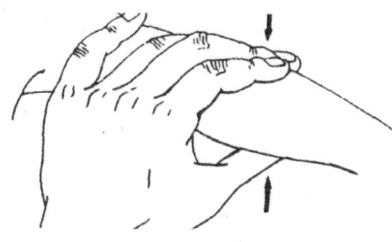

Resim-7. çimdiğin dört parmakla yapılması

Yöntemin Etkileri

Terlemeyi artırarak toksinlerin vücuttan atılmasını sağlar; Vücuttaki dengeyi sağlar; gerginliği giderir ve destekleyici damarları faaliyete geçirir; krampları gidererek ağrıları hafifletir.

c. Kısa Fasılalarla Bastırma (An)

Parmakla ve elle belli bir nokta veya bölgeye bastırın.

Bu yöntemde hareketler hastanın nefes alımıyla koordine edilir. Basınç yukarıdan aşağıya doğru dümdüz olmalı, hareket gittikçe kuvvetlenerek daha derin dokuları etkilemelidir.

- ☯ *Başparmakla kısa fasıllarla bastırma:* Başparmağın ucuyla bastırın, diğer parmaklar o arada masaj yapılan bölgenin üzerinde olmalı (bak. resim 8). Bu yöntem iki elin başparmaklarıyla yapılabilir: Etkileme gücünün artması için bir parmak diğer parmağın üzerine konur (bak. resim 9). Masaj bölgeleri, kafa, yüz, boyun, bel bölgesi, sırt, kollar ve bacaklardır.

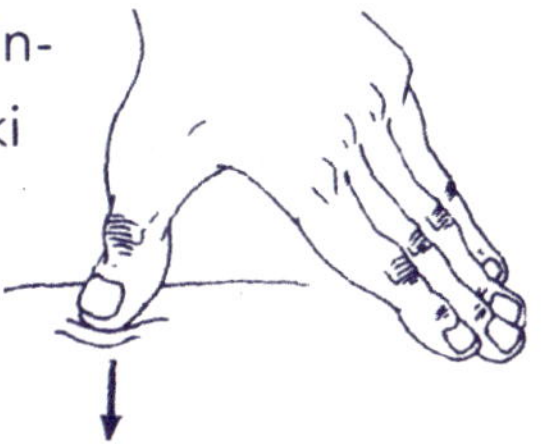

Resim-8. Başparmakla kısa fasıllarla bastırma

- ☯ **Elle kısa aralıklarla bastırma.** El düz tutularak bütün tabanıyla bastırılır. (bak. resim 10). Masaj bölgeleri, bel bölgesi, sırt, göğüs kafesi ve karındır.

Masajla Mucizevî Tedaviler

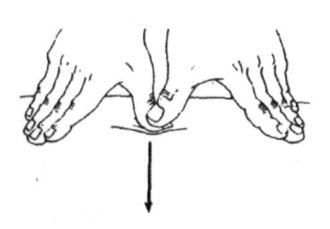

Resim-9. Bir parmak diğer parmak üzerine konularak kısa fasıllarla bastırma

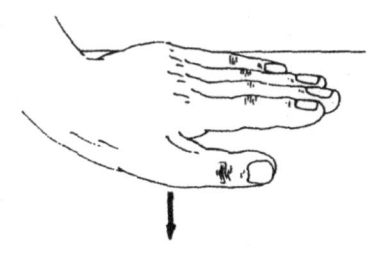

Resim-10. Elle kısa aralıklarla bastırma

Yöntemin Etkileri

Birikintileri giderir veya dağıtır; kan dolaşımına yardımcı olur, üçlü ısıtıcının orta kolunu ısıtır ve soğuğu dağıtır; meridyenleri ve destekleyici damarları faaliyete geçirir, yumuşak dokulardaki ağrıları hafifletir.

d. Dairesel Ovuşturma (Ju)

Dairesel hareketler yaparak parmaklar veya elle cildi ovuşturularak uygulanan masajdır.

Bu yöntemde kol dirsekten bükülüp bilek havada tutularak parmaklarla ovuşturulur. Parmakların, elin ve bileğin hareketleri koordineli olmalıdır. Hareket uyumlu, yumuşak ve düzenli, iç kasları oynatmadan yapılmalıdır

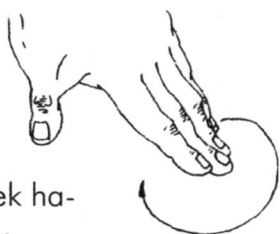

Resim-11. Parmaklarla dairesel ovuşturma.

- *Parmaklarla dairesel ovuşturma:* İşaret parmağı, orta parmak, yüzük parmağı ve serçe parmak bir araya getirilerek ovuşturulur. (bak. resim 11). Masaj bölgeleri, boyun, göğüs, karın, kollar ve bacaklardır.

☯ **Elle dairesel ovuşturma.** Bütün elin tabanı ile ovulur. (bak. resim 12). Masaj bölgeleri, göğüs, kaburga altı bölgesi, bel bölgesi ve karındır.

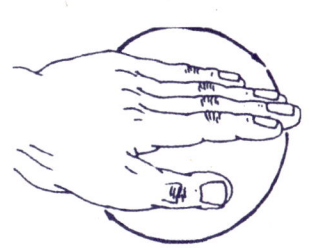

Resim-12. Elle dairesel ovuşturma

Yöntemin Etkileri

Ying ve Yang'ı dengeler; rüzgârı kovar ve soğuğu dağıtır, yaşam enerjisi akışını düzenler, üçlü ısıtıcının orta kolunu aktive eder; durgunluk ve birikimleri giderir; kan dolaşımını olumlu etkiler, kramp ve ağrıları hafifletir.

---

e. Noktayı Ovuşturma (Mu)

Dairesel hareketlerle, parmak veya elle belirli bir noktayı ya da bölgeyi bastırarak uygulanan masajdır.

Bu yöntemde omuzlar rahat bırakılır, dirsekler gerilmez. Güç önkol ve bileklere verilir. İç kaslara müdahale ederek dairesel hareketlerle ovuşturulur.

☯ *Noktanın başparmakla ovuşturulması:* Başparmak noktanın üstüne konur, diğer parmaklar masaj bölgesinin üzerinde kalacak şekilde dairesel hareketler yapılır. (bak. resim 13) Masaj bölgeleri, vücuttaki tüm nokta veya bölgelerdir.

Resim-13. Noktanın başparmakla ovuşturulması

Elle ovuşturma. Elin tümü veya tabanıyla ovuşturulur. (bak. resim 14) Hareketin etkisini artırma amacıyla eller üst üste konabilir. Masaj bölgeleri, göğüs, karın, bel bölgesi, sırt ve sert kaslı bütün diğer bölgelerdir.

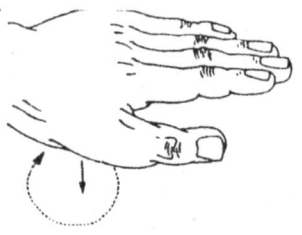

Resim-14. Elle ovuşturma

Yöntemin Etkileri

Göğüs ağrılarını hafifletir ve yaşam enerjisi akımını dengeler; durgunlukları yok eder ve birikintileri dağıtır; meridyenleri ısıtır ve destekleyici damarları faaliyete geçirir; kan dolaşımını olumlu etkiler; kramplan ve eklemlerdeki ağrıları dindirir.

f. Noktaya Bastırma (Tzen)

Yandan işaret parmağıyla desteklenmiş başparmakla uygulanan masajdır. Orta parmakla noktaya kuvvetle bastırılır.

Bu yöntemde omuzlar rahat bırakılır, dirsekler ise germeden tutulur; bilek havada tutulur, orta parmak uzatılır, parmak ucu gerilir, sonra kuvvetlice noktaya bastırılır. Cilde hasar vermemeye dikkat edilmelidir. (bak. resim 15)

Resim-15. Noktaya bastırma

Masaj bölgeleri, eklemlerdeki ağrılı bölgeler veya tüm vücuttaki noktalardır.

Yöntemin Etkileri

Geçişleri açar ve ruhsal durumu rahatlatır; rüzgârı kovar ve soğuğu dağıtır (Ying ve Yang'ı normal hale döndürür); destekleyici damarları faaliyete geçirir ve ağrıları dindirir.

g. Noktada Sürtme (Ka)

El veya başparmağın yanındaki çıkıntıyla (tenar), ısınmayı oluşturmak için ileri geri hızlı sürtme hareketi yapılarak uygulanan masajdır.

Bu yöntemde, dirsek hafif bükük, bilek ve parmaklar dümdüz tutturulur, yaşam enerjisi akımı elle yönlendirilerek hızla cildin üzeri orta kuvvetle doğrusal olarak ovuşturulur, iç dokuları yerinden oynatmamaya dikkat edilmelidir. Masaja cilt ısınana kadar devam edilir.

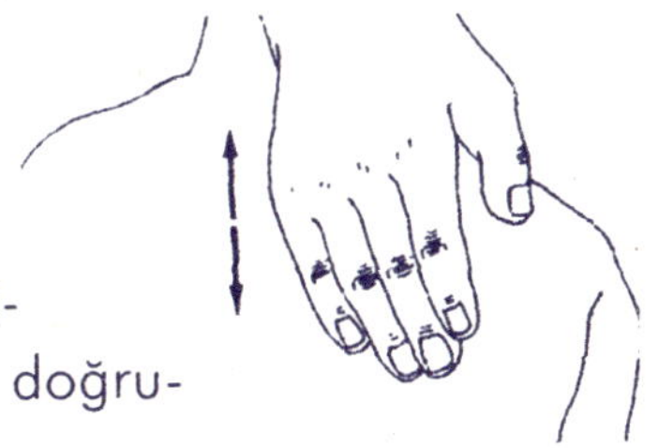

Resim-16. Serçe parmağının çıkıntısı (hipotenar) ile sürtme

- *Serçe parmağının çıkıntısıyla (hipotenar) sürtme.* Parmakları bir araya getirilir ve serçe parmağının çıkıntısıyla ovulur. (bak. resim 16) Masaj bölgeleri bel bölgesi, sırt, kaburganın etrafındaki bölge, basen bölgesi, kollar ve bacaklardır.

- *Tüm elle sürtme:* **Parmaklar birleştirip el serbest şekilde uzatılarak vücudun boyuna veya enine elle ovulur. (bak. resim 17) Masaj bölgeleri, bel bölgesi, bel-basen bölgesi, göğüs ve karındır.**

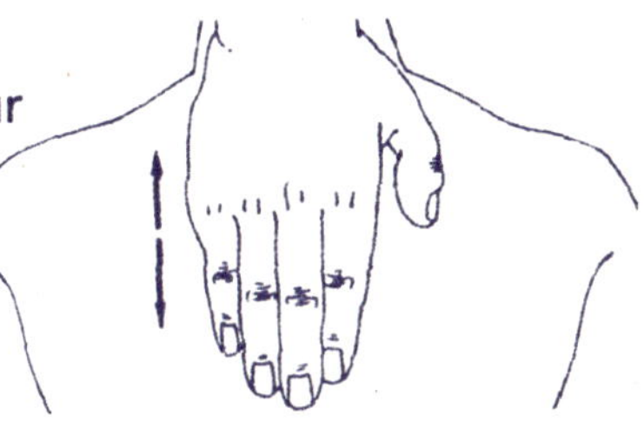

Resim-17. Elin tümüyle sürtme

Yöntemin Etkileri

Meridyenleri ısıtır ve destekleyici damarları faaliyete geçirir; göğüs ağrılarını dindirir ve yaşam enerjisi akımını dengeler; rüzgârı kovar ve soğuğu dağıtır, Yang'ı güçlendirir ve Ying'i besler.

h. Çizgisel Masaj (Tuy)

Bir veya iki elle, meridyen, kas veya kemik boyunca uygulanan masajdır.

Bu yöntemde omuzlar rahat bırakılır, dirsekler gerilmeden tutularak güç önkollara verilir. Hareketler esnek ve ritmik olmalıdır. Hareket hızı ve güç ellerin ikisinde de dengeli olmalıdır.

- *Kol ve bacakların çizgisel masajı:* Hastanın kolu veya bacağı tutulup hızlı hareketlerle sıkıp bırakılarak, uzunlamasına, kol altından bileğe, kalçadan ayak bileğine doğru ilerleyerek masaj yapılır. Başparmakla meridyene bastırılır. (bak. resim 18) Masaj bölgeleri, kollar ve bacaklardır.

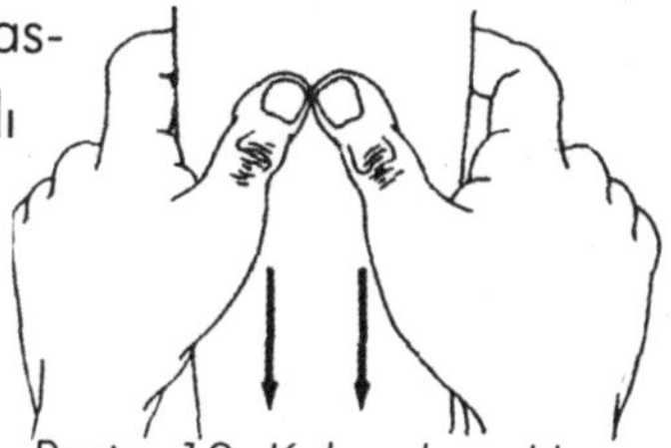

Resim-18. Kol ve bacakların çizgisel masajı

- *El ve ayak parmaklarında çizgisel masaj:* Hastanın bileği bir elle tutulur, diğer elle hastanın parmağı, orta parmak kemiği köküyle parmak kemiklerinin eklemleri birlikte tutulup parmak uzatılarak ucuna doğru çekilir. (bak. resim 19) Masaj bölgeleri, el ve ayak parmaklarıdır.

- *Kaburgaların aralarındaki boşluklarda çizgisel masaj:* Başparmaklar omurganın iki tarafına yerleştirilip, kaburgaların etrafından ön koltukaltı çizgisine doğru ovuşturulur. (bak. resim 20) Masaj bölgeleri, kaburgaların arasındaki boşluklardır.

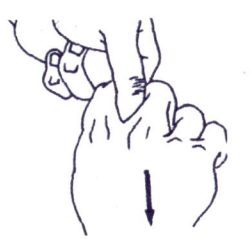

Resim-19. Parmaklarda çizgisel masaj

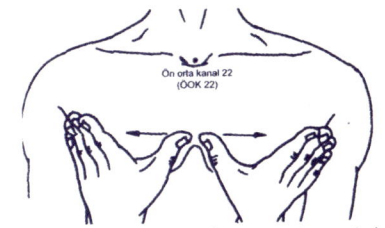

Resim-20. Kaburgaların aralarındaki bölgelerde çizgisel masaj

Yöntemin Etkileri

Ying ve Yang'ın meridyendeki enerji dengesini normal hale döndürür ve destekleyici damarları faaliyete geçirir; gerginliği giderir ve eklemlerdeki ağrıyı dindirir, kan dolaşımını olumlu etkiler ve yaşamsal enerji akımını düzenler; göğüste sıkılma hissini giderir ve karaciğer ağrısını dindirir.

1. Yuvarlama (Guen)

Elin veya bileğin hastanın cildinde ileri geri "yuvarlanarak" uygulanan masajdır. (bak. resim 21)

Bu yöntemde, hareketler ritmik şekilde ve aynı kuvvetle gerçekleştirilmelidir. Omuzlar rahat ve düşük, kollar dirsekten bükük olmalıdır. Masaj bölgeleri, boyun, omuzlar, bel bölgesi, sırt, kollar ve bacaklar.

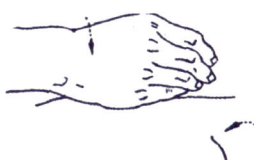

Resim-21. Hipotenar (serçe parmağının çıkıntısı) ile yuvarlama

Yöntemin Etkileri

Kan dolaşımını olumlu etkiler ve yaşam enerjisi akımını dengeler; rüzgârı kovar ve soğuğu dağıtır; meridyenleri aktivize eder ve destekleyici damarları arındırır; kramp ve ağrıları hafifletir; gerginliği giderir ve eklem ağrılarını dindirir.

i. Vibrasyon (Tzen)

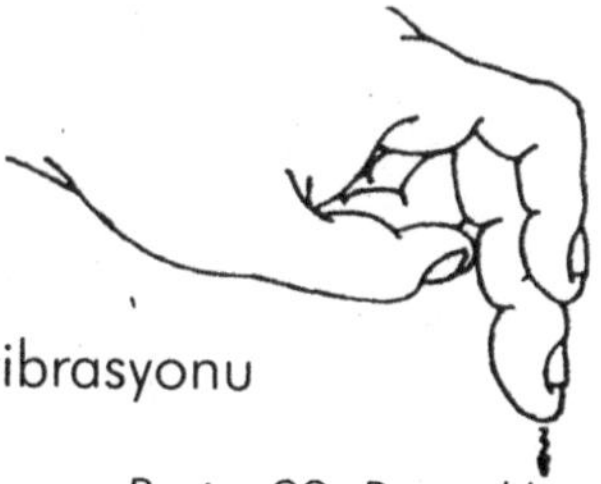

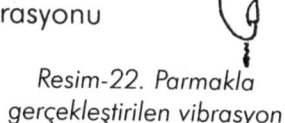

El veya parmak belirli nokta ya da bölgeye konulup hızlı bir vibrasyon uygulayarak yapılan masajdır.

Bu yöntemde, yaşam enerjisi akımını, vibrasyonu yapacak olan ele ya da parmağa, sonra da masaj bölgesine yönlendirmek için konsantre olunur. Vibrasyon hızlı, hafif ve dengeli olmalıdır. El bileği ne çok kuvvetli bastırmalıdır, ne de yerinden oynamalıdır.

Resim-22. Parmakla gerçekleştirilen vibrasyon

- *Parmakla gerçekleştirilen vibrasyon:* İşaret parmağıyla desteklenmiş orta parmakla masaj yapılır. (bak. resim 22) Masaj bölgeleri, kafa, yüz, göğüs ve sırttır.

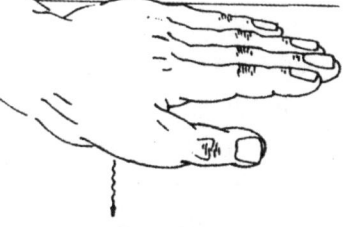

- *Avuçla gerçekleştirilen vibrasyon.* Omuzlar rahat ve indirilmiş şekilde, dirsekler isteğe göre rahat bırakılır, vibrasyon elle gerçekleştirilir. (bak. resim 23) Masaj bölgeleri, göğüs, karın, bel bölgesi ve sırttır.

Resim-23. Elle gerçekleştirilen vibrasyon.

Yöntemin Etkileri

Psikolojik durumu rahatlatır ve gözleri güçlendirir; göğüs ağrılarını dindirir ve diyaframı rahatlatır; başlangıçtaki yaşam enerjisini güçlendirir ve Yang'ı artırır; sindirim sistemini arındırır ve kan durgunluğunu giderir; meridyenlerde Ying ve Yang'ın enerji orantısını normal hale döndürür ve colateral damarları aktivize eder; kramp ve ağrıları dindirir.

j. Uzun Süreli Bastırma (Tsia)

Bu yöntem uygulanırken basıncı artırmak için önkol veya dirsekle çalışılır.

Bu yöntemde, omuzlar rahat ve indirilmiş olmalıdır, dirsekler bükük tutulur. Basınç giderek artırılır. Kemik ve eklemlere zarar vermemeye dikkat edilmelidir.

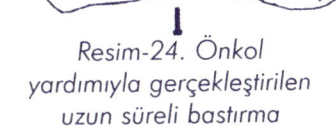

Resim-24. Önkol yardımıyla gerçekleştirilen uzun süreli bastırma

- Ön kol yardımıyla gerçekleştirilen uzun süreli bastırma. Bu yöntemde dokular daha yumuşak olduğu için önkolun dirsek tarafı kullanılır. Bu yöntem aralıksız veya diğer yöntemlerle değişerek uygulanmalıdır. Uzun süreli bastırma, dairesel ovma ile birleştirilebilir. (bak. resim 24) Masaj bölgeleri, bel bölgesi ve sırttır.

Resim-25. Dirsek yardımıyla gerçekleştirilen uzun süreli bastırma

- **Dirsekle yapılan uzun süreli bastırma.** Bu yöntem kasların sert olduğu bölgelere uygulanır. Kol dirsekten bükülür, sonra da gittikçe basınç artırılarak masaj yapılan bölgeye bastırılır. (bak. resim 25) Masaj bölgeleri, bel bölgesi, kaba et ve bacaklardır.

Yöntemin Etkileri

Yaşam enerjisi ve kan dolaşımını olumlu etkiler, durgunluk ve birikintileri giderir; rüzgârı kovar ve soğuğu dağıtır, meridyenleri aktivize eder ve ağrıları dindirir.

k. Hafif Vurmalar (Tszu)

Bölge üzerine parmak uçlarıyla ve hafif sıkılmış yumrukla hafif vuruşlar yapılarak uygulanan masajdır.

Bu yöntemde, omuzlar rahat bırakılıp indirilir, dirsekler bükülmeden rahat tutulur, güç önkollara verilir. Hareketler hafif, çevik ve esnek olmalıdır.

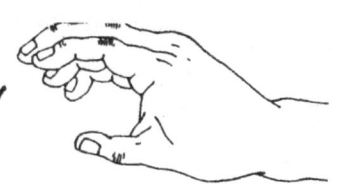

Resim-26. Parmak uçlarıyla hafif vurma

- *Parmak uçlarıyla hafif vurma.* Beş parmakla birden çalışılır, el bilekten hareket ettirilerek parmak uçlarıyla hafif vuruşlar yapılır. Bu yöntem iki elle birden gerçekleştirilebilir. (bak. resim 26) Masaj bölgeleri, kafa, göğüs ve karındır.

Resim-27. Hafif sıkılmış yumrukla vurma

- *Hafif sıkılmış yumrukla vurma.* Parmaklar yumruk gibi ama çok sıkı olmayacak şekilde sıkılır ve bükülür. Avuç aşağıya doğru olmalıdır, dirsek bükük şekilde; vuruşlar düzenli gerçekleştirilir. (bak. resim 27). Masaj bölgeleri, bel bölgesi, sırt, kollar ve bacaklardır.

Yöntemin Etkileri

Kişinin kendini dinç hissetmesini sağlar, ruhsal durumu rahatlatır, göğüs ağrılarını dindirir ve yaşam enerjisi akımını düzenler; eklemleri ve destekleyici damarları faaliyete geçirir; rüzgârı kovar ve soğuğu dağıtır, kramp ve ağrıları dindirir.

I. Piston Sürtme (Shuy)

Ellerin birbirine ters yönde ovuşturulması yöntemiyle uygulanan masajdır.

Bu yöntemde, güç önkollarda toplanır, sonra düzenli ve hızlı bir şekilde iki elle aynı anda ileri geri doğru ovuşturulur. (bak. resim 28) Masaj bölgeleri, kaburga altı bölgesi, kaburgalar, kollar ve bacaklardır.

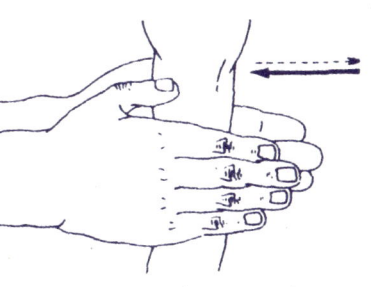

Resim-28. Kol masajında piston sürtme

Yöntemin Etkileri

Karaciğer ağrılarını dindirir ve karaciğerdeki yaşam enerjisi akımını düzenler; kan dolaşımını olumlu etkiler ve yaşam enerjisi akımını düzenler; rüzgârı kovar ve soğuğu dağıtır, gerginliği giderir ve eklemlerdeki ağrıları dindirir.

m. Hafif Dokunmalar (Tuy)

Parmaklar veya ellerle dokunarak uygulanan masajdır.

Bu yöntemde, parmaklar birleştirilerek eller uzatılır, yumuşak ve ritmik bir biçimde masaj bölgelerine dokunulur. (bak. resim 29) Masaj bölgeleri, kafa, yüz, göğüs, kaburga altı bölgeleri, karın, bel bölgesi ve sırttır.

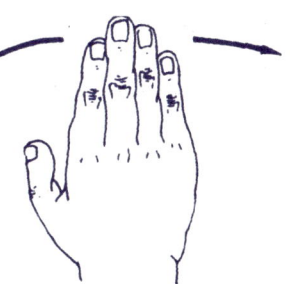

Resim-29. Parmaklarla gerçekleştirilen dokunmalar

> **Yöntemin Etkileri**
>
> Kalbi ve ruhsal durumu rahatlatır; göğüs ağrılarını dindirir ve yaşam enerjisi akımını dengeler; üçlü ısıtıcının orta kolunun uyumlu çalışmasını sağlar; rüzgârı kovar ve soğuğu dağıtır.

n. Hafif Dokunmalar ve Hafif Vurmalar (FuFa)

Parmak uçları veya ellerle gerçekleştirilen dokunuşlar ve vurmalarla uygulanan masajdır.

Bu yöntemde, parmaklar birleştirilip el uzatılır, hafif dokunmalar ve hafif vuruşlar şeklinde yumuşak ve ritmik bir biçimde gerçekleştirilir. (bak. resim 35) Masaj bölgeleri, kafa, yüz, göğüs, kaburga altı bölgesi, karın, bel bölgesi ve sırttır.

> **Yöntemin Etkileri**
>
> Beyinde kan dolaşımını iyileştirir ve ruhsal durumu rahatlatır; gözleri iyileştirir; göğüs ağrılarını dindirir ve yaşam enerjisi akımını dengeler; üçlü ısıtıcının orta kolunun uyumlu çalışmasını sağlar ve yaşam enerjisini kuvvetlendirir; rüzgârı kovar ve soğuğu dağıtır.

Vücutta Kanallara Göre Noktalar ve Yerleri

Ying-tan: İki kaşın ortasındadır.

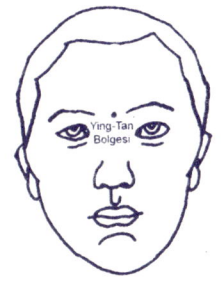

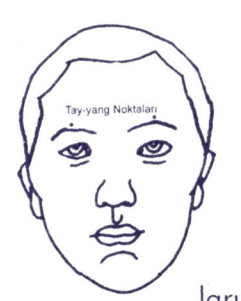

Tai-yang: Kaşın üstündedir.

Hua-tuo: Bütün omurganın 0,5 sun yan taraflarındadır.

Akciğer Kanalı (P) Noktaları

Akciğer 1 (P 1): Köprücük kemiğinin omuz tarafının 2 parmak (1,5 sun) altında 1. ve 2. kaburgaların aralığının hizasındadır. (1 sun: Herkesin baş ve işaret parmağının enliliği 1 sundur).

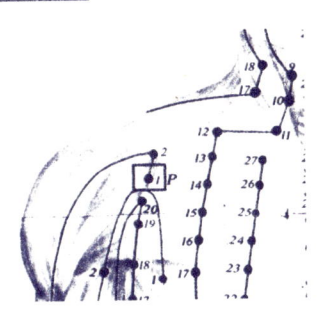

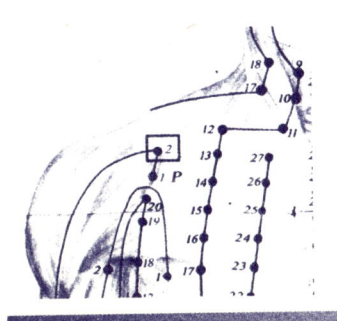

Akciğer 2 (P 2): P 1'den 1 sun yukarıda köprücük kemiğinin hemen altındadır.

Akciğer 4 (P 4): Bu nokta sedatif noktadır. Dirseğin iç tarafındadır.

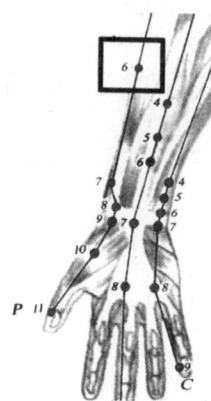

Akciğer 6 (P 6): Dirsek kıvrımı ve bilek çizgi hattında bilekteki çizgiden 7 sun yukarıda başparmak hizasındadır.

Akciğer 7 (P 7): LO noktasıdır. El bilek çizgisinden 2 parmak (1,5 sun) kadar üstünde kalır. Başparmağın iç taraftan hizasındadır.

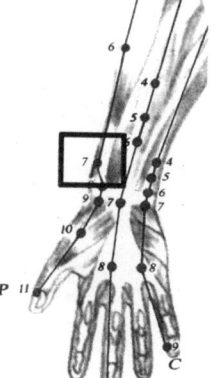

Akciğer 9 (P 9): P noktasıdır. En lüzumlu noktadır. Başparmak hizasında bilekte iki çizginin arasındadır.

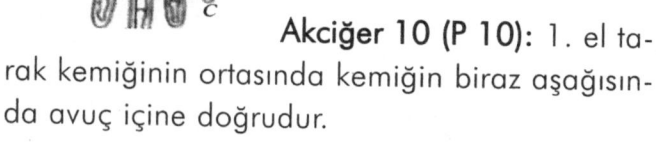

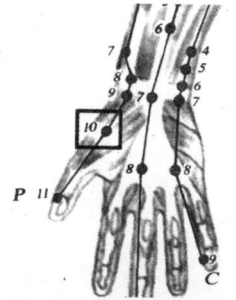

Akciğer 10 (P 10): 1. el tarak kemiğinin ortasında kemiğin biraz aşağısında avuç içine doğrudur.

Akciğer 11 (P 11): Başparmağın tırnağının 3 milim dışındadır.

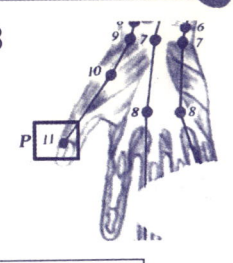

Kalın Bağırsak Kanalı (GI) Noktaları

Kalın bağırsak 1 (GI 1): El işaret parmağının tırnağının 3 milim dış tarafındadır.

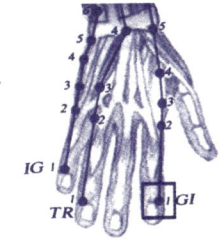

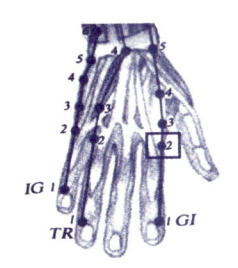

Kalın bağırsak 2 (GI 2): Sedatif noktadır. Elde işaret parmağının kemik başının altındadır.

Kalın bağırsak 3 (GI 3): İşaret parmağı el tarak kemiğinin parmak tarafındadır.

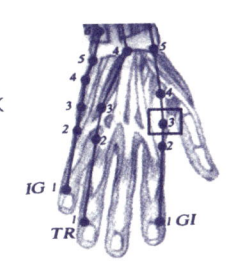

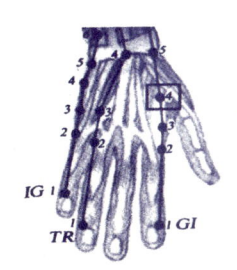

Kalın bağırsak 4 (GI 4): P noktasıdır. Elde 1. ve 2. el tarak kemikleri arasında, iki parmak yaklaştırılınca oluşan tümsek ortasındadır.

Masajla Mucizevî Tedaviler

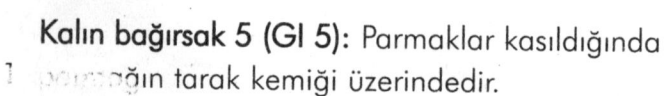

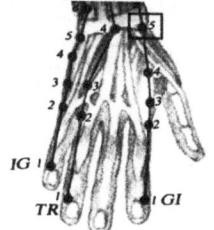

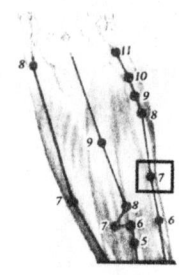

Kalın bağırsak 5 (GI 5): Parmaklar kasıldığında oluşan çukurun tarak kemiği üzerindedir.

Kalın bağırsak 7 (GI 7): Başparmak hizasında bilekteki çizgiden 5 sun yukarıdadır.

Kalın bağırsak 10 (GI 10): Dirsek çizgisinden (GI11) ele doğru 2 sun aşağıdadır.

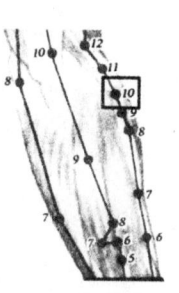

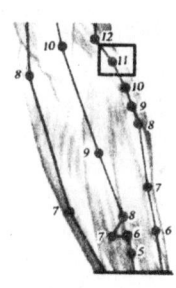

Kalın bağırsak (GI 11): Kol dirsekten kıvrılınca oluşan çizginin sonundadır.

Kalın bağırsak 14 (GI 14): Kolda dirsekten 7 sun yukarıdadır.

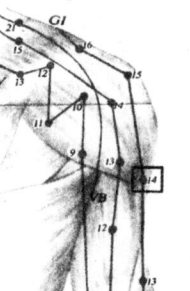

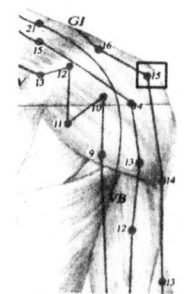

Kalın bağırsak 15 (GI 15): Kol 90 derece kaldırıldığında omuzda oluşan çukurluktadır.

Kalın bağırsak 18 (GI 18): Âdem elmasının karşı yan tarafında sterno kleido mastoid kası (boyun kası) yanında, çenenin tam altındadır.

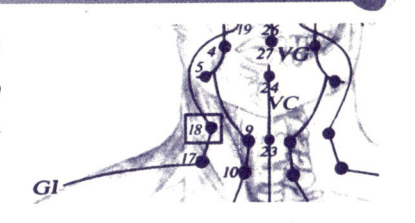

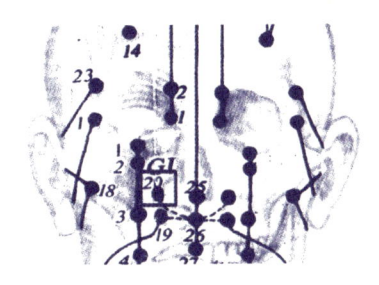

Kalın bağırsak 20 (GI 20): Burnun yan çizgisi başlangıcındadır.

Mide Kanalı (E) Noktaları

Mide 1 (E 1): Gözün hemen altında orta kısmındadır.

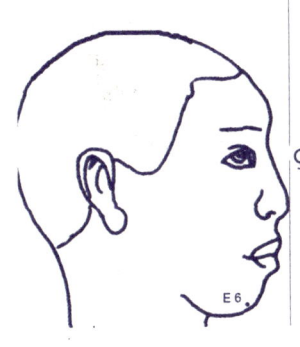

Mide 6 (E 6): Ağız kapatılıp dişler sıkıldığında çenede oluşan çukurluktadır.

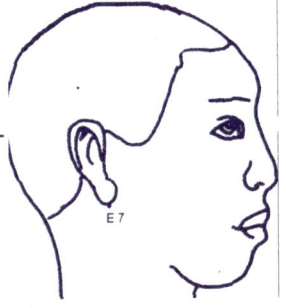

Mide 7 (E 7): Çenede, kulak memesinin altındadır.

Mide 8 (E 8): Alında, şakak bölgesinde saçlı deriden 1,5 sun çapraz köşesindedir.

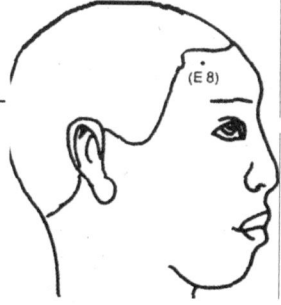

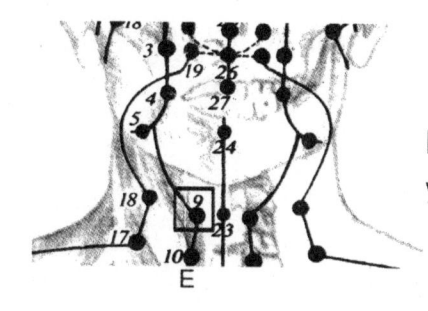

Mide 9 (E 9): Boynun yanlarındaki kasların iç tarafında, adem elmasının yan taraflarındadır.

Mide 10 (E 10): Boynun ön tarafında âdem elması çıkıntısının yanlarından hemen aşağısında köprücük kemiğinin göğüs kemiği tarafındaki başının ortasındadır. Yani 9. ve 11. nokta arasındadır.

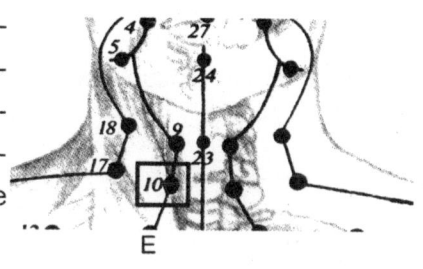

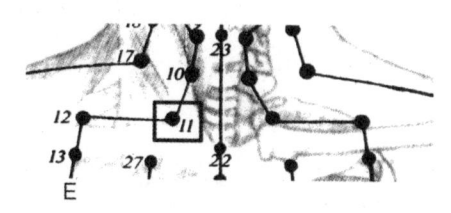

Mide 11 (E 11): Köprücük kemiğinin göğüs kemiği tarafında boyundan aşağı inen kasın dış yanındaki çukurluktadır.

Mide 12 (E 12): Köprücük kemiğinin hemen üstünde, boyun yanındaki çukurundadır.

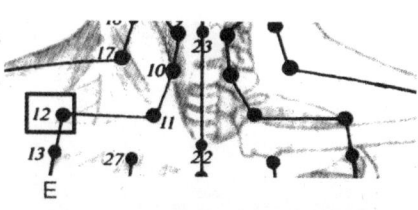

Masajla Mucizevî Tedaviler

Mide 13 (E 13): Hava ocağı adıyla adlandırılır. Köprücük kemiği ortası meme orta çizgisinin karşısı klavikulanın orta ve altıdır.

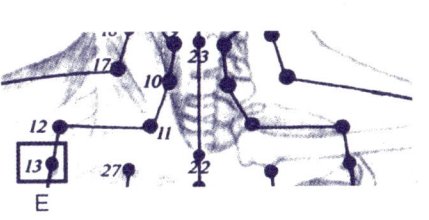

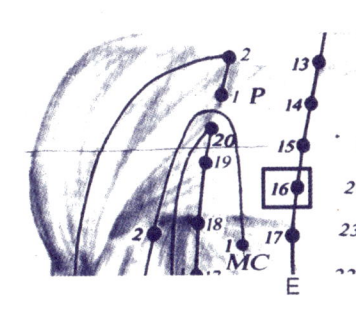

Mide 16 (E 16): Ön orta hattan 4 sun yanlarda 3. ve 4. kaburga arasındadır.

Mide 18 (E 18): Ön ortak kanaldan 4 sun yanlarda meme ucundan 1 parmak aşağıdadır.

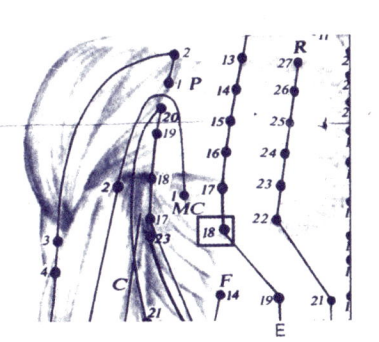

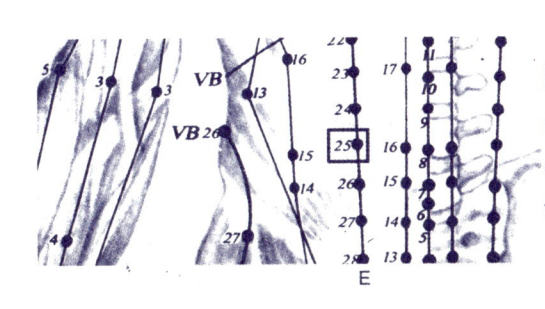

Mide 25 (E 25): Bu nokta kalın bağırsak kanalının M0 noktasıdır. Önemli bir noktadır. Göbeğin 2 sun yan tarafındadır.

115

Masajla Mucizevî Tedaviler

Mide 27 (E 27): Göbekten 2 sun aşağı orta çizgiden 2 sun yanlardadır.

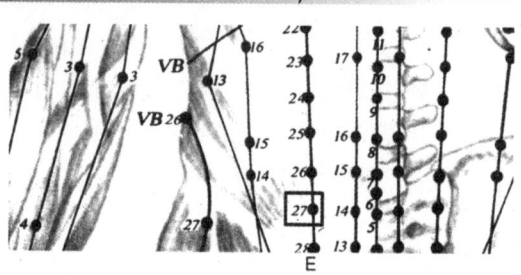

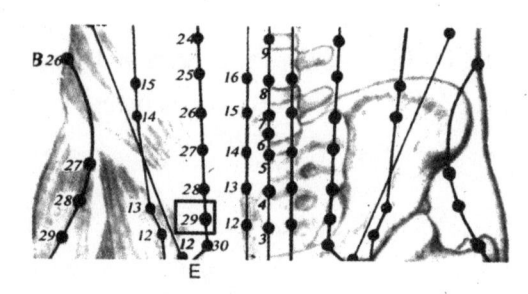

Mide 29 (E 29): Kasıkta 2 sun göbekten aşağıda, arka orta hattan 2 sun yanlardadır.

Mide 34 (E 34): Diz kapağının üst kısmından 2 sun yukarıdadır.

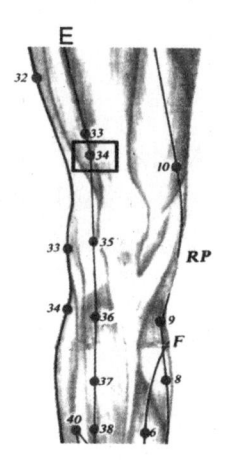

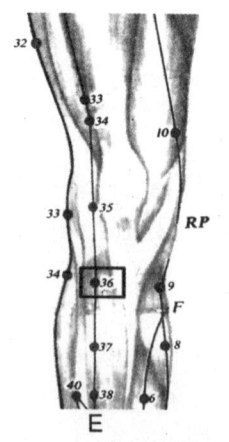

Mide 36 (E 36): Dizkapağından 3 sun aşağıda dış taraftadır.

Mide 38 (E 38): Diz kapağından 8 sun aşağıda 40. noktanın önündedir.

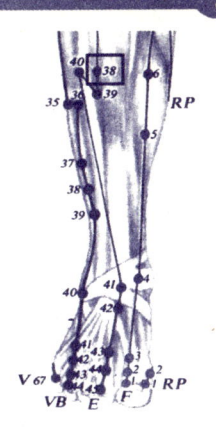

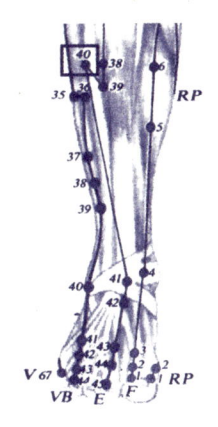

Mide 40 (E 40): Bacak ön dış yanında ayak bileğindeki kemik çıkıntısından 6 sun yukarıdadır.

Mide 41 (E 41): Sakinleştirici noktadır. Ayak bileğindeki çizginin üzerinde başparmağın yanındaki 2. parmak hizasındadır.

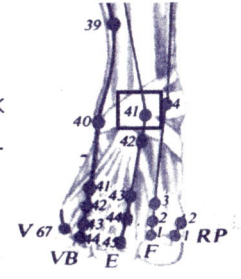

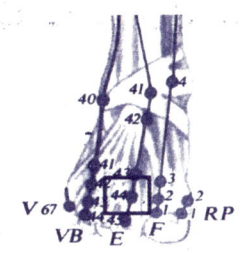

Mide 44 (E 44): 2. ve 3. ayak parmakları arasındadır.

Mide 45 (E 45): Sedatif noktadır. İkinci ayak parmağının dış tarafındadır.

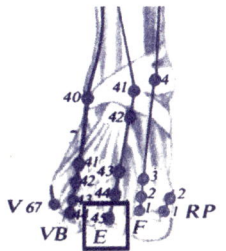

Dalak, Pankreas Kanalı (RP) Noktaları

Dalak, pankreas 1 (RP 1): Birinci ayak parmağının iç tarafında tırnağın 0,1 milim yanındadır.

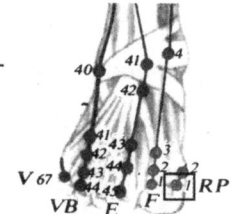

Dalak, pankreas 3 (RP 3): 1. ayak tarak kemiği parmak tarafı başındadır.

Dalak, pankreas 4 (RP 4): 1. ayak tarak kemiğinin iç tarafındadır.

Dalak, pankreas 5 (RP 5): Maleolusun (çıkıntı) önünde ve 1 sun aşağısındadır.

Dalak, pankreas 6 (RP 6): Maleolustan (ayağın iç tarafındaki çıkıntı) 5 parmak (3 sun) yukarıda baldırın aşağı iç tarafındadır.

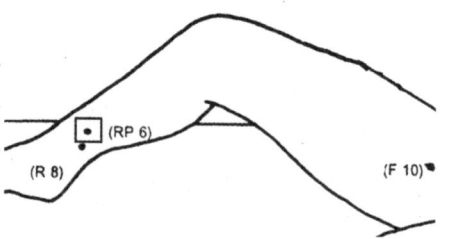

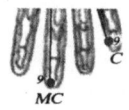

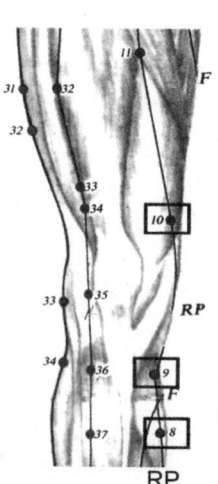

Dalak, pankreas 8 (RP 8): Bacağın iç tarafında, dizkapağından 2 sun ve tibianın çıkıntısından 6 sun aşağıdadır.

Dalak, pankreas 9 (RP 9): Dizkapağından 2 sun aşağıda, tibianın yanındadır.

Dalak, pankreas 10 (RP 10): Diz elle kavrandığında işaret parmağının geldiği yerdedir.

Dalak, pankreas 12 (RP 12): Simfizis pubisten 4 sun yanlarda, kasıklardadır.

Dalak, pankreas (RP 13): Orta çizgiden 4 sun yanlarda kasık çizgisinin 2 parmak üstündedir.

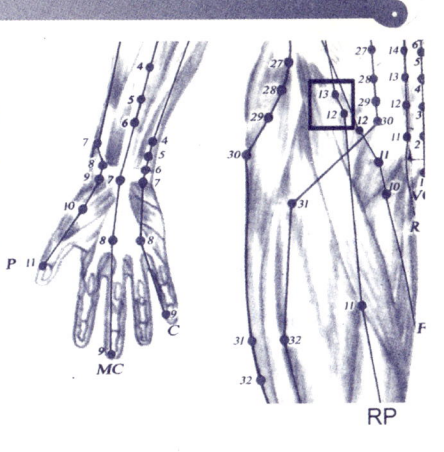

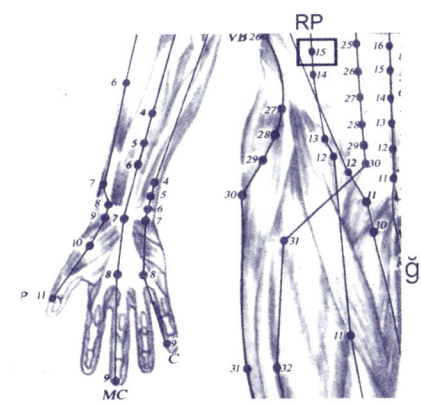

Dalak, pankreas 15 (RP 15): Göbeğin 4 sun yan taraflarındadır.

Kalp Kanalı (C) Noktaları

Kalp 1 (C 1): Göğüs bölümünde Pektoralis Majör ve Biseps Brokinin birleştiği yerdedir.

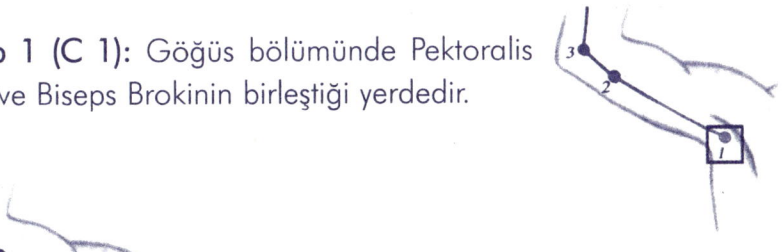

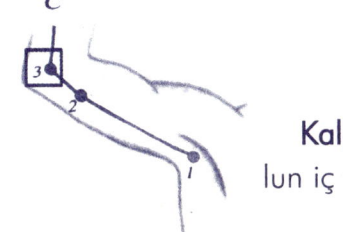

Kalp 3 (C 3): Yaşama sevinci noktasıdır. Kolun iç tarafında dirseğin iç kısmındadır.

Kalp 7 (C 7): P ve sedatif noktadır. Serçe parmak hizasında bilek çizgisindedir.

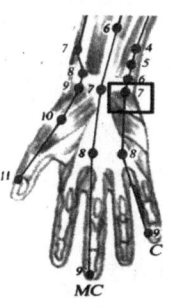

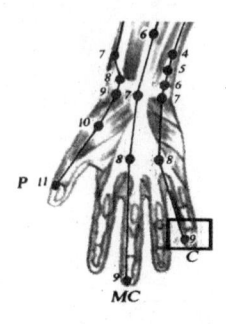

Kalp 9 (C 9): Sakinleştirici ve çıkış noktadır. Elde serçe parmağın tırnağının kenarında parmağın iç tarafındadır.

İnce Bağırsak Kanalı (IG) Noktaları

İnce bağırsak 1 (IG 1): Serçe parmağın tırnağının 3 milim dışındadır.

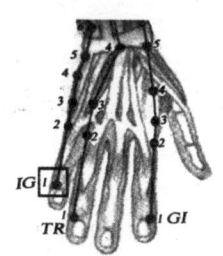

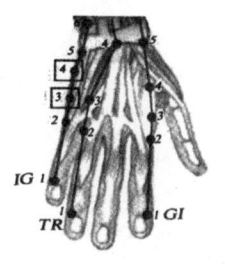

İnce bağırsak 3 (IG 3): Sakinleştirici etkisi vardır. El tarak kemiğinin parmak tarafında dış yanındadır.

İnce bağırsak 4 (IG 4): P noktasıdır. 5. parmağın bileğe yakın yerindeki çukurluktadır.

İnce bağırsak 7 (IG 7): Elde serçe parmak hattında, bilekten 5 sun yukarıdadır.

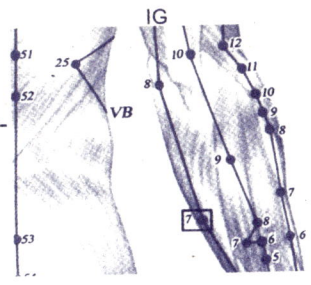

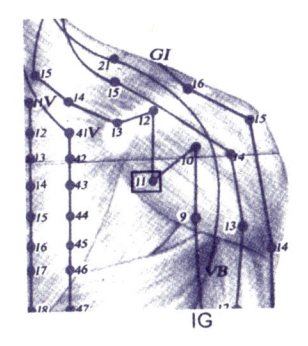

İnce bağırsak 11 (IG 11): Kürek kemiğinin orta üst kısmında.

İnce bağırsak 14 (IG 14): Sırt bölgesinde 1. göğüs omurundan 3 sun skapulanın iç tarafından çizgi çizilir, kesiştiği yerdedir.

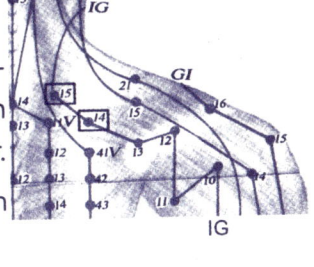

İnce bağırsak 15 (IG 15): 7. boyun omurlarından 2 sun yanlardadır.

İnce bağırsak 19 (IG 19): Kulaktaki son çıkıntının üst kısmındadır.

Mesane (İdrar Kesesi) Kanalı (V) Noktaları

Mesane 1 (V 1): Gözün hemen iç tarafındaki noktadır.

Mesane 2 (V 2): Kaşın burun tarafı başlangıç ucundaki noktadır.

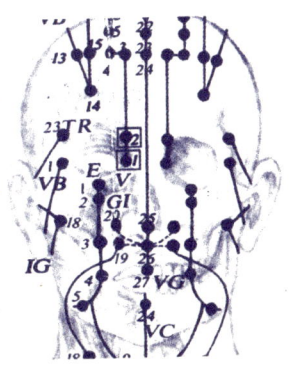

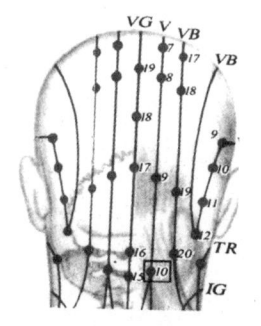

Mesane 10 (V 10): Boyunda ikinci omurların hizasından 1,5 sun yukarıdadır.

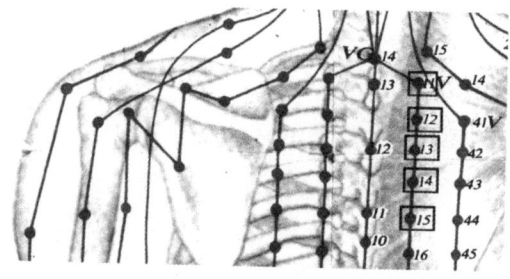

Mesane 11 (V 11): 7. boyun ve 1. göğüs omurları arasının hizasından 3 parmak (1,5 sun) yanlardadır.

Mesane 12 (V 12): 2. ve 3. göğüs omurları arasından 1,5 sun yanlardadır.

Mesane 13 (V 13): 3. ve 4. göğüs omurları arasının hizasından 1,5 sun yanlardadır. P kanalının şu noktasıdır.

Mesane 14 (V 14): 4. göğüs omurları hizasından 1,5 sun yanlardadır.

Mesane 15 (V 15): 5. ve 6. göğüs omurları hizasından 1,5 sun yanlardadır. Kalp kanalının şu noktasıdır.

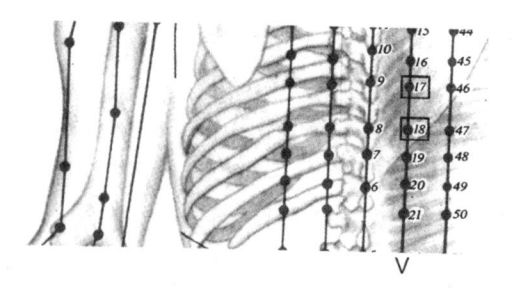

Mesane 17 (V 17): 7. ve 8. göğüs omurları hizasından 1,5 sun yanlardadır.

Mesane 18 (V 18): 9. ve 10. göğüs omurları hizasındadır.

Mesane 20 (V 20): 2. ve 12. göğüs omurları hizasından 1,5 sun yukarıdadır.

Mesane 21 (V 21): 12. göğüs ve 1. lumbal vertebralar (bel omurları) hizasından yanlardadır.

Mesane 22 (V 22): 1. ve 2. bel omurları arasının hizasından 1,5 sun yanlardadır. Üçlü ısıtıcı kanalının şu noktasıdır.

Mesane 23 (V 23): 1. ve 2. bel omurları hizasından 1,5 sun yanlardadır.

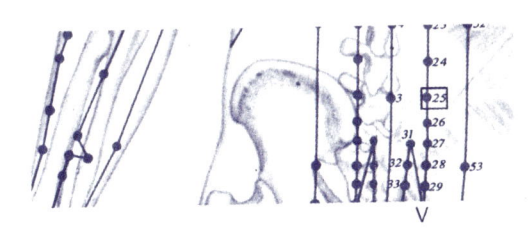

Mesane 25 (V 25): 4. 5. bel omurları hizasından 1,5 sun yanlardadır.

Mesane 28 (V 28): 2. ve 3. sakral omurların yan taraflarındadır.

Mesane 30 (V 30): 4. ve 5. şakral omurlardan 1,5 sun yanlardadır.

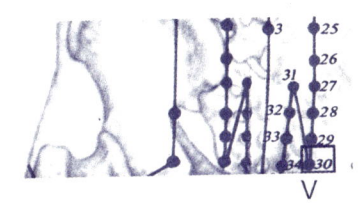

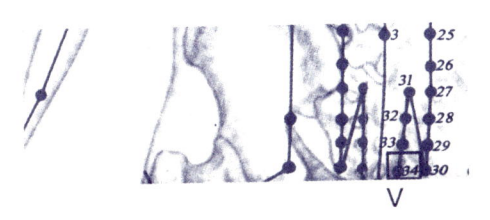

Mesane 34 (V 34)

Mesane 36 (V 36): Bacakta femurun kalça başındaki sulkusun ortasındadır.

Mesane 37 (V 37): Bacağın arka tarafında bacak kasının en yüksek yerinde ortasındadır.

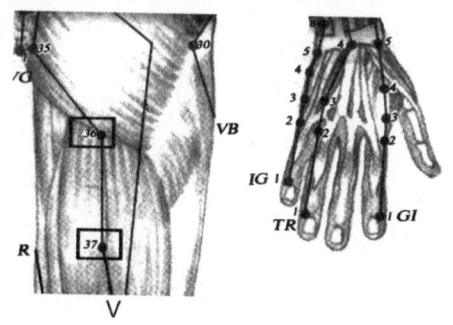

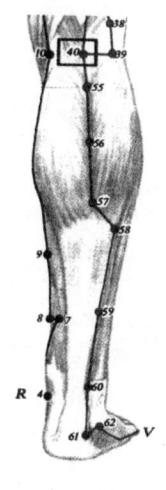

Mesane 40 (V 40): Dizin arka tarafında arkadadır.

Mesane 41 (V 41): Omzun başlangıç hizasında, 2. göğüs omurundan 3 sun yandadır.

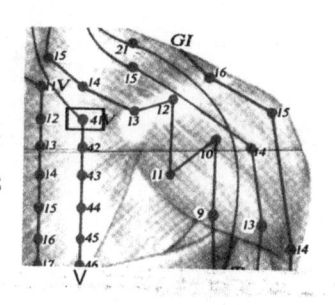

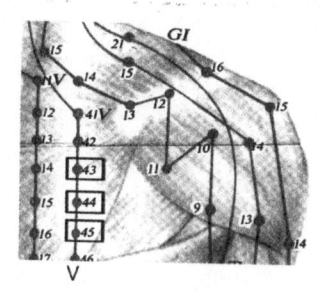

Mesane 43 (V 43): Mesane kanalının ikinci hattında 4. ve 5. omurlardan 3 sun aşağıda kol kürek kemiğinin hemen kenarındadır.

Mesane 44 (V 44): Göğüs omurlarından 3 sun uzaklıkta kol kürek kemiğinin yanındadır.

Mesane 45 (V 45): Mesanenin (idrar kesesi) ikinci hattında 6. ve 7. omurun arasındaki kısmın tam karşısındadır.

Mesane 50 (V 50): Mide bodrumu olarak adlandırılır. 12. göğüs omurları hizasından 3 sun yanlardadır.

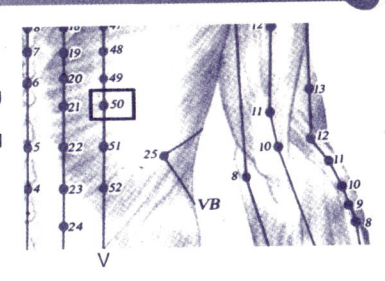

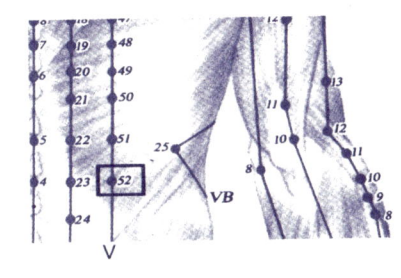

Mesane 52 (V 52): 2. bel omurlarından 3 sun yanlardadır.

Mesane 60 (V 60): Ayakta bilekteki çıkıntının dış yan tarafındadır.

Mesane 62 (V 62): Ayaktaki çıkıntının hemen altında, ayakta tarak kemiğinin 0,5 sun aşağısındadır.

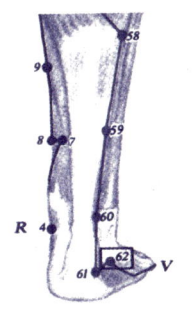

Mesane 64 (V 64): Ayakta 5. ayak tarak kemiğinin topuk tarafındadır. (P noktası)

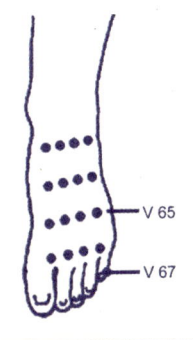

Mesane 65 (V 65): 5. ayak tarak kemiğinin distal başı yanında sedatif noktadır.

Mesane 67 (V 67): Çıkış noktası ve sakinleştirici noktadır. Ayakta serçe parmağın tırnağının yanındadır.

Böbrek Kanalı (R) Noktaları

Böbrek 1 (R 1) : Ayak altında 2. ve 3. ayak tarak kemikleri arasındadır.

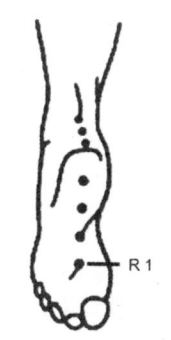

Böbrek 2 (R 2): Sakinleştirici noktadır. Ayağın iç yanında ayak tarak ve parmak kemiği arasındadır.

Böbrek 3 (R 3): Ayağın içi tarafında bilekteki çıkıntı ile topuk arasındaki noktadır.

Böbrek 4 (R 4): Sedatif noktadır. Ayağın topuk çıkıntısının alt arka tarafındadır.

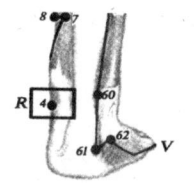

Böbrek 5 (R 5): Ayağın iç tarafında topuğun çıkıntısının altında 1 sun aşağı aşil tendonuna doğru olan çukurun üstündedir.

Böbrek 6 (R 6): Bacakta iç tarafta ayak topuğundaki çıkıntıdan 1 sun yukarıdadır.

Böbrek 7 (R 7): Ayakta, iç tarafta topuk çıkıntısından 2 sun yukarıdadır.

Böbrek 8 (R 8): Topuk çıkıntısının 2 sun üstünde, tibianın 1,5 sun arka tarafındadır.

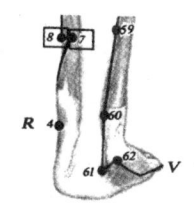

Böbrek 9 (R 9): Baldır kasının hemen aşağısında, dizkapağından 2 sun aşağıda bacağın iç tarafındadır.

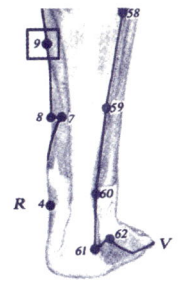

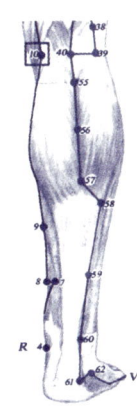

Böbrek 10 (R 10): Diz ekleminin iç yan tarafında, eklemin arkasındaki çukurdadır.

Böbrek 21 (R 21): Ön orta hattan 0,5 sun yanlarda göbekten 6 sun yukarıdadır.

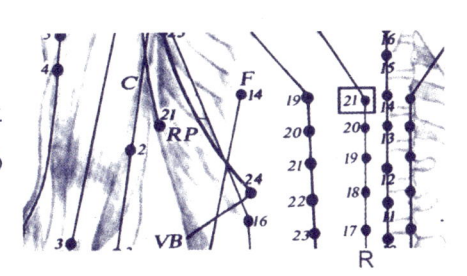

Böbrek 27 (R 27): Göğüste köprücük kemiğinin altında, orta çizgiden 2 sun yanlardadır. Çıkış noktasıdır.

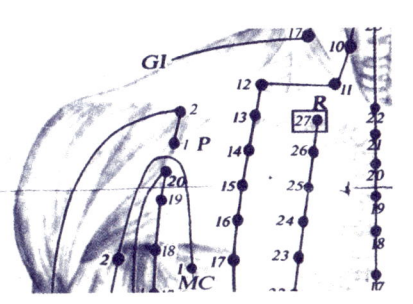

Perikart Kanalı (MC) Noktaları

Perikart 6 (MC 6): Perikart kanalının enerji düzenleyici noktasıdır. 4. parmak hizasında bilekten 3 parmak (2 sun) yukarıda ortadadır.

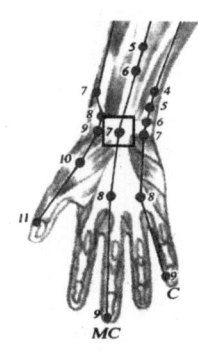

Perikart 7 (MC 7): Sedatif ve P noktasıdır. 4. parmak hizasında bilek çizgisinin ortasındadır.

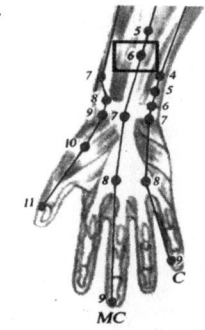

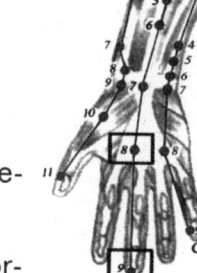

Perikart 8 (MC 8): Elin orta parmağının tarak kemiğinin ortasındadır.

Perikart 9 (MC 9): Aktif ve çıkış noktadır. Elde orta parmağın ucundadır.

Üçlü Isıtıcı Kanalı (TR) Noktaları

Üçlü ısıtıcı 2 (TR 2): 4. ve 5. el tarak kemiklerinin nazik yerindedir.

Üçlü ısıtıcı 3 (TR 3): Sakinleştirici noktadır. 4. ve 5. el tarak kemiklerinin arasında orta noktadır.

Üçlü ısıtıcı 4 (TR 4): P noktasıdır. El bileğinde kolun dış yanında bilek çizgisi (sulkus) ortasındadır.

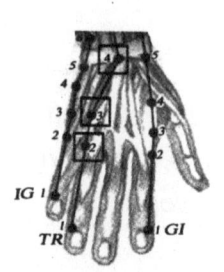

Üçlü ısıtıcı 5 (TR 5): L0 noktasıdır. Kolun dış tarafında bilek çizgisinden 4 parmak (2 sun) yukarıdadır.

Üçlü ısıtıcı 6 (TR 6): El bileğinden 4. parmak hizasından 3 sun yukarıdadır.

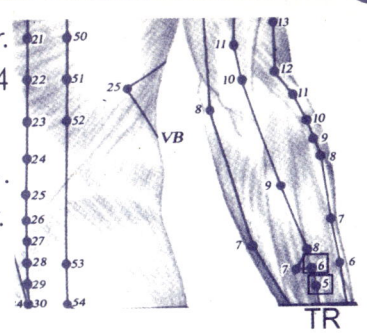

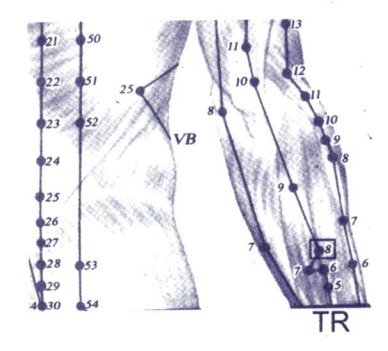

Üçlü ısıtıcı 8 (TR 8): El bileğinin dış tarafında 4. parmak hizasında bilekten 4 sun yukarıdadır.

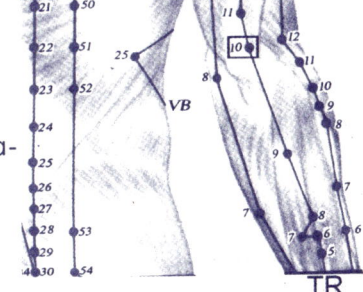

Üçlü ısıtıcı 10 (TR 10): Sedatif noktadır. Dirsekten 1 sun yukarıdadır.

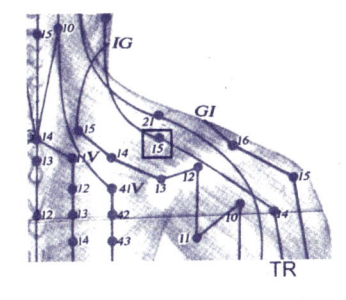

Üçlü ısıtıcı 15 (TR 15): Omuzda köprücük kemiğinden 2 parmak aşağıdadır.

Üçlü ısıtıcı 17 (TR 17): Kulak memesinin arka tarafındadır.

Üçlü ısıtıcı 20 (TR 20): Kulak üstü ucunun üstünde saçların başladığı yerde kulağın üst yanında saçlı derinin başladığı yerdedir.

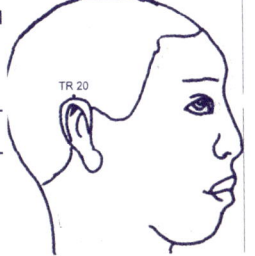

Üçlü ısıtıcı 21 (TR 21): Kulağın ön tarafında mandibulanın kulak tarafı ekleminden açıldığında oluşan çukurluktadır.

Üçlü ısıtıcı 22 (TR 22): Kulak üstünden bir çizgi çizilir. Alında saçlı deriden başladığı yerden bir çizgi çizilir kesiştiği yerdedir.

Üçlü ısıtıcı 23 (TR 23): Alında göz kenarından bir parmak yukarıda kaşın kenar üstündedir.

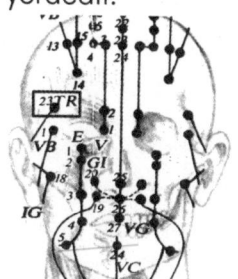

Safra Kesesi Kanalı (VB) Noktaları

Safra kesesi 1 (VB 1): Gözün dış yanında gözden 0,5 cm uzaktadır.

Safra kesesi 2 (VB 2): Kulağın yanındadır.

Safra kesesi 8 (VB 8): Kulak kenarının en tepe noktasının 1,5 sun yukarısındadır.

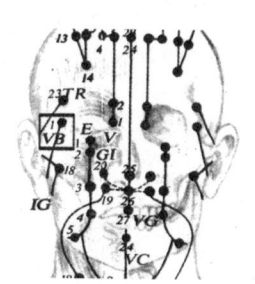

Safra kesesi 12 (VB 12): Kulak arkasında mastoid kemiğin çukurunda.

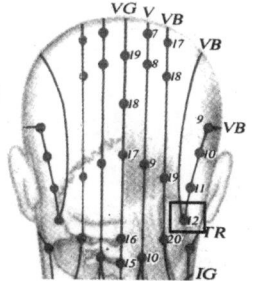

Masajla Mucizevî Tedaviler

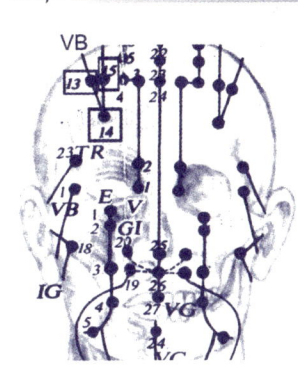

Safra kesesi 13 (VB 13): Tonik noktadır. 4. ve 5. ayak parmaklarının arasındadır.

Safra kesesi 14 (VB14): Kaştan 1 sun yukarıda, irisin tam üstündedir

Safra kesesi 15 (VB15): 14. noktadan sonra alınla saçın başladığı yerdedir.

Safra kesesi 20 (VB 20): Orta kanaldan yan tarafta başın saçlı derisinin bitim yerindedir.

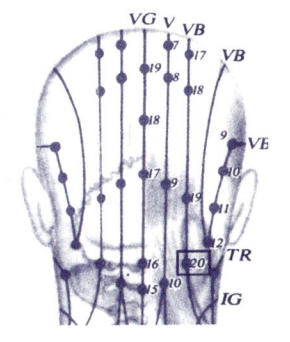

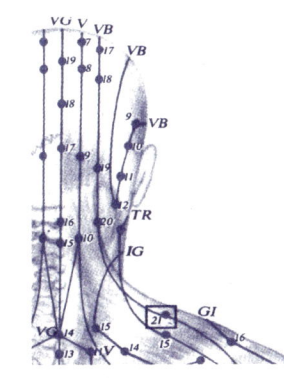

Safra kesesi 21 (VB 21): Omuzda köprücük kemiğinin boyun tarafındadır.

Safra kesesi 22 (VB 22): Koltuk altından 3 sun aşağıdadır.

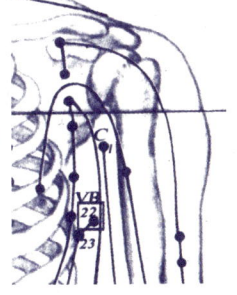

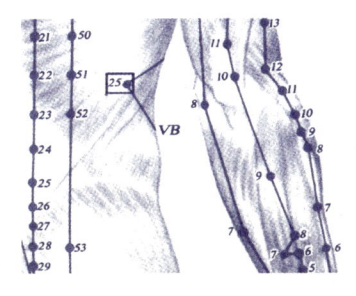

Safra kesesi 25 (VB 25): Böbrek kanalının M0 noktasıdır. 12. kaburganın arkasındadır.

Safra kesesi 29 (VB 29): 5 sun göbek altında kalça kemiği ön çıkıntısının ön tarafındadır.

Safra kesesi 30 (VB30):

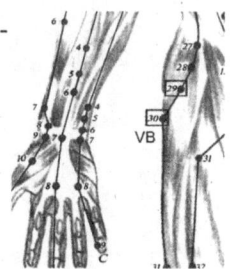

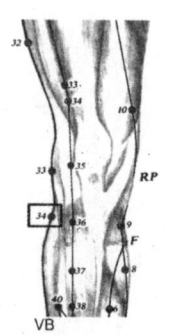

Safra kesesi 34 (VB 34): Fibulanın başının üstünden hat çizilir. İkisinin kesiştiği yerdedir.

Safra kesesi 37 (VB 37): Ayağın dış yanında topuktaki çıkıntıdan 5 sun yukarıdadır.

Safra kesesi 38 (VB 38): Sedatif noktadır. Bacağın dış yan tarafında bilekteki çıkıntıdan 5 parmak yukarıdadır.

Safra kesesi 39 (VB 39): Asmalı çan olarak da adlandırılır. Bacağın dış yanında diz kapağından 1 sun yukarıdadır.

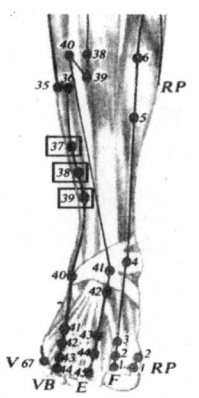

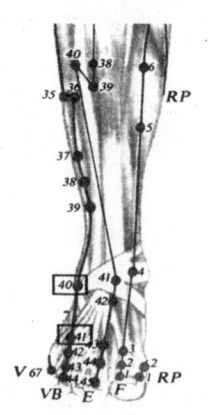

Safra kesesi 40 (VB 40): P noktasıdır. Bacak kemiğinin çıkıntısının ön tarafında ayak bileğine doğrudur.

Safra kesesi 41 (VB 41): 4. ve 5. ayak tarak kemiklerinin arasındadır.

Safra kesesi 43 (VB 43): Sakinleştirici noktadır. 4. ve 5. ayak parmakları arasında 4. parmağın yan tarafındadır.

Safra kesesi 44 (VB 44): Ayakta 4. parmağın tırnağının dış yanında.

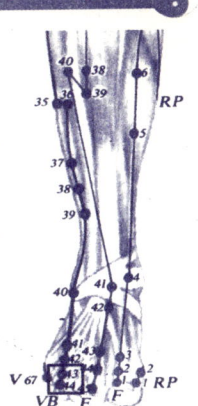

Karaciğer Kanalı (F) Noktaları

Karaciğer 1 (F 1): Ayak başparmağının lateral tarafındadır.

Karaciğer 2 (F 2): 1. ve 2. ayak parmaklarının arasındadır.

Karaciğer 3 (F 3): P noktasıdır. Ayakta 1. ve 2. tarak kemikleri arasındadır.

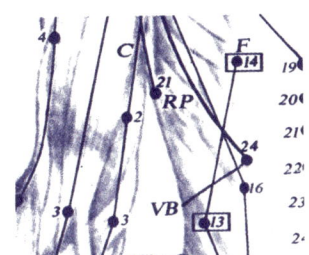

Karaciğer 8 (F 8): Sakinleştirici noktadır. Dizin arka iç yanındadır.

Karaciğer 13 (F 13): Dalak, pankreas kanalının MO noktasıdır. 12. kaburganın ucundadır.

Karaciğer 14 (F 14): Karaciğerin MO noktasıdır. 6. kaburgadan 4 sun yanlarda.

Masajla Mucizevî Tedaviler

Ön Orta Kanal (ÖOK) Noktaları

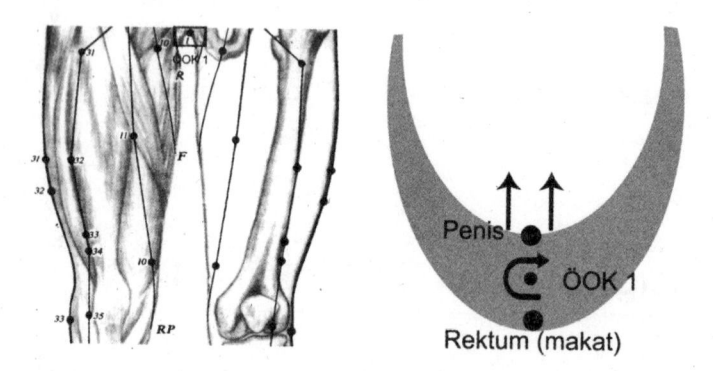

Ön orta kanal 1 (ÖOK 1): Cinsiyet organları ve anüs arasındadır.
Ön orta kanal 2 (ÖOK 2): Simfizis pubisin üstündedir.
Ön orta kanal 3 (ÖOK 3): Simfizis pubisten 1sun yukarıdadır.

Ön orta kanal 4 (ÖOK 4): İnce bağırsak kanalının M0 noktasıdır. Pubisten 2 sun yukarıdadır.

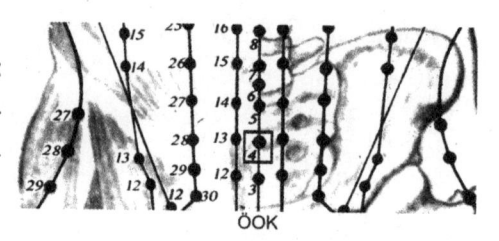

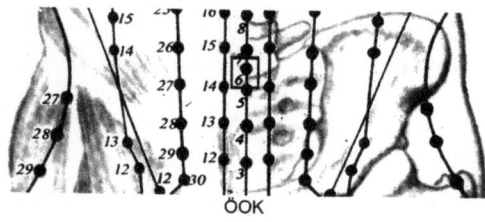

Ön orta kanal 6 (ÖOK 6): Göbekten 3 parmak aşağıdadır.

Ön orta kanal 8 (ÖOK 8): Göbeğin üstündedir.

Ön orta kanal 9 (ÖOK 9): Göbekten 2 parmak yukarıdadır.

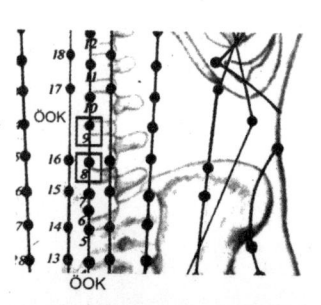

Ön orta kanal 11 (ÖOK 11): 2. ve 3. bel omurları arasına rastlar.

Ön orta kanal 12 (ÖOK 12): Göbekten 4 sun yukarıdadır.

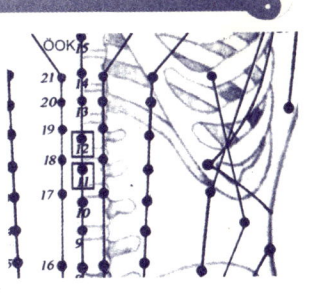

Ön orta kanal 14 (ÖOK 14): Göbekten 6 sun yukarıdadır.

Ön orta kanal 15 (ÖOK 15): Son kaburgaların altındadır.

Ön orta kanal 16 (ÖOK 16): Göğüs kemiğinin ön tarafında 5. kaburga kemiği arasındadır. Hipofiz ve böbrek üstü bezinin hormonlarının salgılanmasını sağlar.

Ön orta kanal 17 (ÖOK 17): 4. kaburgalar arasındadır.

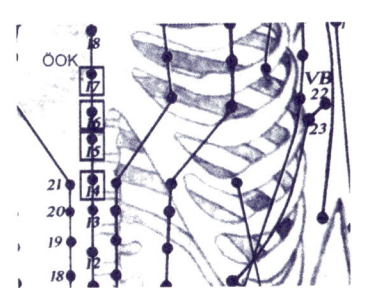

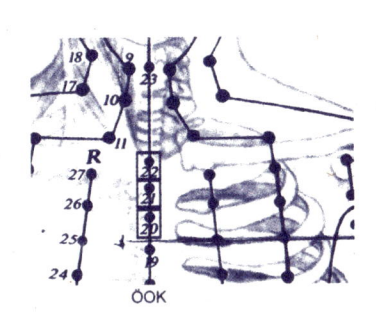

Ön orta kanal 20 (ÖOK 20): Göğüs kemiğinin başından 2 parmak aşağıdadır.

Ön orta kanal 21 (ÖOK 21): Göğüs kemiğinin ucundan 2 parmak aşağıdadır.

Ön orta kanal 22 (ÖOK 22): Göğüs kemiğinin üst başındaki çukurluktadır.

Ön orta kanal 24 (ÖOK 24): Alt dudağın altındaki çizgi üzerindedir.

Ön orta kanal 26 (ÖOK 26): Alt dudağın altındaki çukurluktur.

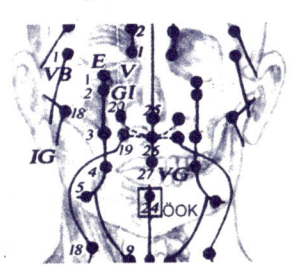

Arka Orta Kanal (AOK) Noktaları

Arka orta kanal 1 (AOK1) : Kuyruk sokumu kemiği ile anüs arasındadır.

Arka orta kanal 2 (AOK 2): Sakrumla kokiks arasındadır.

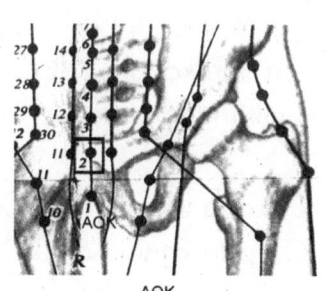

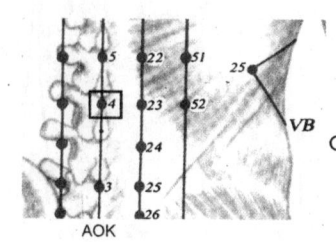

Arka orta kanal 4 (AOK 4): 2. ve 3. bel omurları arasındadır.

Arka orta kanal 9 (AOK 9): 7. ve 8. göğüs omurlarının arasındadır.

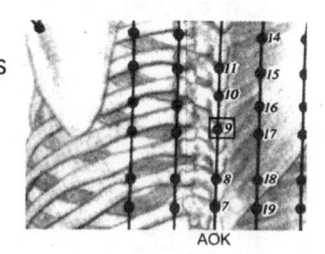

Arka orta kanal 13 (AOK 13): 1. ve 2. göğüs omurları arasındadır.

Arka orta kanal 14 (AOK 14): 7. boyun omuru ve 1. göğüs omuru arasındadır.

Arka orta kanal 15 (AOK 15): 2. ve 3. boyun omurları arasındadır.

Arka orta kanal 16 (AOK 16): Orta çizgi üzerindeki art kafa kemiğinin bittiği çukur yerdedir.

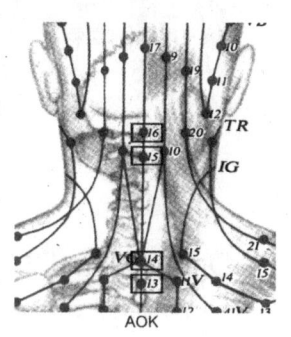

Arka orta kanal 20 (AOK 20-Bay-Huey): Orta hattaki çizgi iki kulağın en üst kısmından çizgi çizilir. Orta çizgi ile kesiştiği noktada tepededir.

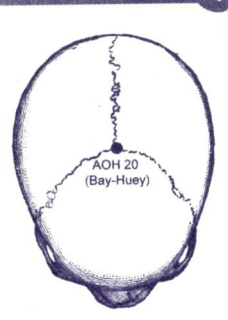

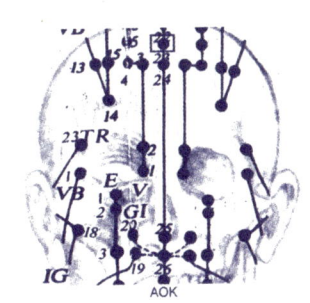

Arka orta kanal 23 (AOK 23): Alından sonra saçlı derinin başlangıcından itibaren 1,5 sun yukarıdadır.

Arka orta kanal 25 (AOK 25): Burnun ucundadır. Sarhoşlarda işletilir.

Arka orta kanal 26 (AOK 26): Dudakla burun arasındaki çizginin tam ortasıdır.

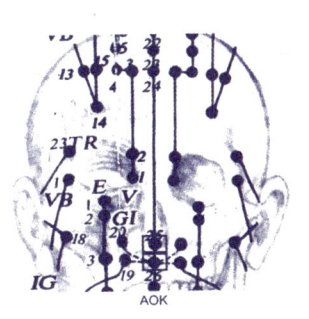

Masajla Mucizevî Tedaviler

Vücuttaki Bölgelere Göre Masaj Uygulamali ile Tedavi Profilaktik Masaj-Bölgesel Masaj

a. Kafa ve Yüz

Bu bölgelere, yumuşak hareketler ve hafif dokunuşlarla derinlere ulaşan bir masaj uygulanmalıdır. Seçilen noktadan itibaren yukarıdan aşağıya ve aşağıdan yukarıya doğru, merkeze doğru, dışa doğru ve çizgiler (orta çizgi ve gözbebeğinin ortasından geçirilmiş çizgi - bilim redaktörünün notu) boyunca masaj yapılır. Hareketler önce yavaş ve fazla bastırmadan yapılmalı, daha sonra gittikçe kuvvetlenmelidir. Bitirirken hareketler giderek yavaşlamalı ve hafiflemelidir. Uygulamalar hasta oturur veya sırtüstü yatarken uygulanmalıdır.

- ☯ *Ying-Tan bölgesinin çizgisel ovuşturulması.* Hastanın başı iki elle tutularak başparmaklarla sıra ile Ying-Tan'dan yukarı doğru, saçların çıkış sınırına kadar, sonra da Ying-Tan'dan, Tay-Yang'a (iki kaşın ortasındaki nokta) doğru yatay şekilde sıvazlanır. (bak. resim 30) Hareket tekrar edilir.

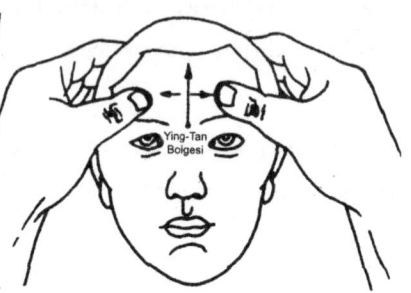

  Resim-30. Yin-Tan bölgesinde çizgisel ovma

- ☯ *Kaş üzeri bölgesini ovma.* Hastanın başı iki elle tutulur, başparmaklarla kaşların üstündeki bölge Ying-Tan'dan Tay-Yang'a doğru ovulur (bak. resim 31). İşlem tekrar edilir.

- **Gözlerin etrafını ovma.** Gözlerin etrafı başparmaklarla ortadan kenarlara doğru ovulur (bak. resim 32). İşlem tekrar edilir.

- **Üç çizgi üzerinde uzun süreli bastırma.** Hastanın başı iki elle tutularak başparmaklarla, Ying-Tan'dan Bay-Huey'e (AOK 20) (Tepedeki orta nokta, başın ortasından ve kulakların üst çıkıntısından birer hat çekilir, kesişen tepedeki orta noktadır.) kadar, sonra safra kesesi 14'den (VB 14) Mesane 8'e (V 8) kadar bastırılır (bak. resim 33). Masaj, hasta uyuşukluktan, ağrıdan ve gerilme hissinden kurtulana kadar devam ettirilir.

- **Tay-Yang noktalarının bölgesinde masaj.** Tay-Yang noktaları bölgesi, hasta sıcaklık hissedene kadar başparmakların ikisiyle aynı anda ovuşturulur (bak. resim 34).

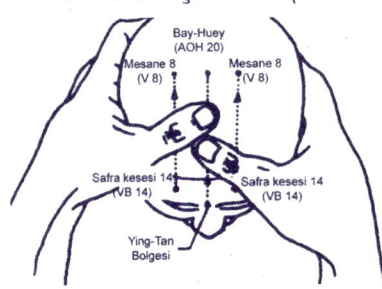

Resim-31. Kaş üzeri kavislerin ovuşturulması

Resim-32. Gözlerin etrafını ovma

Resim-33. Üç çizgi üzerinde uzun süreli bastırma

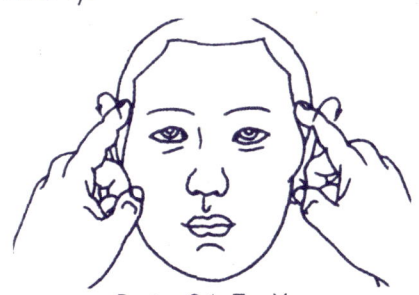

Resim-34. Tay-Yan noktalarını ovuşturma

Masajla Mucizevî Tedaviler

- *Başın saçlı bölgesinde hafif vurmalar ve kazımalar.* Başın saçlı bölgesi, iki elin parmaklarıyla aynı anda kazınır ve hafif vurulur. Saçlı bölgenin ön sınırından arka sınırına doğru ilerlenir (bak. resim 35), sonra da parmak uçlarıyla ön saç bölgesinin ön sınırından arka sınırına doğru kazınır. İşlem tekrarlanır.

- *Bay-Huey (T 20) bölgesinde vibrasyon.* Eller, merkez Bay-Huey (AOK 20) noktasına denk gelecek şekilde üst üste yerleştirilir, sonra hızla vibrasyon uygulanır (bak. resim 36).

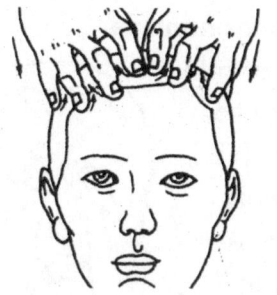

Resim-35. Başın saçlı bölgesinde hafif vurmalar ve kazıma

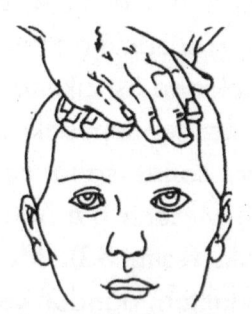

Resim-36. Bay-Huey bölgesinde vibrasyon

Enerjinin Serbest Akması İçin Geçişlerin Açılması

Terapinin Etkileri

Bu masaj, beyine giden kan akımını iyileştirir ve gözleri güçlendirir; psikolojik durumu rahatlatır ve kalbi sakinleştirir; enerji akımındaki engelleri ortadan kaldırır; Ying ile Yang'ı uyumlu hale getirir (rüzgârı kovar ve soğuğu dağıtır); krampları ve ağrıları dindirir.

Etki Alanları

Nezle, baş dönmesi, halsizlik, baş ağrısı, uykusuzluk, uyku bozuklukları, 'gözlerde perde', tıkalı burun, göz hastalıkları, gözün dış kenarında ağrılar, diş ağrısı ve kulak çınlaması.

- Yüz bölgesinde nokta basıncı uygularken ovma. Noktalar, kısa aralıklarla bastırılarak başparmaklarla ovulur. Hareket, mesane 2'den (V 2) başlayarak, mesane 1 (V 1), mide 2 (E 2), kalın bağırsak 20 (GI 20), mide 4 (E 4), mide 5 (E 5), mide 6 (E 6), mide 7 (E 7), ince bağırsak 19 (IG 19), safra kesesi 2 (VB 2), üçlü ısıtıcı 21 (TR 21) ve arka orta kanal 26'dan (AOK 26) devam ederek ön orta kanal 24'e (ÖOK 24) doğru ilerler (bak. resim 37). Ağrılar ve uyuşukluk geçene kadar devam edilir.

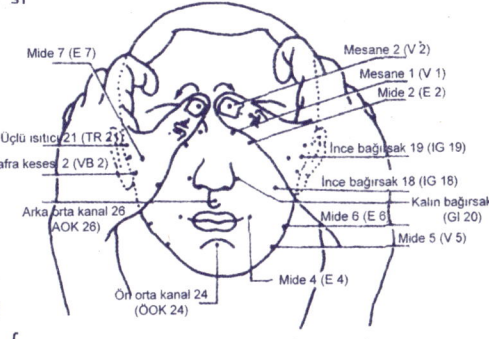

Resim-37. Yüz bölgesinde noktasal bastırma ile ovma

- *Safra kesesi meridyeni boyunca noktaların ovulması ve hafif dokunuşlar.* Başparmakla, safra kesesinin meridyeni boyunca mide 8'den (E 8) safra kesesi 20'ye (VB 20) kadar bulunan noktalar ovulur ve hafifçe dokunulur (bak. resim 38). Hareket, sıcaklık hissi oluşana kadar uygulanır.

- *Safra kesesi 20 (VB 20) noktasının ovulması.* Safra kesesi 20 (VB 20) noktalarına bastırılarak her iki elin de orta parmaklarıyla aynı anda ovma uygulanır (bak. resim 39). Hasta, sıcaklık hissedene kadar harekete devam edilir.

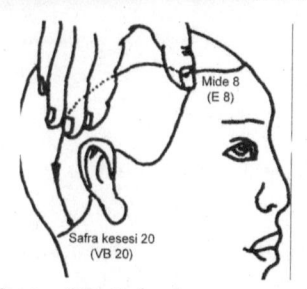

Resim-38. Safra kesesi meridyeni bölgesindeki noktaların ovulması ve hafif dokunmalar

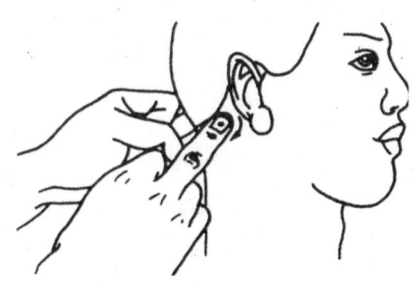

Resim-39. Safra kesesi 20 (VB 20) noktasının ovulması

- Mucizevî nokta Du-meridyen (mucizevî orta arka meridyen) üzerinde parmakla yapılan vibrasyon. Orta parmakla, Ying-Tan'dan başlayıp Bay-Huey (AOK 20)e kadar bütün noktalara bastırılır, sonra aynı sırayla hızlı bir vibrasyon uygulanır (bak. resim 40).
- Bay-huey (T 20) bölgesinde hafif vurmalar. Parmaklar hafif bükülerek bütün el ile hafifçe vurulur (bak. resim 41).

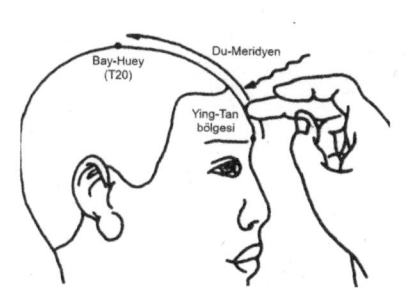

Resim-40. Du-meridyen boyunca vibrasyon

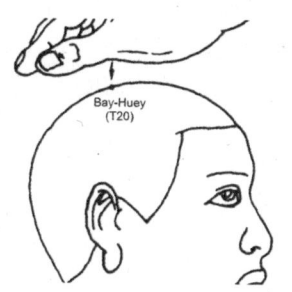

Resim-41. Bay-Huey bölgesinde hafif vurmalar

b. Boyun

Bu bölgeye masaj yapılırken, hasta, uygun halde olmalıdır. Hareketler hafif ve yumuşak olmalı ama derin dokulara etki etmelidir.

Terapinin Etkileri

Masaj, enerjinin meridyendeki hareketini normal hale döndürür ve destekleyici damarları faaliyete geçirir; kan dolaşımını olumlu etkiler, spazm ve ağrıları dindirir; boğazı temizler, yaşam enerjisi akımını düzenler ve sesi iyileştirir; sümüksü sıvıyı vücuttan çıkartır ve öksürüğü engeller.

Etki Alanları

Baş dönmesi, baş ağrısı, hipertoni, ense kaslarının sertliği, boyun ve omuz ağrıları, boyun spondylopathia'sı, boğaz ağrıları ve ses kısılması.

Boyun Bölgesinde Gerginliği Giderme

Masaj esnasında hasta oturur veya yüzükoyun yatar.

- *Boyun bölgesinde omurganın iki tarafına da uygulanan çizgisel ovuşturma.* Başparmaklarla, boyun omurları etrafından aşağıya doğru inerken bastırılarak ovulur, sonra yukarıya doğru çıkılarak ovulur (bak. resim 42). Hareket, hasta sıcaklık hissedene kadar devam ettirilir.

- *Safra kesesi 21(VB 21) noktasının ovulması ve çimdiklenmesi.* Başparmakla, safra kesesi 20 (VB 20), arka orta kanal 14 (AOK 14), safra kesesi 21 (VB 21) noktaları bastırılarak ovulur; sonra safra kesesi 21 (VB 21) yakınındaki kiriş bir taraftan

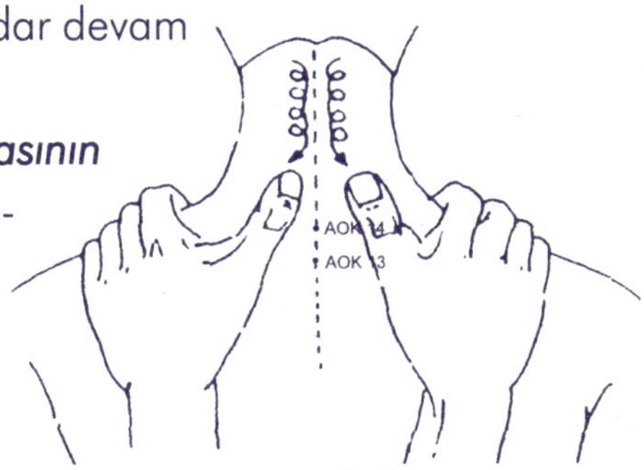

Resim-42. Boyun bölgesinde omurganın etrafında çizgisel ovma

başparmakla, diğer taraftan ise işaret ve orta parmakla tutup çimdiklenir (bak. resim 43). Bu yöntem iki elle, boynun iki tarafına aynı anda uygulanabilir.

☯ Boyun kirişlerini rahatlatmak için hafif dokunuşlar uygulanması. İşaret, orta ve yüzük parmakları birleştirilir. Yukarıdan omuza doğru inilerek boynun yan tarafına hafif dokunuşlar yapılır (bak. resim 44).

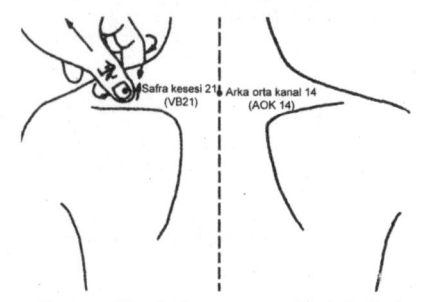

Resim-43. Safra kesesi 21(VB 21) noktasını ovma ve çimdikleme

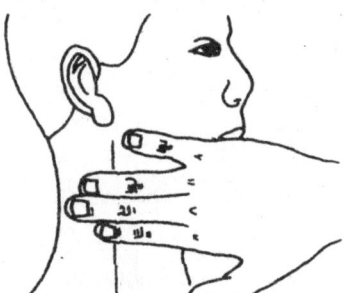

Resim-44. Boynun kirişlerini rahatlatmak için onlara hafif dokunmak

c. Boğaz

☯ Boğazı rahatlatma. Boğazın rahatlaması için ovma ve çimdikleme. Hastanın başı arkadan bir el ile tutularak diğer elin baş ve işaret parmaklarıyla, mide 9 (E 9), kalın bağırsak 18 (GI 18), kalın bağırsak 17 (GI 17) ve mide 10 (E 10) noktalarından ilerleyerek ovulur ve çimdiklenir (bak. resim 45).

d. Ses Telleri

☯ Sesin iyileştirilmesi için vibrasyon ve kısa fasıllarla bastırma. Hafifçe bastırılarak ön orta kanal 23

Resim-45. Boğazın rahatlaması için noktaların ovulması ve çimdiklenmesi

(ÖOK 23) noktasından ön orta kanal 22 (ÖOK 22) noktasına doğru baş ve işaret parmağıyla ovma hareketi yapılır; hasta bu arada 'i-i' sesini çıkartmalıdır (bak. resim 45). Sonra, baş ve işaret parmaklarıyla yumuşak vibrasyon uygulanarak mide 9'dan (E 9) mide 11'e (E 11) doğru ilerlenerek gırtlak kemiği ovulur ve çimdiklenir (bak. resim 46).

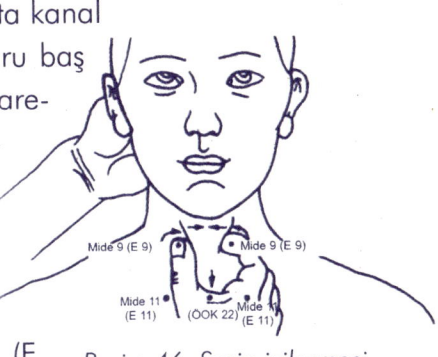

Resim-46. Sesin iyileşmesi için vibrasyon ve kısa fasıllarla bastırma

e. Sırt

Bu bölgeye masaj uygulanırken masaj yöntemleri ve hastanın pozisyonları doğru seçilmelidir. El hareketleri yumuşak, ancak omurga, sırt ve bel bölgelerini derinden etkileyecek kadar kuvvetli olmalıdırlar. Sırtın alt kısımlarına, üst kısımlara göre daha kuvvetli masaj yapılmalıdır.

Terapinin Etkileri

Masaj, kirişleri rahatlatır, kan dolaşımını düzenler ve eklemlerdeki ağrıları hafifletir; spazmları giderir ve ağrıları dindirir, kalbi olumlu etkiler ve dalağı güçlendirir, astımı önlemeye yarar ve karaciğeri rahatlatır, yaşam enerjisi akımını düzenler, bel bölgesini güçlendirir ve böbrekleri kuvvetlendirir.

Etki Alanları

Bel bölgesinde ve sırtta germe hissi veren ağrı, halsizlik, esneklik kaybı ve hareket zorluğu, yaşam enerjisi durgunluğu veya ters yönde akması sonucu karın şişliği; bel bölgesinde, romatizmada olduğu gibi bir ağrı, omurga zedelenmeleri ve iltihaplanmaları, miyofibrozit (romatizmanın bir çeşidi), belin gerilmesi ve zedelenmesi.

Sırtın Rahatlatılması

Hasta yüzükoyun yatıp ellerini başının altına koyar.

- *Sırtın, çizgisel şekilde ovulması:* Çizgisel ovma, arka orta kanal 14 (AOK 14) seviyesinden başlanarak omurganın etrafından kuyruksokumu bölgesine kadar iki el ile uygulanır (bak. resim 47). Hareket, hasta sıcaklık hissedene kadar devam ettirilir; sonra da başparmaklarla omurganın iki tarafı yukarı aşağı ovulur (bak. resim 48).

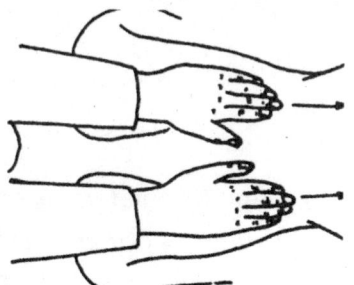

Resim-47. Sırtın, iki elle çizgisel şekilde ovulması

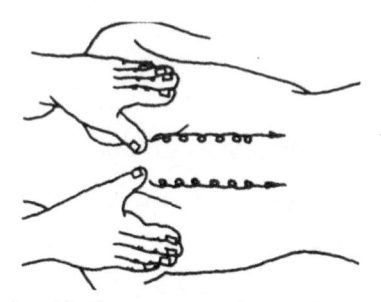

Resim-48. Omurganın, iki taraftan başparmaklarla ovulması

- *Sırt masajının elle yapılması.* Sırta, omuzlardan başlayıp aşağıya doğru ilerlenerek masaj yapılır (bak. resim 49). İşlem tekrarlanır. Masaj, gerekli bölgeye çizgisel ovma hareketi uygulanarak da yapılabilir.

Masajla Mucizevî Tedaviler

- Kaburga aralarının sırt bölgesinden çizgisel masajı. Çizgisel masaj, başparmaklarla kaburgalar arasındaki boşluklar üzerinden, omurgadan kürek kemiklerine doğru uygulanır (bak. resim 50). İşlem tekrarlanır.

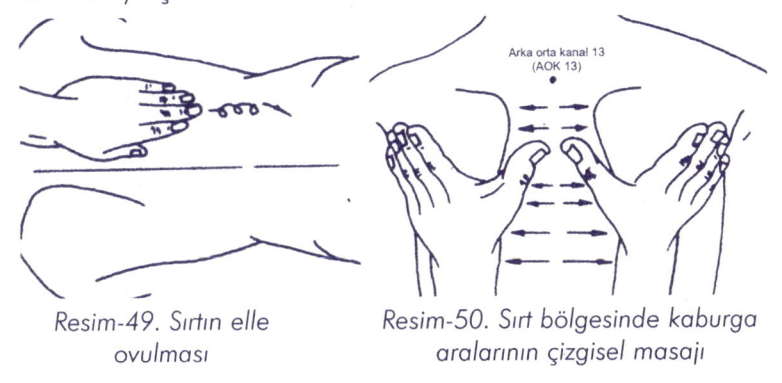

Resim-49. Sırtın elle ovulması

Resim-50. Sırt bölgesinde kaburga aralarının çizgisel masajı

f. Bel

Bel Bölgesinin Güçlendirilmesi

Bu uygulama için, hasta yüzükoyun yatarak ellerini çenesinin altına koyar.

- Sırt ve bel bölgelerinde elin yuvarlatılması. Yuvarlama, arka orta kanal 14 (AOK 14) noktasından kuyruksokumu bölgesine doğru yapılır. Sonra, kürek kemiklerinin alt sınırından başlayarak kaba ete doğru ilerlenir (bak. resim 51). İşlem tekrarlanır.

Resim-51. Sırt ve bel bölgelerinde el yuvarlama hareketi

- Omurganın çizgisel masajı için kısa fasıllarla bastırma. Basıncı yükseltmek amacıyla eller üst üste konur ve omurga boyunca kuyruksokumuna doğru ilerlenerek bastırılır (bak. resim 52). Sert hareketlerden kaçınılmalıdır.

Masajla Mucizevî Tedaviler

- **Kuyruksokumu bölgesinin gerilmesi.** Kuyruksokumu bölgesi gerilir (bak. resim 53). Hareket, aynı şekilde diğer tarafa da uygulanır.

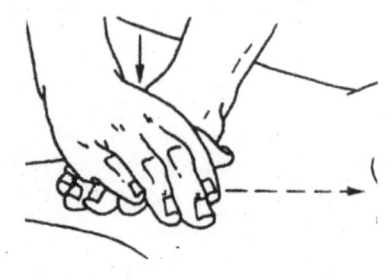

Resim-52. Omurganın çizgisel masajı için kısa fasıllarla bastırma

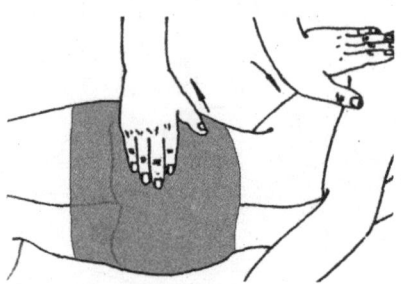

Resim-53. Kuyruksokumu bölgesini germe

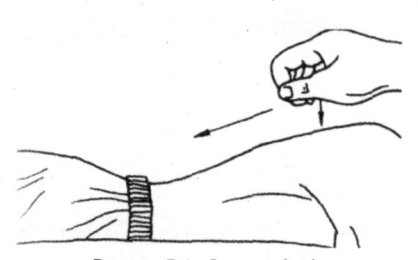

Resim-54. Sırt ve bel bölgelerinde hafif vurmalar

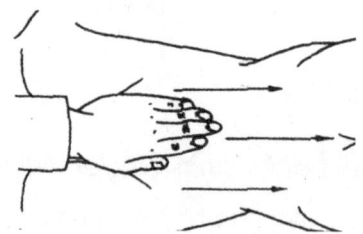

Resim-55. Bel bölgesinin ve sırtın dikey şekilde ovulması

- **Sırt ve bel bölgesine hafif vurmalar.** El sıkı olmayan bir yumruk şeklinde sıkılıp omurganın iki yanından sırttan bele doğru inilerek hafifçe vurulur (bak. resim 54).

- **Bel bölgesinin ve sırtın ovulması.** Omurga el ile ovuşturulur, sonra da kuyruksokumu bölgesine doğru ilerlenerek omurga kemiklerinin iki yanından ovulur (bak. resim 55). Daha sonra bel bölgesi enine ovulur (bak. resim 56). Hasta sıcaklık hissedene kadar hareket yapılmaya devam edilir.

Resim-56. Bel bölgesinin ve sırtın yatay şekilde ovulması

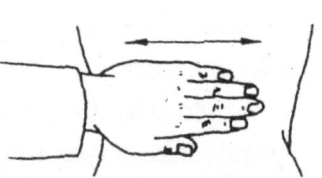

g. Göğüs ve Kaburga Altı Bölgesi

Bu bölgelere masaj uygulanırken masajı yapan kişinin hareketleri esnek, yumuşak, düzgün ve ağır olmalı, hastanın nefes alıp vermesiyle uyum göstermelidir.

Terapinin etkileri

Masaj, göğüsteki gerginliği giderir ve diyafram ağrısını dindirir, karaciğer ağrılarını hafifletir ve yaşam enerjisi akımını düzenler, durgun veya ters yönde akan yaşam enerjisinin yolunu açar ve kusmayı durdurur, kan dolaşımını düzenler, vücudu sümüksü sıvıdan arındırır ve öksürükten kurtarır.

Etki Alanları

Göğüs ve kaburga altı bölgesinde gerilme hissi ve ağrı, öksürme ve astım, sindirim sisteminde bozukluklar, geğirme, iştahsızlık, hıçkırık, göğüs ve kaburga altı bölgesinde burkulma ve travma.

1. Göğüs Bölgesinde Rahatlama Sağlanması

Hasta sırtüstü yatar. Gözleri kapalı, düşünceleri dağılmış vaziyette, elleri karnında üst üste koyulmuş şekildedir.

☯ *Meridyenler üzerinde bulunan noktalara kısa fasıllarla vibrasyonun uygulanması.* Kısa aralıklarla vibrasyon parmakla, Jen meridyeninin ön orta kanal 22 (ÖOK 22) noktasından ön orta kanal 20 (ÖOK 20) ve ön orta kanal 17 (ÖOK 17) noktasına doğru uygulanır, sonra böbrek meridyeni üzerinde böbrek 27 (R 27) noktasından, böbrek 25 (R 25)den geçilerek böbrek 23 (R 23) noktasına doğru ilerlenir, ondan sonra da mide meridyeni üzerinde mide 14 (E 14) noktasından, mide 16 (E 16)dan da geçerek mide 18 (E 18) noktasına doğru gidilir, en sonunda da akciğer meridyeni üzerinde akciğer 2 (P 2) noktasından akciğer 1 (P 1) noktasına doğru masajı uygulanır (bak. resim 57, 58).

☯ *Göğsün elle ovulması.* Göğüs, köprücük kemiklerinden başlayarak mide meridyeni üzerinden meme uçlarına kadar, elin tabanıyla ovalanır (bak. resim 58).

2. Yaşam Enerjisinin Düzenlenmesi

Hasta, sırt üstü yatar vaziyette uygulama yapılır.

☯ *Kaburgaların arasındaki boşlukların çizgisel masajı.* Başparmakların ikisi ile de çizgisel masaj, kaburgalar arası boşluklar üzerinden kenarlara, orta çizgiden koltukaltı çizgilerine doğru uygulanır (bak. resim 59). Kadınların göğsünde, zarar vermemek için çok dikkatli olunmalıdır.

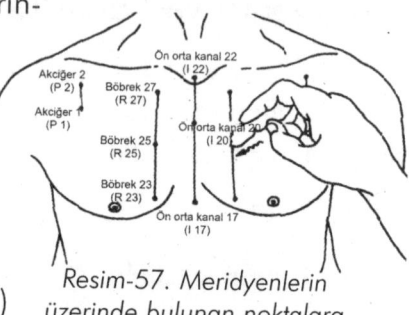

Resim-57. Meridyenlerin üzerinde bulunan noktalara kısa fasıllı vibrasyon uygulanması

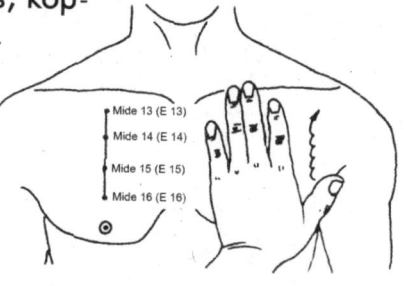

Resim-58. Göğüs bölgesinin elle ovulması

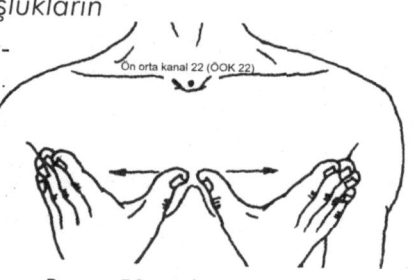

Resim-59. Kaburgalar arasındaki boşlukların çizgisel masajı

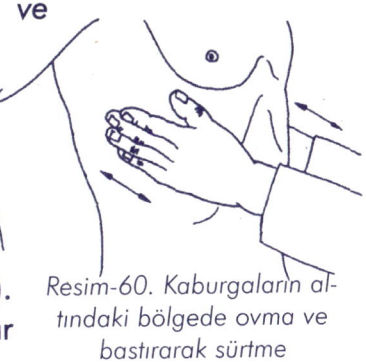

🌑 **Kaburga altı bölgesinde ovma ve bastırarak sürtme.** Eller kaburgaların altındaki bölgeye yerleştirilir; ovma ve bastırarak sürtme, eller karşı yönlere hareket ettirilerek, en alttaki hareketli kaburgaya kadar gerçekleştirilir (bak. resim 60). Hasta, sıcaklık hissedene kadar harekete devam edilir.

Resim-60. Kaburgaların altındaki bölgede ovma ve bastırarak sürtme

h. Karın

Bu bölgeye yapılan masajda hareketler, yumuşak, hafif, hastanın nefes alış verişiyle uyumlu olmalıdır. İç dokulara kuvvetle ulaşmak gerekir. **Sert veya ters hareketlerle iç organlara zarar vermemeye dikkat edilmelidir.**

Terapinin Etkileri

Bu yöntem, karaciğerdeki ağrıları dindirir ve karaciğerin yaşam enerjisi akımını düzenler, dalağı güçlendirir ve midenin düzgün çalışmasını sağlar, durgunlaşmış ya da ters yönde akan yaşam enerjisini düzelterek üçlü ısıtıcının orta kolundaki enerji akımını normalize eder, Ying ile Yang'ın uyumunu sağlar, yaşam enerjisini ve böbrekleri güçlendirir.

Etki Alanları

Karında doluluk, ağrı ve şişkinlik duygusu, yiyecek durgunluğu, mide boşluğunun üst kısmında rahatsızlık, iştahsızlık, hazmedilmemiş yiyecekler içeren sık ishal veya kabızlık.

1. Karın Bölgesini Aktivize Etmek

Hasta, sırtüstü yatar. Kolları serbest şekilde iki yana sarkar, gözleri kapalı, düşünceleri dağınıktır.

☯ *Karın bölgesinde çizgisel ovma ve sürtme.* Çizgisel ovma ve sürtme orta hızla, ama iç organları kuvvetle etkileyecek şekilde tek el ile gerçekleştirilir. Masaj, göğsün kılıç şeklindeki çıkıntısından başlayarak cinsel organ bölgesine doğru uygulanır (bak.resim 61). İşlem tekrarlanır.

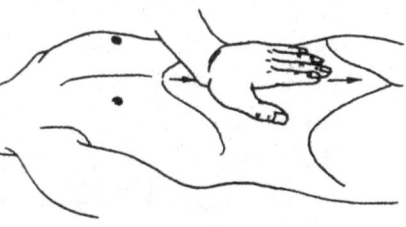

Resim-61. Karın bölgesinde çizgisel ovma ve sürtme

☯ *Karın bölgesinde bazı noktalara kısa fasıllarla bastırma.* Bastırmalı ovma, orta parmakla veya orta ve işaret parmaklarıyla aynı anda Jen-meridyenindeki noktalara uygulanır: ön orta kanal 13 (ÖOK 13), ön orta kanal 12 (ÖOK 12), Ön orta kanal 10 (ÖOK 10), ön orta kanal 6 (ÖOK 6), ön orta kanal 4 (ÖOK 4), ön orta kanal 3 (ÖOK 3) ve karnın iki yanında da bulunan mide 20 (E 20), karaciğer 13 (F 13), mide 25 (E 25), mide 28 (E 28) ve dalak, pankreas 13 (RP 13) noktalarına uygulanır (bak. resim 62). Acı, uyuşukluk veya şişlik geçene kadar tekrar edilir.

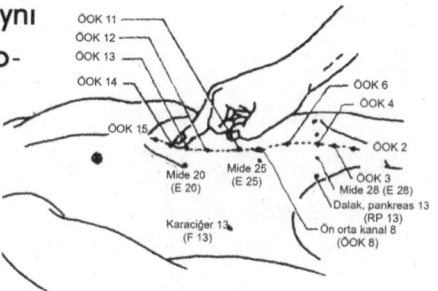

Resim-62. Karın bölgesinde belirli noktalarda kısa aralıklı bastırma

☯ *Karnın, bütün elle dairesel ovulması.* El karına dayanarak göbek merkezli daireler şeklinde ovalanır. Enerji akımının güçlenmesi için saat yönünde masaj yapılır, azaltmak için ise saat yönünün tersine yapılır (bak. resim 63). Hareketin daha güçlü olması için eller üst üste konulabilir.

- **Karnın çizgisel masajı:** Eller farklı yönlerde hareket ettirilerek gerçekleştirilir. Başparmaklar ile eller karnın üst kısmına konulur ve giderek aşağıya, ön orta kanal 4 (ÖOK 4) noktasına doğru koltukaltları yönünde masaj yapılır (bak. resim 64).

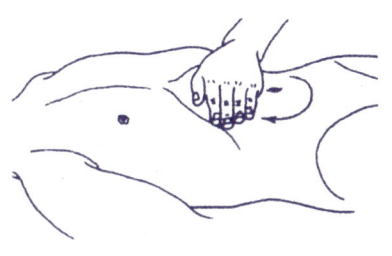

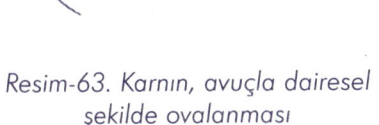

Resim-63. Karnın, avuçla dairesel şekilde ovalanması

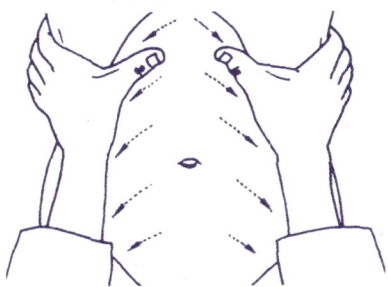

Resim-64. Farklı yönlerde hareket eden ellerle karnın çizgisel masajı

2. Karnın Isıtılması

Bu uygulamar esnasında hasta, sırtüstü yatar.

- **Ön orta kanal 8 (ÖOK 8) bölgesinin dairesel şekilde ovalanması.** El, merkezi göbeğe denk gelecek şekilde yerleştirilip dairesel hareketlerle ovalanır (bak. resim 65). Sıcaklık, derinlere ulaşana kadar devam edilir. Hareketin daha güçlü olması için eller üst üste konulabilir.

- **Ön orta kanal 8 (ÖOK 8) bölgesinde hafif vurmalar.** El karına dayanır, avuç hafif bükülmüş olacak ve merkezi göbeğe denk gelecek şekilde yerleştirilip hafif vuruşlar yapılır (bak. resim 66). Enerjinin derinlere ulaştığı hissi oluşana kadar harekete devam edilir.

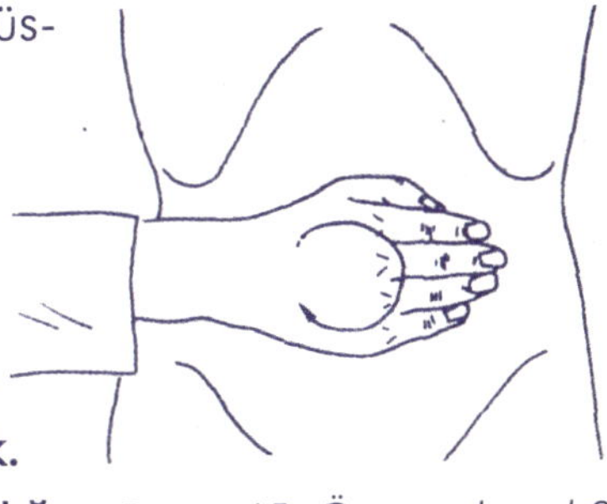

Resim-65. Ön orta kanal 8 (ÖOK 8) bölgesinde dairesel ovalama

◎ *Karın bölgesinde hafif dokunuşlar ve vibrasyon.* El, merkezi göbeğe denk gelecek şekilde karına yerleştirilip hızlı bir vibrasyon uygulanır, sonra göbeğin etrafına veya belirlenen önemli noktalara hafifçe dokunulur (bak. resim 67). İşlem tekrarlanır.

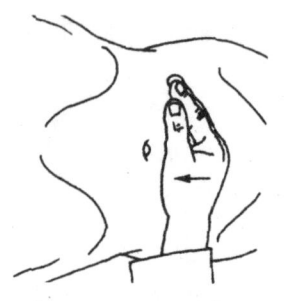

Resim-66. Ön orta kanal 8 (ÖOK 8) bölgesinde hafif vurmalar

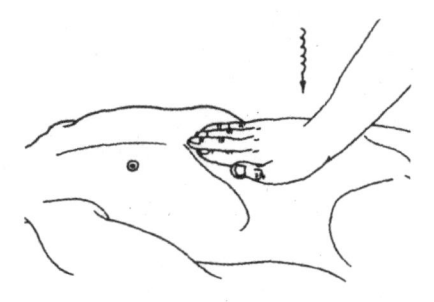

Resim-67. Karın bölgesinde vibrasyon ve hafif dokunmalar

ı. Kollar

Bu bölgeye masaj yapılırken, hareketler sakin ve iyi koordine edilmiş olmalıdır. Zarar vermemeye dikkat edilmelidir. Sıkma ve çimdikleme omuz, dirsek ve bilek masajında, ovma, el gezdirme ve çizgisel masaj omuz ve önkol masajında, ovma ve çizgisel masaj ise özellikle önkol ve el masajında tavsiye edilir.

Terapinin Etkileri

Masaj, meridyenleri ısıtır ve colateral damarları çalıştırır, eklemlerdeki ağrıları dindirir ve kirişleri rahatlatır, yaşam enerjisi akımını düzenler ve kan dolaşımını olumlu etkiler, rüzgârı kovar ve soğuğu dağıtır (Ying ile Yang'ı normal hale döndürür).

Masajla Mucizevî Tedaviler

> **Etki Alanları**
>
> Baş dönmesi. Gözlerde görüntü kaybı, baş ağrısı ve boşlukla ateş sendromlarının getirdiği halsizlik, kollarda ağrı ve uyuşukluk, omuz ve dirsek eklemlerinde bozukluklar, parmak ve bilek eklemlerinin hareket sınırlılığı.

1. Meridyenlerin Çalışmasını Sağlamak İçin Kolları Çekmek

Hasta oturur ya da sırtüstü yatar.

- *Kol meridyenleri boyunca kısa fasıllarla bastırarak ovma hareketi:* Bir elle hastanın kolunu tutarak diğer elinizin parmaklarıyla Ying ve Yang meridyenlerinin (Akciğer, kalp, kalp zarı meridyenleri Ying meridyenler, kalın ve ince bağırsak, üçlü ısıtıcı meridyenleri Yang meridyendir. Bu meridyenler boyunca el parmakları ile masaj yapılır.) her üçü boyunca ovulur özellikle eklem yerleriyle kan dolaşımı az olan bölgelerde. Yöntem genellikle omuzdan bileğe doğru, tüm eklemler rahatlayana dek uygulanır (bak. resim 68).

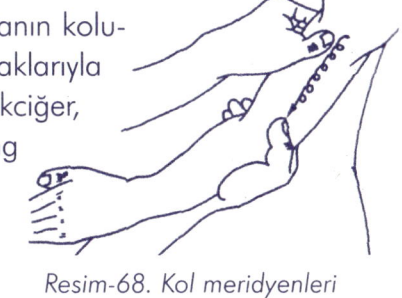

Resim-68. Kol meridyenleri üzerinde kısa fasıllarla bastırarak ovma

- *Kol meridyenleri üzerinde ovma ve el gezdirme.* Hastanın kolu bir el ile tutularak diğer el, Yang ve Ying meridyenlerinin her üçü üzerinde gezdirilir ve omuzdan dirseğe doğru ovulur (bak. resim 69). Sıcaklık hissi oluşana kadar ovulur.

- *Kolun çizgisel masajında 'silindir' ovalama.* Kol iki taraftan tutulup 'silindir' ovalama yöntemi hızla aşağıya doğru gerçekleştirilir. Sonunda bilek ve parmaklara çizgisel masaj uygulanır (bak. resim 70).

Resim-69. Kol meridyenleri üzerinde ovarak el gezdirme

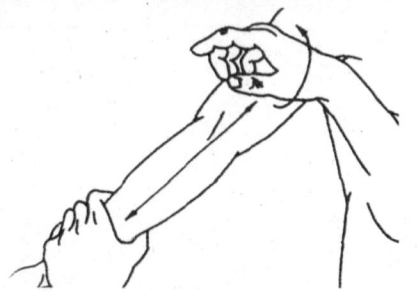

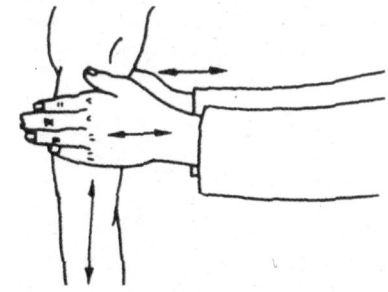

Resim-70. Kolun çizgisel masajında 'silindir' ovalamanın kullanılması

2. Eklemleri Rahatlatma ve Eklemlerdeki Ağrıları Dindirme

Hasta oturur. Kol çekiştirilip silkelenir. Bilekten iki elle tutulup açı genişletilerek kol kıvırılır, sonra da hızla yukarı aşağı silkelenir (bak. resim 71).

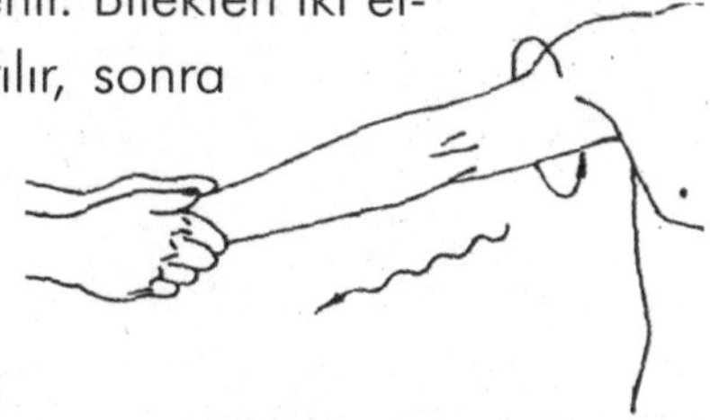

- **Kolun, omuz eklem yerinden kıvrılması.** Hastanın yanında ve biraz arkasında durulur. Bir el ile omuzu sıkılır. Diğer el ile hasta dirseğinden tutularak omuz eklem yeri, açı genişletilerek ileri geri kıvırılır (bak. resim 72).

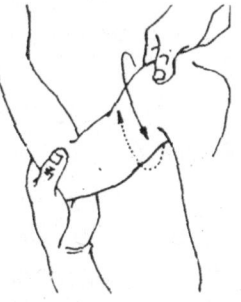

- **Dirsek eklemlerini sıkmak.** Bir elin parmaklarıyla hastanın kolu dirsekten tutulur. Diğer el ile bilekten tutulup yavaş yavaş kol dirsekten kıvırılır. 'Çıt' sesi duyulmalıdır (bak. resim 73, 74).

Resim-71. Kolun çekiştirilip silkelenmesi

Resim-72. Kolun, omuz eklem yerinden çekiştirilmesi

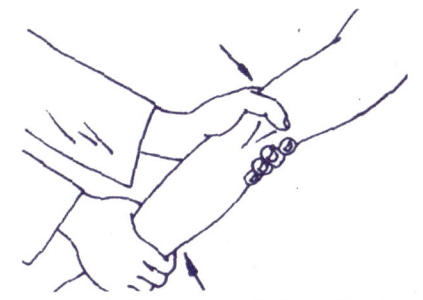

Resim-73. Uzatılmış kolun, dirsek eklem yerinden sıkılması

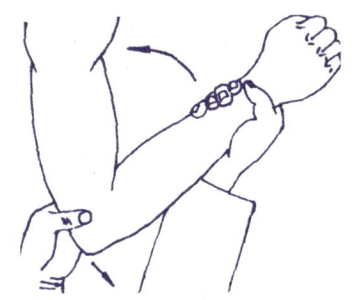

Resim-74. Dirsek eklem yerinin, kol bükükken sıkılması

i. Bacaklar

Bu bölgeye masaj uygulanırken, masaj hareketleri yumuşak olmalı, açısı gittikçe açılmalı ve dokuların derinlerine kadar ulaşmalıdır.

Terapinin Etkileri

Bacak masajı dalağı güçlendirir ve midenin fonksiyonlarını dengeler, karaciğer ağrılarını dindirir ve böbrekleri güçlendirir, kan basıncını düşürür ve gözleri güçlendirir, kan dolaşımını düzenler ve yaşam enerjisi akımını dengeler, meridyenleri ısıtır ve colateral damarları çalıştırır, kanı besler ve Ying'i çoğaltır.

Etki Alanları

Baş ağrısı, uykusuzluk, baş dönmesi, gözlerde karaciğer ateşinin yükselmesine bağlı görme bozukluğu, karında şişkinlik, bel bölgesinde ve bacaklarda ağrı, dizlerde güçsüzlük ve baldırlarda spazmlar.

Masajla Mucizevî Tedaviler

1. Bacakların Güçlendirilmesi

Hasta, sırtüstü veya yüzükoyun yatar.

- **Kirişlerin rahatlaması için çizgisel ovma.** Tüm el ile bastırılarak meridyenler boyunca ovulur, sonra elin tabanıyla veya başparmakla, kirişler rahatlayana kadar meridyenlerin üzerinden ovalanarak geçilir (bak. resim 75, 76).

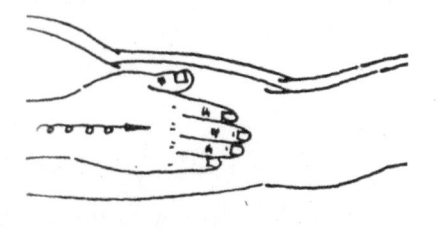

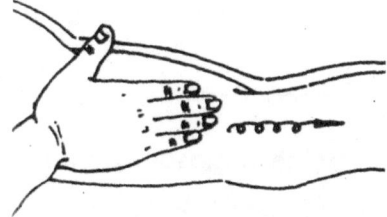

Resim-75. Kirişlerin rahatlaması için çizgisel ovalama ve elin tümüyle ovalama

Resim-76. Kirişlerin rahatlaması için çizgisel ovalama ve elin tabanıyla ovalama

- **Meridyenlerin çalışması için ovalama ve el gezdirme.** Meridyen üzerinden aşağıya doğru inilir ve çimdik atarak ovulur, sonra da meridyenler üzerinden yukarı aşağı el gezdirilerek ovalama gerçekleştirilir (bak. resim 77, 78). Hasta sıcaklık hissedene dek devam edilir.

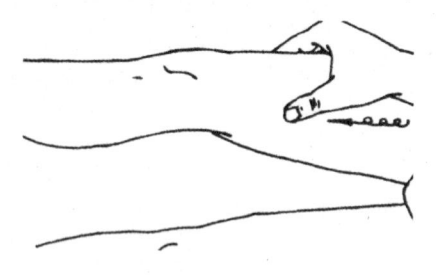

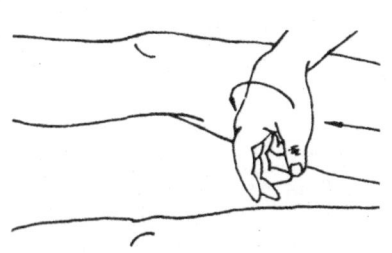

Resim-77. Başparmakla, çimdikleyerek ovalama

Resim-78. Meridyenleri çalıştırmak için ovalayarak el gezdirme

- **Dirsekle uzun süreli bastırma.** Safra kesesi 30 (VB 30) noktası bölgesi, hasta ağrı hissettiği sürece alt dokuları kuvvetle etkileyerek

Masajla Mucizevî Tedaviler

dirsekle bastırılarak ovulur. Sonra aynı şekilde kolun yan tarafından da, safra kesesi 31 (VB 31) noktasına doğru masaj gerçekleştirilir (bak. resim 79). Baştan sona kadar tekrarlanır.

- **Colateral damarları çalıştırmak için çizgisel masaj uygulanması.** İki el ile hastanın dizi tutulur, sonra başparmaklarla, sıcaklık oluşana dek meridyenler üzerinde kuvvetlice çizgisel masaj uygulanır (bak. resim 80).

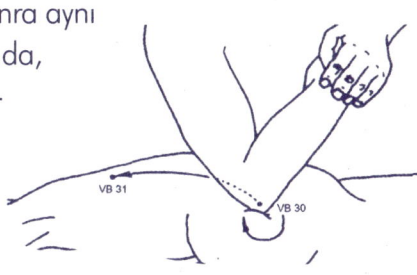

Resim-79. Safra kesesi 30 (VB 30) noktasında dirsekle uzun süreli bastırma

Resim-80. Colateral damarları çalıştırmak için baldırlarda çizgisel masaj uygulanması

- **Böbrek 1 (R 1) noktasında çizgisel ovalama.** Bir el ile ayak bileği tutularak diğer elin başparmağıyla böbrek 1 (R 1) noktası, sıcaklık hissi oluşana dek hızla çizgisel şekilde ovalanır (bak. resim 81).

2. Eklemlerdeki Ağrıları Dindirme

Hasta oturur veya sırt üstü yatar.

- **Diz kapağı eklemlerinin çizgisel masajında ovalamanın uygulanması.** Diz kapağının iki tarafından, serçe parmakların çıkıntılarıyla tutulur. Hasta ağrı, genişleme ve sıcaklık hissedene dek hızla ovalanır (bak. resim 82).

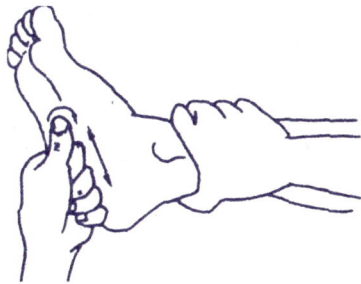

Resim-81. Böbrek 1 (R 1) noktasında çizgisel ovalama

- **Ayak eklemlerinin çekilip silkelenmesi.** Bir el ile ayak bileğinin biraz üstünden tutulup diğer el ile ayak tutularak eklem yerine bükme, çekme ve silkme hareketleri uygulanır (bak. resim 83). İşlem tekrarlanır.

Masajla Mucizevî Tedaviler

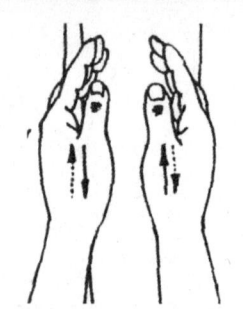

Resim-82. Diz kapağı eklemlerinin çizgisel masajında ovalamanın uygulanması

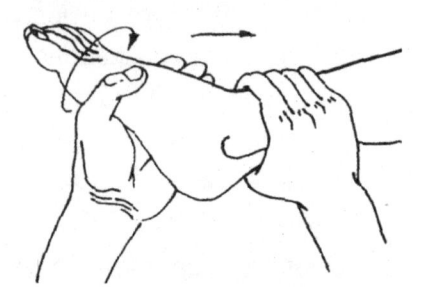

Resim-83. Ayak eklemlerinin çekilip silkelenmesi

IV. BÖLÜM
PRATİK MASAJ

PRATİK MASAJ

GENEL BİLGİLER

Pratik masaj; Chjan-Fu organları, meridyenler ve destekleyici damarları çalıştırmak, yaşam enerjisi ve kan fonksiyonlarını, Ying ile Yang arasındaki dengeyi sağlamak ve vücuttaki bozuklukları gidermek amacıyla dış ve iç kaldırma ve indirme süreçlerini düzenlemeye yarar. Diğer tedavi yöntemlerinde olduğu gibi otomasaj da, ancak teşhis koyulduktan ve masaj yapılacak noktaları tespit edildikten sonra uygulanmalıdır

Dikkat Edilmesi Gereken Hususlar

- Pratik masaj, yalnızca belirli hareketleri uygulamak değil, aynı zamanda vücudu ve ruhu eğitme yöntemidir. Kararlılık, kendinden emin olma ve dikkat gerekir.
- Terapinin etkisi en fazla, azimli çalışma, masajdan keyif alma ve zinde kalmayla ortaya çıkar. Sadece kuralları bilip uygulama yöntemlerini öğrenmek yeterli olmaz, uygun yöntemi seçip ne kadar güç kullanmak gerektiğini de bilmek gerekir.

- Pratik masaj uygun zamanda yapılmalıdır. Pratik masaj için en uygun zaman yemekten bir kaç saat sonrasıdır.
- Âdet döneminde ve hamilelikte özel masaj uygulanmasının yanı sıra dikkatli olmak gerekir.
- Pratik masaj uygulandığında bedensel ve zihinsel yorgunluktan kaçınılmalıdır.
- **Pratik masaj sıcak, gürültüden ve rüzgârdan korunan bir yerde uygulanmalıdır.** Bunun sebebi masaj sırasında kaşların araları ve cildin gözenekleri açılır ve hastalık kapma riski artar.
- Sağlıklı yaşam biçimini sürdürerek pratik masajın etki etmesini maksimum seviyeye çıkarmak mümkündür.
- **Sağlıklı yaşam içinde; doğru beslenmek, düzenli uyumak, jimnastik yapmak ve tavsiye edilen ilaçları kullanmak gerekir.**
- Hastalık durumunda, iyileşme şansını yükseltmek için doktora başvurmak gerekir.

Pratik Masaj Prosedürünün Özellikleri

Masaj yöntemine uygun olarak oturarak, ayakta, sırtüstü veya yüzüstü bir pozisyon seçilir: Vücudun rahat olması ve rahat nefes alıp vermek önemlidir.

Düşünceler hareketlere ve masaj yapılan bölgeye yoğunlaşmalıdır. Yoğunlaşma için nefesler sayılabilir. Karından nefes almak tavsiye edilir, nefes alışlarıyla verişleri diyafram hareketleriyle koordine edilmelidir. Hareketleri, yumuşak bir şekilde ve hafifçe yapılmalı ama süreklilik arzetmelidir, tenle teması kaybetmeden ve alt dokuları da etkileyerek uygulamak gerekir.

Hareketler, hızı ve etkisi gittikçe arttırılarak, sonra da aynı şekilde gittikçe azaltılarak uygulanmalıdır. Saat yönünde uzun süreli yumuşak hareketler genellikle enerjinin artması, saatin ters yönündeki aynı hareketler ise enerjinin azalması için kullanılır.

Pratik masajın uygulanması, bünyenin güçlenmesi ve hastalıkların önlenmesi içindir. Pratik masaj, belli rahatsızlıkların tedavisinde en uygun nokta ve bölgelere uygulanmalıdır.

Pratik Masaj Prosedürleri

1. Ağız ve Dişler İçin Pratik Masaj

> **Etki Alanları**
> Dişlerin sallanmasını ve düşmesini, dişetlerinin kanamasını, şişip ağrımasını ve hatta körelmesini önler; ağız kurumasını ve dilin hareketsizliğini ve bir yana kaymasını giderir; baş dönmesinden, sinirlilikten ve kuru gaitadan kurtarır.

a. Dişleri Güçlendirme

Dişleri sıkma ve ses çıkartarak sıkma hareketi.

Sıkma

Altçene ile üstçeneyi birleştirip sonra da alt dişlerle üst dişler birleştirilir ve ağrı hissedene dek ve tükürük miktarı artana dek öyle tutulur.

Ses çıkartarak sıkma

Ağzın kapalı kalması şartıyla çeneler birleştirilip ayrılır, dişler gittikçe daha yüksek ses çıkartır. Hareketi, ağrı hissedene dek ve ağızdaki tükürük miktarı artana dek tekrarlanır.

b. Dili Güçlendirme

Dil ile dişetlerine içten ve dıştan bastırılır ve her yönde dil gezdirilir. Diş köklerinde ağrı oluşana kadar ve ağızda tükürük miktarı artana dek devam edilir.

c. Tükrüğü Yutma

Ağızda tükürüğün çoğalması sağlanır ve yanaklar şişirilir. Ağızda çalkalama hareketi yapılarak tükürük üç seferde ya da küçük yudumlarla yutulur. Yutarken boğazdan yutma sesi gelmelidir.

2. Ellerin Esnekliği İçin Hareketler

Etki Alanları

Baş ağrısına neden olan nezleyi, boğaz ve diş ağrılarını, kalp çarpıntısını, uykusuzluğu, dağınıklığı, uyuşukluğu, hareket ağırlığını, el üşümesini ve parmakların titremesini önler ve giderir.

a. Ellerin Birbirini Ovuşturması

Eller birleştirilip sıcaklık hissedene kadar ovulur, sonra eller ısınıp kızarana ve terleyene dek bir elin avucuyla diğeri tersine yönde ovuşturulur (bak. resim 84, 85).

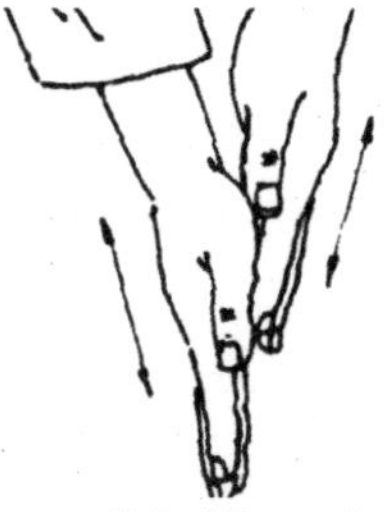

Resim-84. Ellerin birbirini ovuşturması

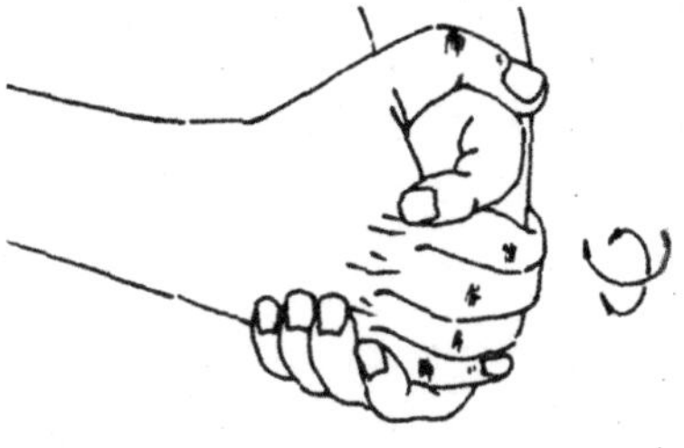

Resim-85. Avuçların ovuşturulması

b. Parmakları Çarpıştırmak

Bütün parmaklar hafif bükülerek eller karşı karşıya tutulur ve parmaklar karşılıklı çarpıştırılır. Parmak uçlarında genişleme, uyuşma ve ağrı hissedene kadar devam edilir (bak. resim 86).

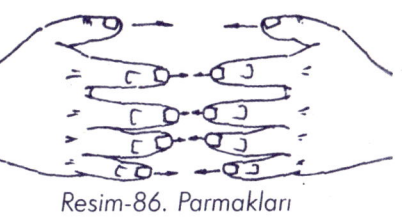

Resim-86. Parmakları çarpıştırmak

c. Tırnaklara Bastırma

Bir elin parmağı, diğer elin baş ve işaret parmaklarıyla tutulur. Tırnak ucuna üç kez bastırılarak veya aynı şekilde tırnak köküne bastırılarak iz yapılır, sonra da parmak ucuna doğru ovulur. Her tırnakta üçer kez yapılıp diğer ele de uygulanır (bak. resim 87, 88).

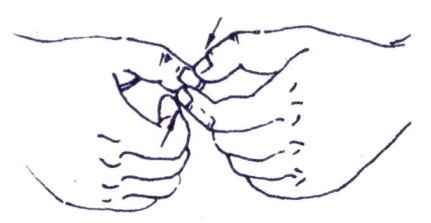

Resim-87. Tırnakla diğer elin tırnaklarına basınç uygulanması

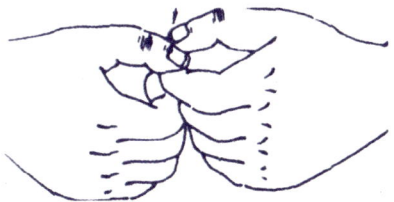

Resim-88. Tırnak köküne bastırıp parmak ucuna doğru ovuşturmak

d. Parmakların Meridyenler Boyunca Çizgisel Masajı

Her parmak sırasıyla üçer kez çekilir, sonra her biri, diğer elin baş ve işaret parmaklarıyla sıkıştırılıp parmak ucuna doğru çizgisel masaj uygulanır. Veya parmağın orta kemiğini, diğer elin işaret ve orta parmaklarının kemikleriyle sıkıştırılır (bak. resim 89, 90). Hareket her parmağa üçer kez, ağrı hissedene dek uygulanır.

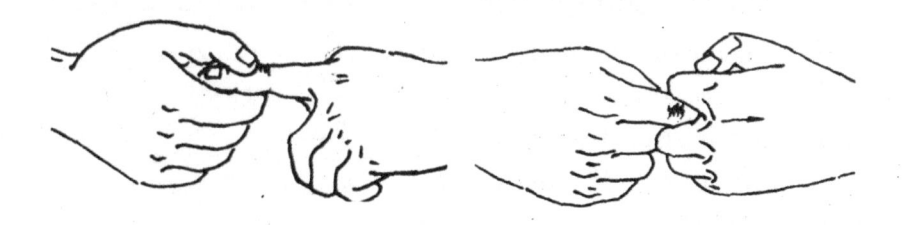

Resim-89. Parmağın çizgisel masajı için sıkıştırma

Resim-90. Çizgisel masaj ve parmak ucuna doğru kayma

3. Beyni Çalıştırıcı ve Unutkanlığı Giderici Hareketler

Etki Alanları

Baş ağrısını, migreni, halsizliği, baş dönmesini, uykusuzluğu, uyku bozukluklarını gidermek ve önlemek amacıyla; saç dökülmesinde, kulak çınlamasında, burun tıkanıklıklarında, görme bozukluklarında, yüzde lekeler ve derin buruşukluklarda uygulanır.

a. Yüz Bölgesinde Ovma

Eller, ısınana kadar birbirine sürtülür, sonra parmaklar kaşlara gelecek şekilde yüz kapatılır ve yüz yıkanır gibi hareketler yapılır (bak. resim 91). İşlem tekrarlanır.

b. Kanalları Tarama

Parmaklar hafif bükülerek başparmaklar Tay-Yang noktalarına, diğer parmaklar ise kaşlara dayanır. Tay-Yang noktaları bölgeleri ağrı hissi oluşana dek dairesel hareketlerle bastırılarak ovulur. Sonra parmaklar yukarıya doğru hareket ettirilerek alın ve saçlarda çiz-

Masajla Mucizevî Tedaviler

gisel masaj uygulanır, sonra saç taranıyormuşçasına enseye doğru devam edilir. İşlem tekrarlanır. Sonra başparmaklar safra kesesi 20 (VB 20) noktalarına, diğer parmaklar ise başın üstüne belli aralıklarla yerleştirilir ve ağrı hissedene kadar, birleştirilmiş orta ve işaret parmaklarıyla Bay-Huey (AOK 20) noktasına kısa fasıllarla bastırılır. Sonunda parmaklarla, dikey olarak arka orta kanal 16 (AOK 16) ve arka orta kanal 14 (AOK 14) noktalarına doğru ovulur (bak. resim 92, 93, 94, 95). Bu işlem 5-10 kez tekrarlanır.

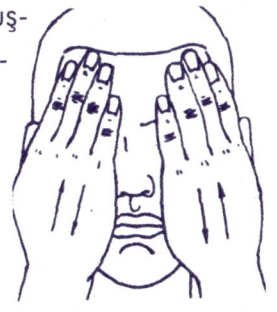

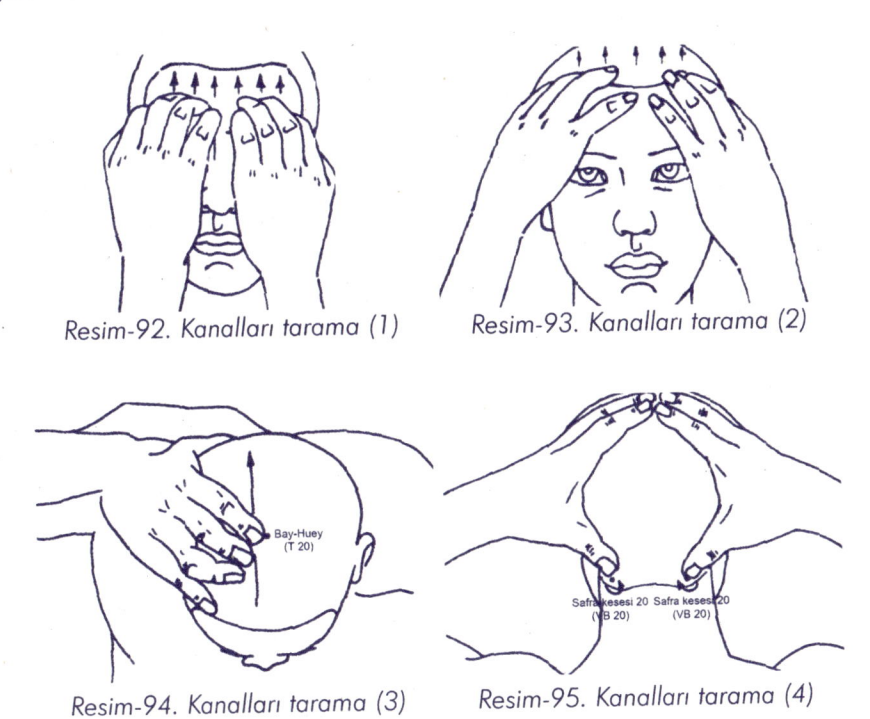

Resim-91. Yüzün ovuşturulması

Resim-92. Kanalları tarama (1)

Resim-93. Kanalları tarama (2)

Resim-94. Kanalları tarama (3)

Resim-95. Kanalları tarama (4)

c. Kulakları ve Gözlerin Etrafını Ovalama

Bu yöntemlerden sonra yukarıda açıklanın kanal 'taraması' yapılmalıdır. Eller enseye, serçe parmaklar kulaklara değecek şekilde yerleştirilip ovuşturulur. Bu işlem Mesane 1 (V 1) (gözün içtarafında burna yakın) noktasından başlayıp kulakların üstünden arkaya doğru koyarak gerçekleştirilir. Sonra, kulaklar öne doğru bükülüp üzerlerinden kayarak ters yönde devam edilir. Gözler burna doğru ovuşturulur ve mesane 1 (V 1) noktalarına kısa aralıklarla bastırılarak ağrı hissedene dek ovalanır (bak. resim 96, 97). Her hareket 5-10 kez tekrarlanır.

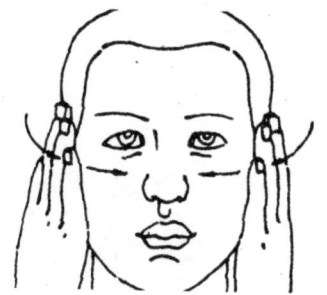

Resim-96. Kulakların ovuşturulması

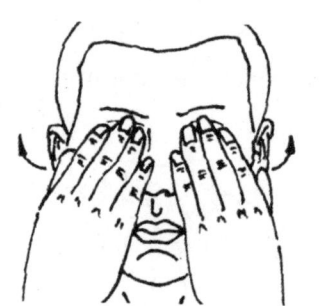

Resim-97. Gözlerin etrafının ovuşturulması

d. Bükülmüş Parmaklarla Kafatasına Vurmak

Parmaklar hafif bükülür ve parmak uçlarıyla hafifçe başa vurulur. Hareketler yumuşak ve esneklikle, gittikçe güçlendirilerek uygulanmalıdır. Vurma hareketleri, el değiştirerek orta çizgi üzerine, sonra da başın iki tarafına aynı anda uygulanır. Vurma hareketi, omuzlar silkelenerek bitirilir (bak. resim 98). Bütün prosedür 5-10 kez tekrarlanır.

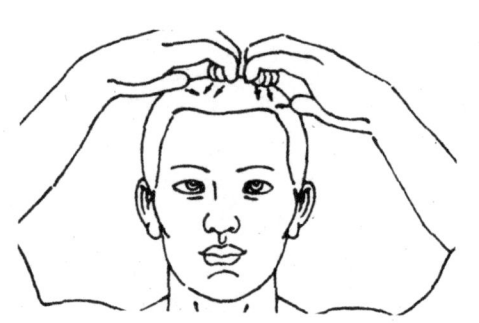

Resim-98. Bükük parmaklarla kafatasına vurma

Masajla Mucizevî Tedaviler

e. Yüz ve Burnun Ovalanması

İki el de yüze koyulup orta parmaklar! ağrı ve gerilme hissi oluşana dek mesane 1 (V 1) noktasına kısa aralıklarla bastırılrak ovuşturulur. Sonra ovma, burnun iki yanından, mesane 1 (V 1) ve mide 1 (E 1) noktalarından ağza doğru gerçekleştirilir ve sonra da iki yandan çeneye doğru ovulur (bak. resim 99). İşlem 5-6 kez tekrarlanır.

Resim-99. Yüz ve burnu ov...

4. Gözleri İyileştirici Hareketler

Etki Alanları

Baş dönmelerini, görme bozukluklarını, hipermetrobu, miyobu, kataraktı, gözlerde ikili görmeyi ve diğer göz bozukluklarını önler ve tedavi eder.

a. Kaşları Çimdikleme

Gözler kapatılıp, kaşlar baş ve işaret parmaklarıyla çimdiklenir. Parmaklarda ağrı hissedene dek çimdiklemeye devam edilir. (bak. resim 100). Hareket 5 kez tekrarlanır.

Resim-100. Kaşları çimdikleme

b. Kaşları Ovalama

Başparmaklar Tay-Yang noktalarına yerleştirilir, diğer parmaklar doğal, hafif bükük şekilde kalmalıdır.

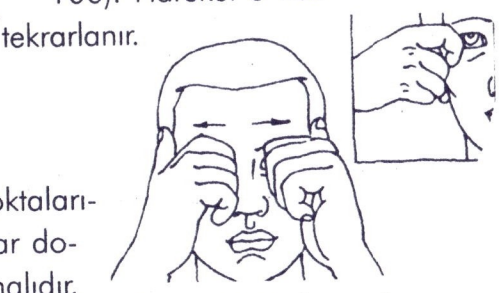

Resim-101. Kaşları ovalama

Masajla Mucizevî Tedaviler

işaret parmaklarının yanlarıyla ovalanır (bak. resim 101). Ra-
ıcı bir sıcaklık ve hafif genişleme hissedene kadar 3-5 kez tek-
.nır.

c. Gözleri Isıtma

Gözler kapatılır. Eller, ısınana dek birbirine ovuşturulur. Sonra, eller, sıcaklığın hissedilmesi için hızlı bir hareketle gözlerin üzerine konulur. (bak. resim 102). 4-5 kez tekrarlanıp dikkatlice uzağa bakılır.

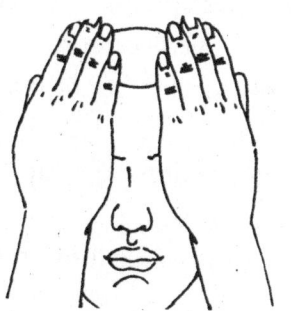

Resim-102. Gözleri ısıtma

5. Nefes Alıp Vermeyi Dengeleyen Hareketler

Etki Alanları

Koku alma duyusunu kaybetme ve nezle, burun akması veya tıkalı burunla birlikte nezleyi önler ve tedavi eder.

a. Burnun Yanlarında Çizgisel Ovma

Eller hafif sıkılır. Başparmağın kemiğiyle, ağrı ve gerilme hissedene kadar burnun yan tarafları, ara ara bastırılarak ovalanır. Ağrı başlayınca yukarı aşağı şekilde yan taraflar çizgisel ovalanır. Sonra kısa aralıklarla kalın bağırsak 20 (GI 20) noktası bastırılarak ağrı, uyuşukluk ve gerilme hissedilene dek ovulur (bak. resim 103).

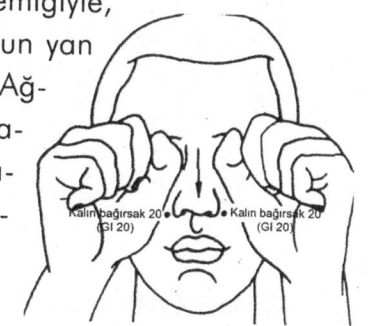

Resim-103. Burnun yan taraflarında çizgisel masaj

b. Burun Kanatlarında Sıkma ve Çimdikleme

Arka orta kanal 25 (AOK 25) noktası işaret parmağının ucuyla bastırılarak aynı anda burun kanatları baş ve orta parmakla kuvvetlice çimdiklenir (bak. resim 104). İşlem 10 kez tekrarlanır.

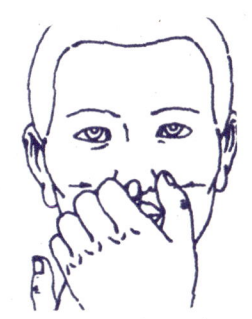

Resim-104. Burun kanatlarını sıkma ve çimdikleme

6. Baş Dönmesi, Sağırlık, Kulak Çınlamasını Önleyen Hareketler

Etki Alanları

Sağırlık, kulak çınlaması, baş dönmesini önler ve tedavi eder, duyma duyusunu iyileştirir.

a. Kulaklara Hafif Dokunma ve Ovuşturma

Başparmaklarla üçlü ısıtıcı 17 (TR 17) noktalarına kısa aralıklarla bastırılır. Diğer parmaklarla kulaklara hafif dokunulur ve kulaklarda dolgunluk, şişme ve ısınma hissi oluşana dek ovuşturulur (bak. resim 105).

b. Ses Çıkartarak Kulakların Dış Deliklerini Açma

Resim-105. Kulaklara hafif dokunma ve ovuşturma

Diğer parmaklar sıkılarak işaret parmakları kulak deliklerine sokulur ve iki yönde hareket ettirilir. Sonra ses duyulacak şekilde kulaklardan çıkartılır (bak. resim 106). İşlem 3-5 tekrarlanır.

c. Avuçlarla 'Silindir' Masajı

Başparmaklarla, safra kesesi 20 (VB 20) noktaları bastırılır. Kulaklar ellerle kapatılıp uğultu duyacak şekilde "pompalama" hareketi yapılır (bak. resim 107). Bu hareketler, omuz ve boyunda ağrı hissedene dek tekrarlanır.

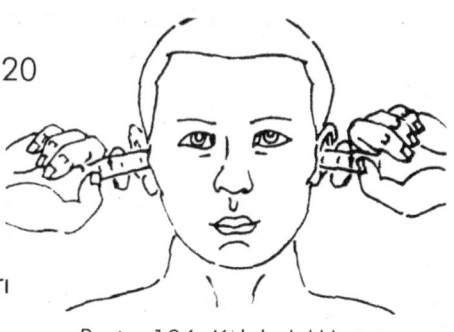

Resim-106. Kulak deliklerini, ses çıkartarak açma

d. Kulağın Arka Tarafına Vurma

Orta parmaklar kulakların arkasına yerleştirilerek kulak delikleri kapatılacak şekilde bastırılır. Sonra orta parmaklar üzerine işaret parmakları yerleştirilerek metalik bir ses çıkartacak şekilde kulağın dibine hafifçe vurulur (bak. resim 108). İşlem 1-2 kez tekrarlanır.

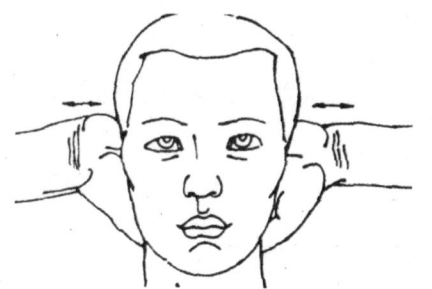

Resim-107. Avuçlarla "silindir" masaj

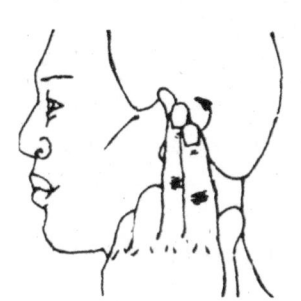

Resim-108. Kulağın arkasında hafif vurmalar

7. Boynu Rahatlatan Hareketler

Etki Alanları

Boyun bölgesinde ağrılar ve hareket güçlüğü, boyun spondylopathiyası, boğaz ağrıları ve iltihaplanmaları, astım, öksürük ve horlamayı önler ve tedavi eder.

a. Boynun Arkasını Bastırma ve Ovalama

Eller boynun arka kısmına yerleştirilir. Omurganın iki yanından çizgisel masaj gerçekleştirmek üzere işaret, orta ve yüzük parmaklarının uçlarıyla safra kesesi 20 (VB 20) noktasından aşağıya, arka orta kanal 14 (AOK 14) noktasına doğru ilerleyerek kuvvetlice basılır (bak. resim 109). İşlem 5-10 defa tekrarlanır.

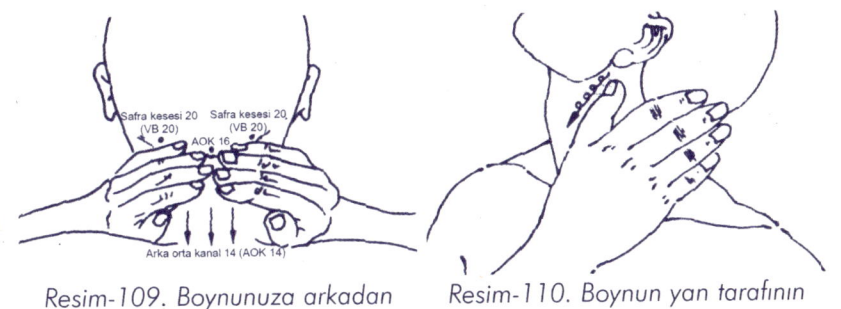

Resim-109. Boynunuza arkadan bastırma ve ovma

Resim-110. Boynun yan tarafının ovulması

b. Boynunuzu Ön Taraftan Ovma ve Çimdikleme

Önce başparmakla, kulağın arkasındaki meme biçimindeki çıkıntıya basılır. Diğer parmaklarla ovma ve çimdikleme hareketi yapılarak köprücük kemiği boşluğuna doğru ilerlenir, sonra o boşluğa da, ağrı ve gerilme hissedene kadar bastırılır (bak. resim 110). Aynı hareket diğer yana da uygulanır. Her iki tarafa da 3-5 defa tekrarlanır. Ondan sonra tek el boynu önünden kavrayacak şekilde konulur, boynun iki tarafı (sağdan ve soldan) da bu şekilde okşanır. Masaj yukarıdan aşağıya doğru uygulanarak orta çizgiden, mide 11 (E 11) noktasına kadar ova-

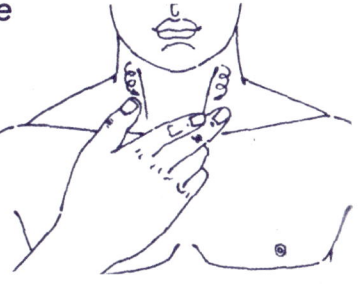

Resim-111. Boynu, önden ovma ve çimdikleme

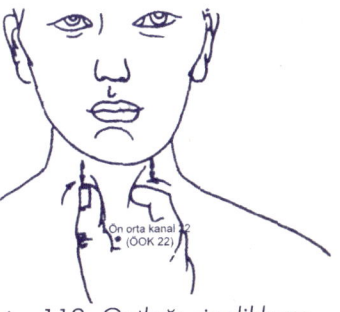

Resim-112. Gırtlağı çimdikleme

lanır ve çimdiklenir (bak. resim 111). İşlem 3-5 kez tekrarlanır. Sonra gırtlak, tiz bir ses duyulacak şekilde yatay olarak hafifçe çekiştirilerek çimdiklenir (bak. resim 112). En sonunda, hafif ağrı ve gerilme hissi oluşana dek ön orta kanal 22 (ÖOK 22) noktasına bastırılır.

8. Koldaki Uyuşmaları Önleme Hareketi

> **Etki Alanları**
> Önkolda uyuşma ve ağrıyı kollarda güçsüzlüğü, omuz yangısını, dirsekte spazmları ve boyun spondylopathiyasını önler ve tedavi eder.

a. Kolları Meridyenler Boyunca Ovma

El rahat tutularak üç Ying-meridyeni boyunca el bileğine doğru çizgisel ovma gerçekleştirilir. Sonra omzun dış tarafına geçip üç Yang-meridyeni boyunca aşağıya doğru çizgisel masaj yapılır. Kasları etkileyecek şekilde bastırılır. Ovma hızı orta olmalı ağrı, gerilme ve elin ısınmasını hissedene kadar devam etmelidir (bak. resim 113, 114). Aynı şekilde diğer kola da masaj uygulanır.

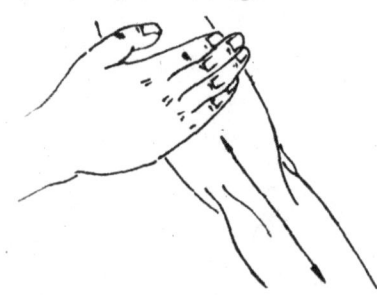

Resim-113. Elin avuç kısmıyla ovma

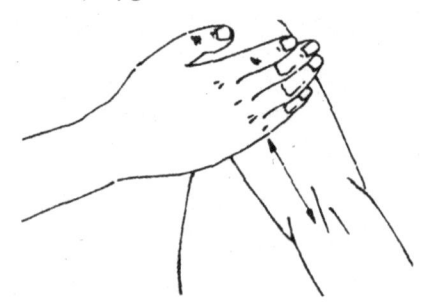

Resim-114. Kolun yan tarafını ovma

b. Üç Eklemi Çimdikleme

Sırayla omuz, dirsek ve bilek eklem yerlerine masaj uygulanır.

● *Omuz mafsalını çimdikleme.* Omuza, Akciğer 2 (P 2) ve İnce bağırsak 10 (IG 10) noktalarında sıkıştırma, ovma ve çimdikleme yapılır. İşlem ağrı ve gerilme hissedene dek 10-20 kez tekrarlanır (bak. resim 115).

Dirsek mafsalını çimdikleme. Dirsek, baş, işaret ve orta parmaklar arasında sıkıştırılıp dirsek bükümü, 10-20 kez tekrarlanarak ovulur ve çimdiklenir (bak. resim 116). Sonra orta parmakla, büküm yeriyle dirsek kemiği çıkıntısı arasına (vurduğunda 'elektrik çarpması' olan yere) basılır ve iki kez dirsek siniri çimdiklenir.

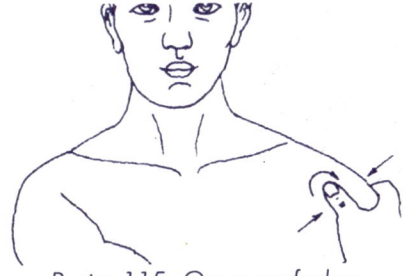

Resim-115. Omuz mafsalını çimdikleme

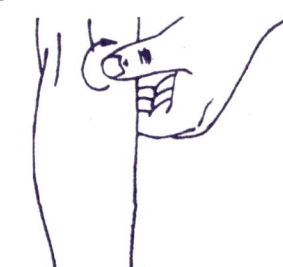

Resim-116. Dirsek mafsalını çimdikleme

Bilek mafsalını çimdikleme. Bilek, baş, işaret ve orta parmaklar arasında sıkıştırılıp ovalanır ve çimdiklenir. El bilekden, ovma ve çimdikleme hareketlerine göre çevirilir (bak. resim 117). İşlem 10-20 kez tekrarlanır.

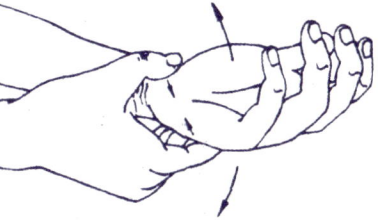

Resim-117. Bilek mafsalını çimdikleme

c. Ön Kola Hafif Vurmalar

El hafif sıkılarak hızlı ve esnek şekilde ön kolun avuç ve yan taraflarına vurulur. Parmaklarda uyuşma ve ağrı hissedene dek, başparmağın yanındaki çıkıntıyla çalışarak dirsekten bileğe doğru ilerlenir (bak. resim 118).

Resim-118. Ön kola hafif vurmalar

9. Göğüs ve Kalp Bölgesini Rahatlatıcı Hareketler

Etki Alanları

Göğüs ağrıları ve sıkışmaları, öksürük, astım ve nefes alım veriminde zorlanmaları önler ve tedavi eder; göğüste ve kaburga altı bölgesinde şişkinlik ve gerilme hissini, karaciğerle mide arasındaki dengesizliğin sonucunda oluşan hıçkırığı giderir. Tavsiye edilen hareketler aynı zamanda kalp hastalıkları, kalp damarları hastalıkları, kalp ve akciğer yetersizliği ve kronik karaciğer hastalıkları gibi hastalıkların tedavisinde de ek önlem olarak etkilidirler.

a. Köprücük Kemiği Üstünün Çizgisel Masajı

Başparmakla ön orta kanal 22 (ÖOK 22) noktasına bastırılır, işaret ve orta parmakları uzatılıp ağrı ve gerilme hissedene kadar parmak uçlarıyla ileri geri ovalanır (bak. resim 119). Aynı işlem, diğer tarafa da uygulanır.

b. Kaburgaların Aralarını Tarama

Eller, pençe gibi göğse dayayılıp, nefes alımında çalışılarak kaburgaların arasından orta koltukaltı çizgisine doğru yatay şekilde ilerlenir. Köprücük kemiğinden başlayıp kaburgaların altına kadar masaj yapmaya devam edilir (bak. resim 120, 121) İşlem 3-5 defa tekrarlanır.

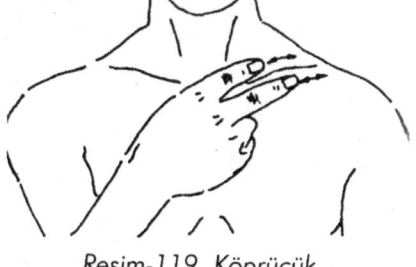

Resim-119. Köprücük kemiğini çizgisel ovma

Masajla Mucizevî Tedaviler

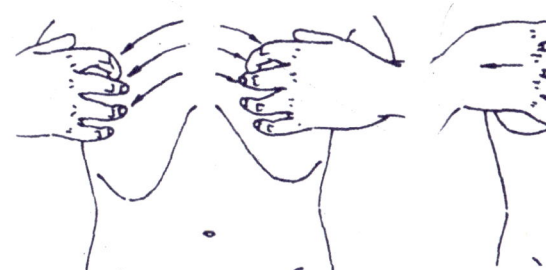

Resim-120. Erkeklerde kaburgaların aralarını 'tarama'

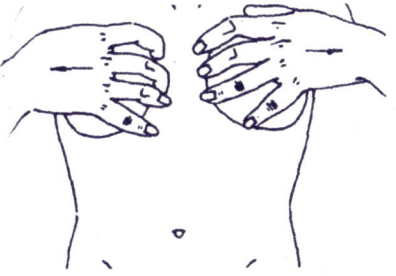

Resim-121. Kadınlarda kaburgaların aralarını 'tarama'

c. Kaburga Altı Bölgesini Rahatlatmak İçin Çizgisel Masaj ve Ovma

Parmaklar birleştirilip eller kaburgaların altına yerleştirilir ve alt kaburga bölgesine, koltukaltının orta çizgisine doğru ilerleyerek çizgisel masaj uygulanır (bak. resim 122). İşlem 5-10 kez tekrarlanır.

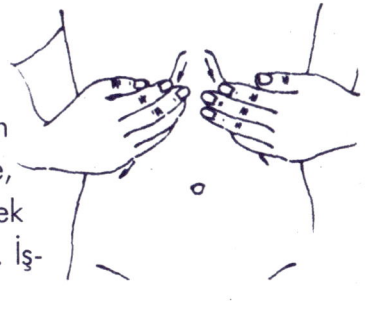

Resim-122. Kaburga altı bölgesini rahatlatmak için çizgisel masaj

10. Karın Bölgesindeki Rahatsızlıkları Giderici Hareketler

Etki Alanları

Karnın üst bölgesinde ağrı, gerilme ve şişkinlikte, bağırsak bozukluğunda ve kabızlıkta, hazımsızlıkta, mide ve on iki parmaklı bağırsak ülserinde, kronik entheritte, hemoroitte, idrar tutamamada, idrarın gecikmesinde, meni gelmede, spermatorede, iktidarsızlıkta, çabuk boşalmada, âdet düzensizliğinde, dismenorede, rahim düşmesinde veya kanlı akıntılarda yardımcı olur.

a. Karın Bölgesinde Çizgisel Ovma ve Dairesel Ovma

Ön orta kanal 12 (ÖOK 12) (göbekten 4 sun yukarı) noktası bölgesinde eller üst üste yerleştirilerek başparmağın yanındaki çıkıntıyla çizgisel ve dairesel ovma, orta çizgiden ön orta kanal 8 (ÖOK 8) noktası yönünde ilerlenerek gerçekleştirilir, en sonunda başparmağın çıkıntısıyla bastırılarak, göbeğin üst çizgisine doğru çizgisel ovuşturulur (bak. resim 123). İşlem 5-10 kez tekrarlanır.

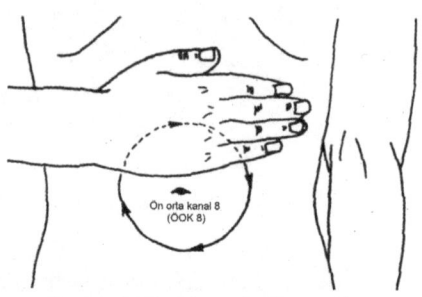

Resim-123. Karın bölgesinde çizgisel masaj ve dairesel ovma

b. Karın Bölgesini Kısa Aralıklarla Bastırarak Ovma

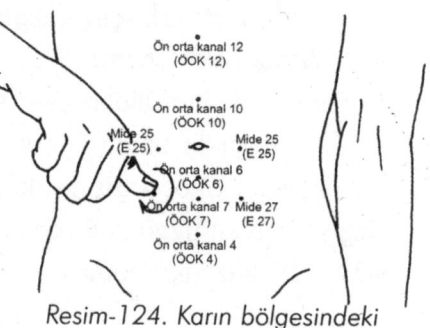

Baş ve orta parmakla ön orta kanal 12 (ÖOK 12), ön orta kanal 6 (ÖOK 6), ön orta kanal 5 (ÖOK 5), ön orta kanal 4 (ÖOK 4), mide 27 (E 27) ve mide 25 (E 25) noktalarına kısa aralıklarla bastırarak ve saat yönünde çalışarak ovalanır (bak. resim 124). Gerilme ve uyuşma hissi oluşana kadar ve derinlere ulaşacak şekilde bastırmaya devam edilir.

Resim-124. Karın bölgesindeki noktaları bastırarak ovma

c. Göbek Bölgesinde Dairesel Ovalama

İki elin avucuyla göbek kapatılır, etkiyi arttırmak için avuçlar üst üste konur. Saat yönünde dairesel hareketler yaparak sırayla önce başparmağın çıkıntısıy-

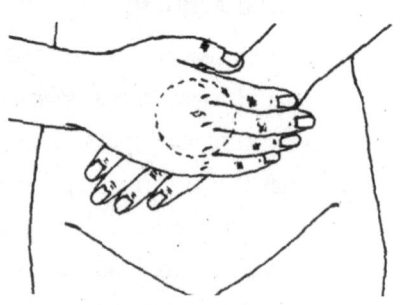

Resim-125. Göbek bölgesinde dairesel ovma

Masajla Mucizevî Tedaviler

la, sonra avucun tümüyle, sonra serçe parmağın çıkıntısıyla ve en sonunda elin tabanıyla bastırarak ovalanır (bak. resim 125). 36 daire yapıp yön değiştirilir ve tekrar 36 daire yapılır. Sıcaklık ve genişleme hissi vücut dokularının derinlerine kadar ulaşacak şekilde yapılmalıdır.

11. Bel ve Böbrekleri Güçlendirici Hareketler

Etki Alanları

Hareket eksikliği ve sırt ve bel bölgesindeki ağrılarda, bel-kaba et bölgesinde halsizlikte, bel-kaba et bölgesinde burkma ve ağrılarda, bel omurlarının aşınmasında, karın boşluğu ağrıları, şişkinliği ve gerilmesinde, ishal veya kabızlıkta, iktidarsızlıkta, meni gelmede, kestanecik iltihabında, prostat büyümesinde, âdet düzensizliğinde, böbrek iltihabında ve dismenorede yardımcı olur.

a. Mesane 23 (V 23) Noktasını Ovalama

İki elinizi de sıkarak eklem yerlerini, mesane 23 (V 23) bölgelerine yerleştirin ve derin dokuları etkileyecek şekilde bastırarak noktaları ovalayın (bak. resim 126). Ağrı ve gerilme hissedene dek dairesel hareketler yapın.

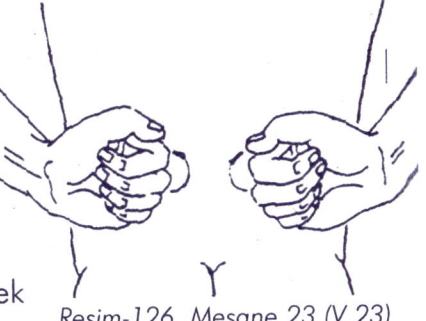

Resim-126. Mesane 23 (V 23) noktasını ovalama

b. Bel Bölgesinde Hafif Vurmalar

Ellerinizi hafif yumruk şeklinde bükerek vurun. Masajı, yukarı doğru çıkarak, bel bölgesine uygulayın. Ağrı ve gerilme hissedene kadar yumuşak ve esnek hareketlerle hafifçe vurun (bak. resim 127).

c. Sırt ve Bel Bölgesinde Ovma

Ellerinizi belinize yerleştirin ve sıcaklık hissedene kadar, alt kaburgadan basenin üst çizgisine kadar el değiştirerek yukarı aşağı ovuşturun (bak. resim 128)

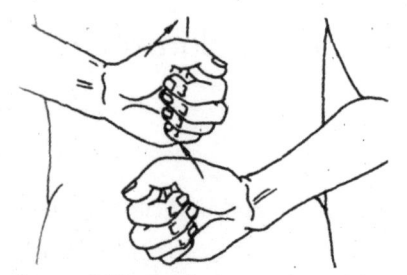

Resim-127. Bel bölgesinde hafif vurmalar

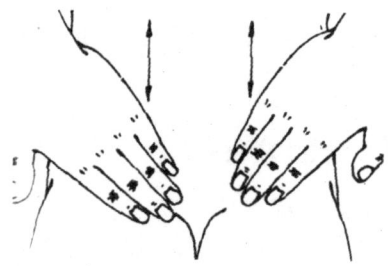

Resim-128. Sırt ve bel bölgelerinde ovalama

12. Bacakları Güçlendirici ve Vücut Ağırlığını Düşürücü Hareketler

Etki Alanları

Yüksek tansiyon, baş dönmesi, kalp çarpıntısı, uykusuzluk, spermatore, meni gelmesi, şişlik, bacak ağrıları ve dizlerde soğukluk hissi yaratan şişlikleri önler ve tedavi eder. Baldır kaslarının spazmları veya şişkinliğini, tabanlarda soğukluk hissi yaratan ağrı ve uyuşukluğu, tabanda ağrı ve donmayı giderir.

a. Çizgisel Masaj

Kalçanızı parmaklarınız arasında sıkıştırarak aşağıya doğru dize kadar ve tekrar yukarıya doğru hızla ovun (bak. resim 129). Sıcaklık ve gerilme hissedene kadar ovalamaya devam edin.

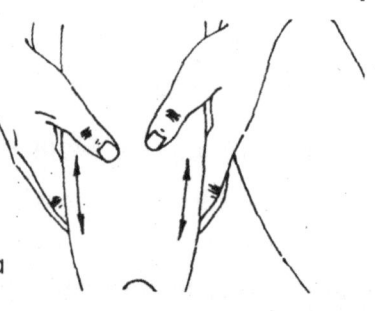

Resim-129. Çizgisel masaj

b. Dizi Ovalama

Bacağınızı bükün ve rahatlatın. Elinizi, işaret ve orta parmaklarınız, diz kapağının iki yanına bastıracak şekilde dizinizde yerleştirin ve bu noktaları, ağrı ve gerilme hissedene kadar ovuşturun (bak. resim 130). Diğer bir yöntemde de, diz kapağını başparmaklarınızın çıkıntılarıyla tutturarak iki elinizle hızla, sıcaklık, ağrı, uyuşma ve gerilme hissedene kadar ovun (bak. resim 131).

Resim-130. Diz kapağını ovalama

Diğer dizinize de aynı masajı uygulayın.

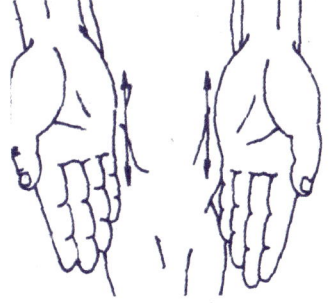

c. Taban Kirişlerini Çimdikleme ve Çekme

Resim-131. Diz kapağının iki elle ovulması

Bacağınızı rahat bırakarak dizinizi, başparmaklarınızla diz kapağının arkasından, diğer parmaklarınızla önünden bastıracak şekilde tutun. Baldır adalesini, diz kapağı çukurundan ayağa kadar ilerleyerek çimdikleyin ve ovalayın (bak. resim 132). Ağrı ve gerilme hissedene kadar devam edin. Sonra taban kirişini çimdikleyerek ve sıkıştırarak çekin, ağrı ve gerilme hissedene kadar 4-5 kez tekrarlayın (bak. resim 133). En sonunda ısınmak için baldır kaslarını parmaklarınızla ovalayın.

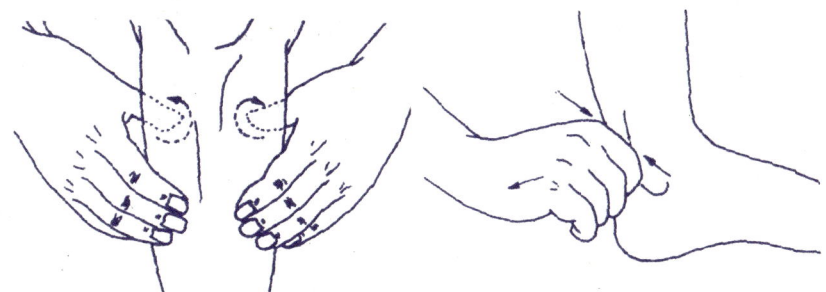

Resim-132. Diz kaslarını çimdikleme ve ovalama

Resim-133. Taban kirişlerini çimdikleyerek ve sıkarak çekme

Masajla Mucizevî Tedaviler

d. Böbrek 1 (R 1) Noktasına Çizgisel Masaj Uygulanması

Ağrı ve gerilme hissedene dek başparmağınızla, böbrek 1 (R 1) noktasını bastırarak ovalayın, sonra tabana doğru çizgisel şekilde ovun (bak. resim 134). Sıcaklık ve gerilme hissedene dek tekrarlayın. Sonra ısınmak için elinizle hızlı bir şekilde tabanınızı ovalayın. En sonunda, çizgisel masaj yapmak için baş ve işaret parmaklarınızla çimdik atın (bak. resim 131).

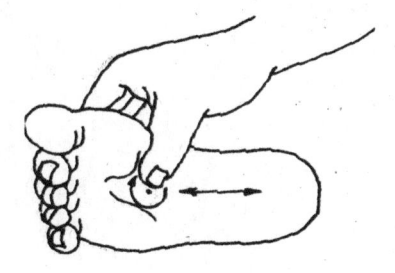

Resim-134. Böbrek 1 (R 1) noktasında çizgisel ovalama

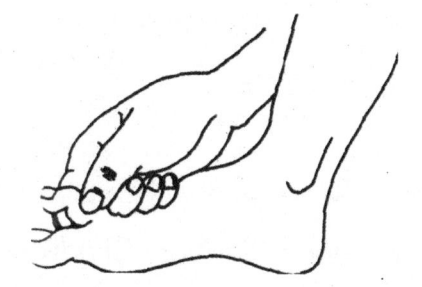

Resim-135. Ayak parmaklarına çizgisel masaj ve sıkıştırma

13. Bağışıklık Sistemini Güçlendirici, İktidarsızlığı Önleyici ve Yaşam Enerjisini Artırıcı Hareketler (Erkekler İçin)

> **Etki Alanları**
> İktidarsızlık, spermatore, meni gelme; damla damla idrara çıkma, prostat hastalığı ve hemoroit gibi hastalıkları önler ve tedavi eder.

a. Apış Arası Noktasında Dairesel Ovalama

Masajı, bacaklarınızı dizden büküp sırtüstü yatarak uygulayın. Sakin nefes alın ve rahatlayın. Sol elinizi göbek bölgesine, sağ elinizi de apış arasına yerleştirin, ön orta kanal 1 (ÖOK 1) noktasına bastırarak 36 kez saat yönünde ve 36 kez saatin ters yönünde işaret ve orta parmaklarınızla masaj yapın (bak. resim 136). Ağrı, uyuşma, gerilme ve sıcaklık hislerinin oluşmasını bekleyin. Her dairesel hareketten sonra anüs kaslarını sıkın.

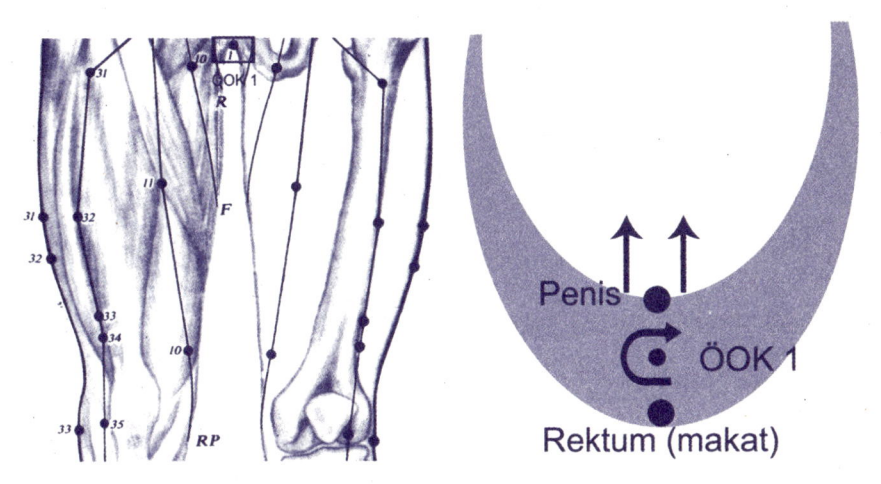

Resim-136. Ön orta kanal 1 (ÖOK 1)

b. Husye Torbasını Tutup Çekmek

Masajı, dizlerinizi büküp sırtüstü yatarak uygulayın. Sakin nefes alıp rahatlayın. Bir elinizle ön orta kanal 1 (ÖOK 1) noktasını ovalayın diğer elinizle husye torbasını, erbezini ve penisi tutup karnınıza doğru çekin (bak. resim 136). İşlemi 50-60 kez tekrarlayın.

c. Penisi Çekme ve Ovma

Bir elinizle penisinizi tutarak sıkın ve 5-10 defa çekiştirin; nefes verirken uygulayın. Sonra penisinizi başparmaklarınızın çıkıntılarıyla tutun ve hafif sıcaklık ve gerilme hissedene dek yumuşak bir şekilde ovalayın.

Masajla Mucizevî Tedaviler

14. Frijiditeyi Önleyici, Bağışıklık Sistemini ve Yaşam Enerjisini Artırıcı Hareketler (Kadınlar İçin)

> **Etki Alanları**
>
> Vajinanın kuruluğu nedeniyle cinsel ilişki sırasında ağrı hissetme, apış arasında ıslaklık ve kaşıntı, rahim düşmesi gibi cinsel rahatsızlıkları, karnın alt kısmında gerilmeyi, sık idrar ve idrar tutamamayı önler ve tedavi eder.

a. Apış Arasında Dairesel Masaj

Hareketleri, bacaklarınızı dizden büküp sırtüstü yatarak gerçekleştirin. Sakin nefes alın, rahatlayın. Sol elinizi göbek bölgesine, sağ elinizi ise apış arasına koyun; ön orta kanal 1 (ÖOK 1) noktasına işaret ve orta parmaklarınızla bastırarak iki yönde 36'şar kez ovalayın. Hareketleri, gittikçe artan kuvvetle yumuşak bir şekilde uygulamak gerekir (bak. resim 136).

b. Apış Arasında Çizgisel Masaj

Masajı, bacaklarınızı dizden büküp sırtüstü yatarak uygulayın. Dört parmağınızı birleştirip apış arasına bastırın, sonra Ön orta kanal 4 (ÖOK 4) noktasına doğru ovalayın ve aynı anda anüs kaslarını sıkın. Hareketi, 40-60 kez bir elinizle gerçekleştirip el değiştirin. Sonra göbeğinizin etrafını, bastırarak ovalayın ve ay-

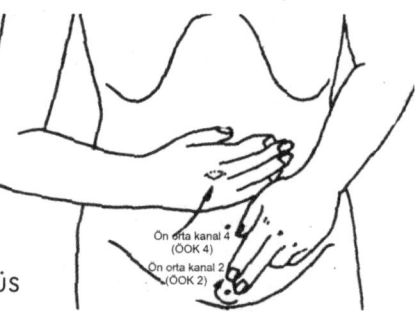

Resim-137. Ön orta kanal (ÖOK 4) noktası ve Ön orta kanal (ÖOK 2) noktasını ovalayarak göbek etrafını ovma

nı zamanda işaret ve orta parmaklarınızla, ön orta kanal 2 (ÖOK 2) noktasına dairesel masaj uygulayın (bak. resim 137). Dairesel ovalamayı, ağrı ve gerilme hissedene dek 50-60 defa tekrarlayın. En sonunda, karın kaslarını rahat bırakıp işaret ve başparmaklarınızla mide 30 (E 30) noktalarını bastırarak ovun, diğer elinizi ise hafif bükerek göbek bölgesine karın vibrasyonuyla vuruşlar gerçekleştirin (bak. resim 138).

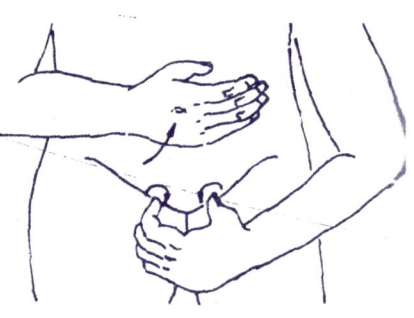

Resim-138. Göbek bölgesinde karın vibrasyonu ve hafif vurmalar

V. BÖLÜM
ELDEN
(PROFİLAKTİK MASAJLA)
TEDAVİ

ELDEN (PROFİLAKTİK MASAJLA) TEDAVİ

Eldeki Mucize Noktalarla Vücut Direncini Yükseltmenin Pratik Yöntemleri

Ying ile Yang Enerji Orantısının Karaciğer Meridyeninde Dengelenmesi

> **Etki Alanları**
> Spazmlı kramplar, sinirlilik, korkudan ağlama, baş ağrısı, baş dönmesi, göz kızarıklığı, boğaz kuruması, ishal ve karın şişkinliği.

Uygulama Şekli

Masaj bölgeleri, işaret parmağının uç kısmıdır. Başparmağınızın ucuyla karaciğer noktasını, parmak ucuna doğru 100-500 kez ovalayın (bak. resim 139).

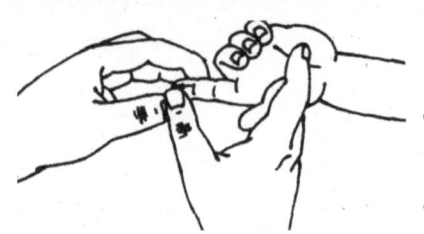

Masajla Mucizevî Tedaviler

Resim-139. Karaciğer meridyeninde Ying ile Yang enerji orantısının dengelenmesi

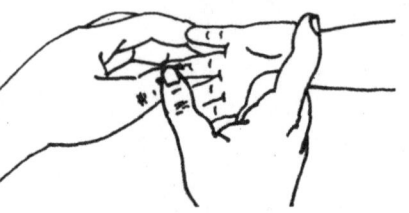

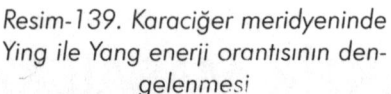

Resim-140. Akciğer meridyeninde Ying ile Yang'ın enerji orantısını düzenleme

Terapinin Etkileri

Sıkıntıyı ve sinirliliği azaltır, karaciğeri rahatlatır ve rüzgârı dağıtır; ateşi düşürür ve spazmları giderir; yaşam enerjisi akımını düzenler ve kan dolaşımını iyileştirir.

Akciğer Meridyeninde Enerji Orantısının Dengelenmesi

Etki Alanları

Ateşli nezle, balgamlı öksürme ve astım belirtileri, göğüs sıkıntısı; tıkız gaita; boğazda ve burunda kuruluk.

Uygulama Şekli

Masaj bölgeleri, yüzük parmağının uç kısmıdır. Başparmağınızın ucuyla akciğer meridyenini, parmak ucuna doğru 100-500 kez çizgisel şekilde ovun (bak. resim 140).

Terapinin Etkileri

Akciğeri temizler ve anjini tedavi eder, astım belirtilerini giderir, durgunlaşmış veya ters yönde akan yaşam enerjisini dengeler ve sümüksü sıvıyı giderir, bağırsakları rahatlatır.

Saman Yolunda Çizgisel Masaj

Etki Alanları
Yüksek ateşli veya nöbetli yüzeysel sendrom, sinirlilik, geceleri korkudan ağlama, soğuk içecek isteği uyandıran susama, dil tutulması, ağızda yaralar, dudakları yalama, sindirim sisteminde kuruluk, koyu renkli idrar.

Uygulama Şekli

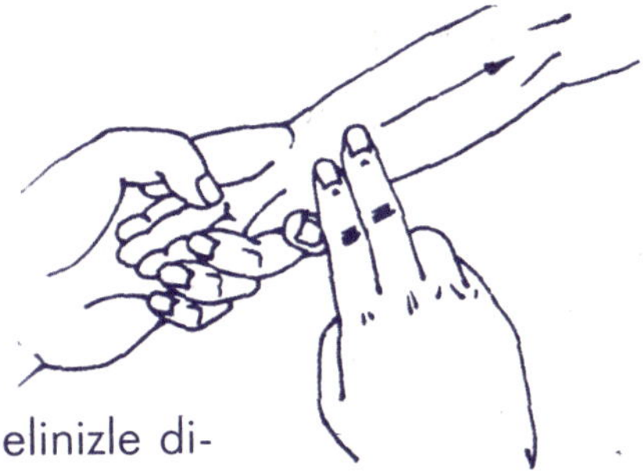

Masaj bölgeleri, perikart 7 (MC 7) noktasından perikart 3 (MC 3) noktasına doğru giden çizgi, yani önkolun ortasından, bileğin çapraz bükümünden dirseğin çapraz büküműne doğru giden çizgidir. Bir elinizle diğer elinizi tutarak işaret ve orta parmaklarınızla perikart 7 (MC 7) noktasından perikart 3 (MC 3) noktasına doğru 100-300 kez ovun (bak. resim 141).

Resim-141. Saman yolunda çizgisel masaj

Terapinin Etkileri
Alevi temizler ve sinirliliği giderir, ateşi temizler ve yüzeysel sendromu tedavi eder, sıvıyı yok eder ve krampları giderir.

İnce Bağırsakta Enerji Orantısının Dengelenmesi

Etki Alanları
Koyu renkli idrar ve ağrılı idrara çıkma, idrara çıkamama, ağızda yaralar, ishal.

Uygulama Şekli

Masaj bölgeleri, serçe parmağının yan tarafıdır. Bir elinizle diğer elinizi tutarak başparmağınızla, serçe parmağınızı saat yönünde 100-300 kez ovalayın (bak. resim 142).

Terapinin Etkileri

Ateşi düşürür ve idrar yapar, Ying ile Yang orantısını dengeler.

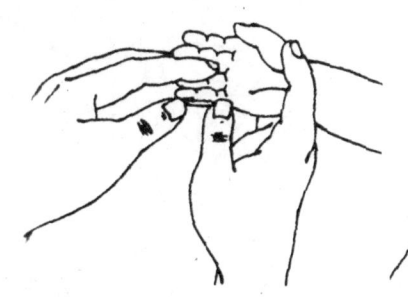

Resim-142. İnce bağırsak meridyeninde Ying ile Yang enerji orantısının dengelenmesi

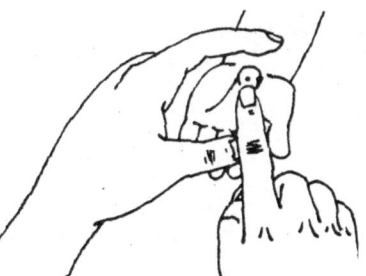

Resim-143. Perikart 7 (MC 7) noktasını ovalama

Meridyen Dışı Noktasını Ovalama

Etki Alanları

Spazmlı kramplar, sinirlilik, koyu renkli idrar, geceleri ağlama, kızamık.

Uygulama Şekli

Masaj bölgeleri, avuç dibindeki çukur, tenar (başparmak çıkıntısı) ve hipotenar (serçeparmağı çıkıntısı) arasıdır. Elinizi, avuç üstte kalacak şekilde tutarak diğer elinizin işaret ve orta parmaklarıyla noktayı 50-300 kez ovalayın (bak. resim 143).

Terapinin Etkileri

Kalp ateşini temizler ve idrar oluşturur, psikolojik durumu rahatlatır ve korkuyu giderir, enerjinin yolunu açar ve durgunluğu yok eder, gözleri güçlendirir.

Dalak Meridyenini Güçlendirme

Etki Alanları

İştahsızlık, karın şişkinliği, zayıf düşmeye yol açan az yemek yeme, yüz renginin kötüleşmesi, güçsüzleşme, ani terleme veya geceleri aşırı terleme.

Uygulama Şekli

Masaj bölgeleri, başparmağın yan yüzeyidir. Bir elinizle çocuk elini tutarak kendi elinizin başparmağıyla, başparmağın ucuna doğru 200-500 kez ovalayın (bak. resim 144).

Resim-144. Dalak meridyenini güçlendirme

Terapinin Etkileri

Dalağı güçlendirir ve mide fonksiyonlarını dengeler, yaşam enerjisini kuvvetlendirir ve kanı besler, hazım fonksiyonunu iyileştirir, sümüksü sıvıyı giderir ve iştahı açar.

Böbrek Meridyenini Güçlendirme

Etki Alanları

Halsizlik, sabaha doğru ishal, idrarı tutamama, sık idrara çıkma, öksürük, kısa ve kesik kesik soluma, enerji değişimi bozukluklarına bağlı diş ağrısı, gelişim bozukluğunun beş nedeni ve beş eleman kuralının bozulmasıyla ilgili halsizlik.

Uygulama Şekli

Masaj bölgeleri, serçeparmağının uç kısmıdır. Başparmağınızla, serçeparmağınızın ucundan avuç kısmına doğru 100-500 kez ovalayın. (bak. resim 145).

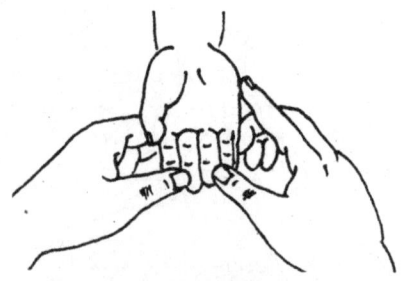

Resim-145. Böbrek meridyenin güçlendirilmesi

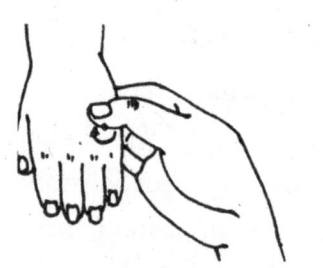

Resim-146. Üçlü ısıtıcı (TR 3) noktasının ovalanması

Terapinin Etkileri

Böbrekleri güçlendirir ve beynin kan besinini iyileştirir, yaşam enerjisini dengeler ve rahatlatır, astım belirtilerini gidererek yaşam enerjisini böbreklere yöneltir, böbrek Yang'ını ısıtır ve ateşi düşürür.

Üçlü Isıtıcı 3 (TR 3) Noktasının Masajı

> **Etki Alanları**
>
> Ağrılı idrara çıkma, koyu renkli idrar, şiş boğazda ağrı, bilinçsizlik hali, kulak çınlaması, vücut ısısının hafif yükselmesi, karın bölgesinde ağrı ve bacaklarda güçsüzlük.

Uygulama Şekli

Masaj bölgeleri, elin üstündeki dördüncü ile beşinci parmak kemikleri arasıdır. Noktayı başparmağınızla 100-300 kez ovalayın (bak. resim 146).

> **Terapinin Etkileri**
>
> Böbrekleri besler ve Yang'ı bastırır, ateşi böbreklere geri gönderir, yaşam enerjisi akımını dengeleyerek durgunluğu dağıtır.

P 10-MC 8 Arası Meridyen Dışı Noktasının Ovulması

> **Etki Alanları**
>
> İştahsızlık, midede hazmedilmemiş yiyecek birikmesi, mide bulantısı, kusma, ishal, karın şişkinliği, geğirme, ağız kokusu.

Uygulama Şekli

Masaj bölgeleri, tenarın ortasıdır. P 10 ve MC 8 noktalarının arasındadır. Noktayı 50-300 kez baş veya ortaparmağınızla ovalayın (bak. resim 147).

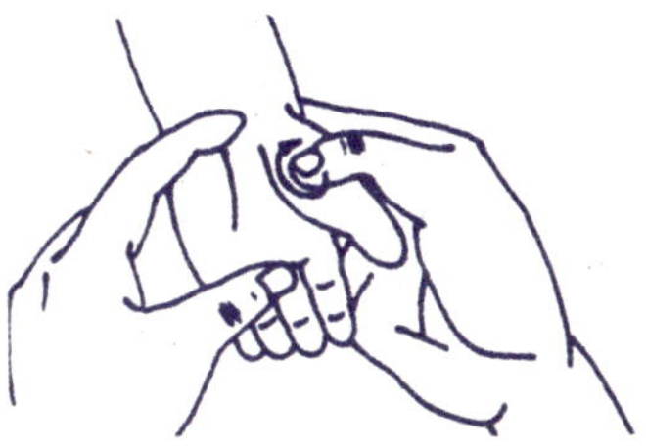

Resim-147. P 10-MC 8 arası noktasının ovulması

Terapinin Etkileri

Dalağı güçlendirir ve mideyi dengeler, yiyecek durgunluğunu giderir ve diğer birikintileri dağıtır, karın şişkinliğini giderir ve kusmayı durdurur.

Kalın Bağırsak Meridyenine Müdahale: Enerji Orantısının Dengelenmesi ve Meridyenin Güçlendirilmesi

• Etki Alanları

Karında ağrı ve şişkinlik duygusu, sıcaklık ve nemle ilgili dizanteri, hemoroit, anüs bölgesinde kızarıklık ve şişme, akciğer sıcaklığından kaynaklanan öksürük.

Uygulama Şekli

Masaj bölgeleri, işaret parmağının üzeridir. Diğer parmakları tutarak 100-300 kez başparmağınızla ovalayın (bak. resim 148). Avuç yönüne doğru yapılan çizgisel masaj meridyenin güçlenmesini sağlar, ters yönde masaj ise meridyeni temizlemeye yarar.

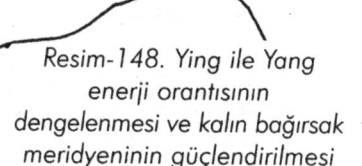

Resim-148. Ying ile Yang enerji orantısının dengelenmesi ve kalın bağırsak meridyeninin güçlendirilmesi

Terapinin Etkileri

Kalın bağırsakları temizler, ısıyı düşürür ve ıslaklığı giderir, birikintileri dağıtır, kalın bağırsağın fonksiyonlarını güçlendirir, ishali durdurur ve üçlü ısıtıcının orta kolunu ısıtır.

Solunum Hastalıklarını Önleme ve Tedavi

Enerji Orantısının Akciğer Meridyeninde Dengelenmesi

Bak. resim 149.

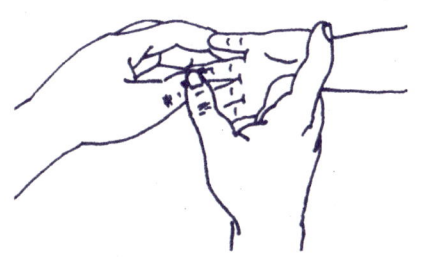

Resim-149. Ying ile Yang enerji orantısının akciğer meridyeninde dengelenmesi

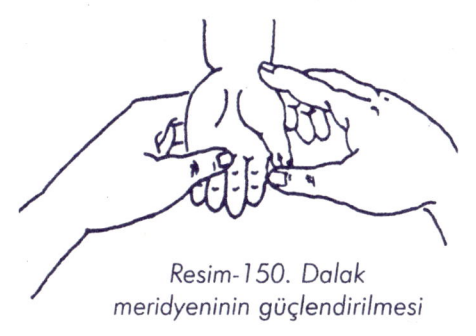

Dalak Meridyeninin Güçlendirilmesi

Bak. resim 150.

Resim-150. Dalak meridyeninin güçlendirilmesi

Böbrek Meridyeninin Güçlendirilmesi

Bak. resim 151.

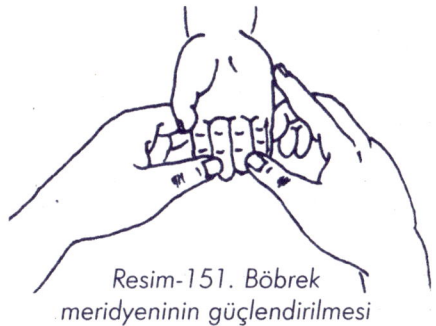

Resim-151. Böbrek meridyeninin güçlendirilmesi

Üçlü Isıtıcı 3 (TR 3) Noktasının Ovalanması
Bak. resim 152.

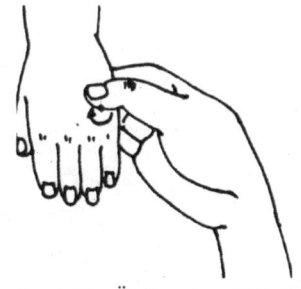

Resim-152. Üçlü ısıtıcı (TR 3) noktasının ovalanması

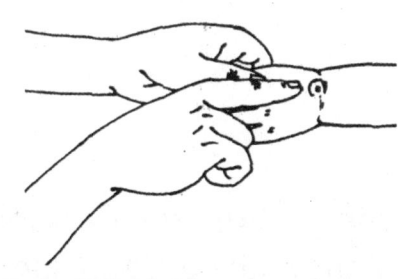

Resim-153. Meridyen dışı noktasının masajı

Terapinin Genel Etkileri
Solunum yaşam enerjisini çalıştırır ve onarır, nezleyi önler ve tedavi eder.

Meridyen Dışı Noktasının Ovalanması

Etki Alanları
Nezle, kasılma, baş ağrısı, göğüste gerilme hissi, karın şişkinliği.

Uygulama Şekli

Masaj bölgeleri, elin üstü, kalın bağırsak 5 (GI 5) ve üçlü ısıtıcı 4 (TR 4) noktalarının arası, el uzatıldığında oluşan çukurcuktur. Elinizi, diğer elinizle tutarak noktayı baş veya orta parmakla 100-300 kez ovalayın (bak. resim 153).

Terapinin Etkileri

Rüzgârı kovar ve soğuğu dağıtır, üçlü ısıtıcının orta kolunu ısıtır ve yaşam enerjisi akımını dengeler, korkuyu giderir ve rahatlatır, ağrıyı dindirir.

Meridyen Dışı Noktalarının Ovalanması

Etki Alanları

Nezle, terlemesiz sıtma nöbeti, spazmlı kramp, ağız ve gözlerde asimetri.

Uygulama Şekli

Masaj bölgeleri, elin üstü, orta parmak kemiğinin iki yanıdır. Elinizi tutarak diğer elinizin işaret ve orta parmaklarıyla aynı anda 100-300 kez ovun (bak. resim 154).

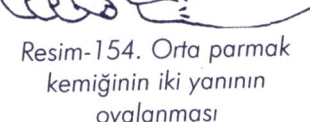

Resim-154. Orta parmak kemiğinin iki yanının ovalanması

Terapinin Etkileri

Yüzeysel sendromu tedavi eder, ateşi düşürür ve öksürüğü durdurur, rüzgârı kovar (Ying ile Yang'ı dengeler) ve destekleyici damarları faaliyete geçirir.

Sindirim Sistemi Bozukluklarını Önleme ve Tedavi

Enerji Orantısının Karaciğer Meridyeninde Dengelenmesi

Bak. resim 155.

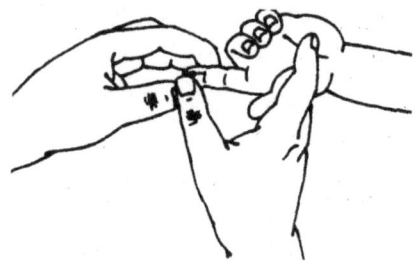

Resim-155. Ying ile Yang enerji orantısının, karaciğer meridyeninde dengelenmesi

Dalak Meridyeninin Güçlendirilmesi

Bak. resim 156.

Resim-156. Dalak meridyeninin güçlendirilmesi

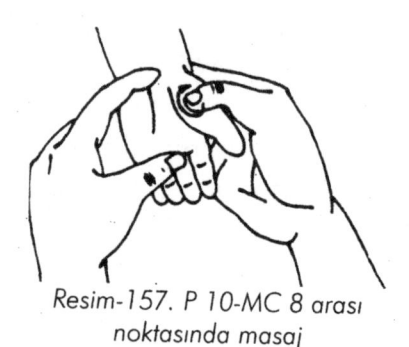

P 10-MC 8 Arasındaki Noktada Masaj

Bak. resim 157.

Resim-157. P 10-MC 8 arası noktasında masaj

Terapinin Genel Etkileri

Dalağı ve mideyi güçlendirir, hazım fonksiyonunu iyileştirir ve iştahı açar.

Parmak Kemiklerine Çizgisel Masaj

Etki Alanları

Ağrı ve karın şişkinliği, az yemek yeme, iştahsızlık, astım belirtileri ve balgam birikmesi, ağızda ve dudaklarda yaralar.

Uygulama Şekli

Masaj bölgeleri, dört parmağın, avuç tarafından birinci ve ikinci parmak kemikleridir. İşaret parmağından serçe parmağına doğru ve ters yönde parmak kemiklerinin üzerinden ovalayın. Hareketi, iki yönde 300-400 kez tekrarlamak gerekir (bak. resim 158).

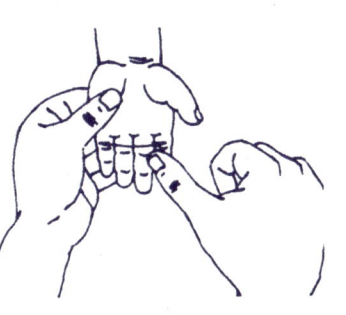

Resim-158. Parmak kemiklerine çizgisel masaj

Terapinin Etkileri

Göğüs ağrılarını dindirir ve diyaframı rahatlatır; yiyecek birikintisini giderir ve sümüksü sıvıyı emer; yaşam enerjisi ve kan dolaşımını iyileştirir; ateşi düşürür ve sinirliliği azaltır.

Avuç İçine Dairesel Masaj

Etki Alanları

Göğüs sıkışması ve karın şişkinliği, iştahsızlık, kusma, ishal, sinirlilik, öksürük.

Uygulama Şekli

Masaj bölgeleri, fal noktaları denen perikart 8 (MC 8) merkezli bölgedir. Bir elinizle parmakları tutun, diğer elinizin başparmağı ile de 50-200 daire yapın (bak. resim 159).

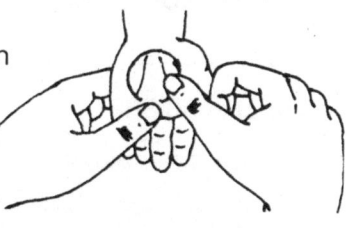

Resim-159. Fal noktalarında dairesel masaj

Terapinin Etkileri

Göğüs ağrılarını hafifletir ve yaşam enerjisi akımını düzenler, yiyecek durgunluğunu giderir ve birikintileri dağıtır, sıvıyı emer, öksürüğü hafifletir.

Sinir Sistemi Hastalıklarını Önleme ve Tedavi

Enerji Orantısının Akciğer Meridyeninde Dengelenmesi

Bak. resim 160.

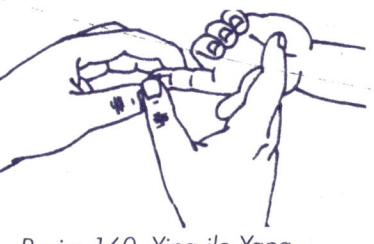

Resim-160. Ying ile Yang enerji orantısının akciğerde dengelenmesi

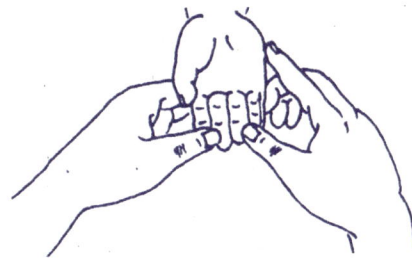

Böbrek Meridyeninin Güçlendirilmesi

Bak. resim 161.

Resim-161. Böbrek meridyeninin güçlendirilmesi

Üçlü Isıtıcı 3 (TR 3) Noktasının Ovulması

Bak. resim 162.

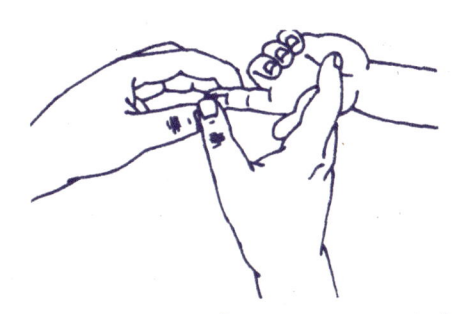

Resim-162. Üçlü ısıtıcı 3 (TR 3) noktasının ovulması

Dalak Meridyeninin Güçlendirilmesi

Bak. resim 163.

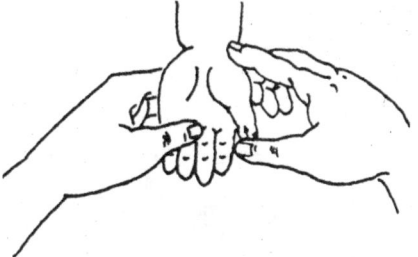

Resim-163. Dalak meridyeninin güçlendirilmesi

Enerji Orantısının İnce Bağırsak Meridyeninde Dengelenmesi

Bak. resim 164.

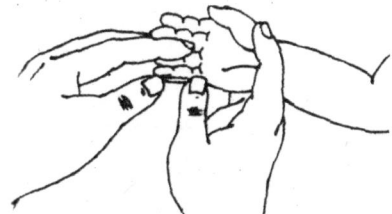

Resim-164. Ying ile Yang enerji orantısının ince bağırsak meridyeninde dengelenmesi

Terapinin Genel Etkileri

Beyni güçlendirir ve zihinsel yetenekleri olumlu etkiler, korkuyu giderir ve rahatlatır.

Enerji Orantısının Kalp Meridyeninde Dengelenmesi

Etki Alanları

Yüksek ateş, ayak ve avuçlarda sıcaklık, sinirlilik, ağızda yaralar, koyu renkli idrar, göğüste sıkışıklık, kalp kanı boşluğunun neden olduğu kalp çarpıntısı.

Uygulama Şekli

Masaj bölgeleri, ortaparmağın uç kısmıdır. Ortaparmağın ucunu, başparmağınızla, parmak ucu yönünde 100-300 kez ovalayın (bak. resim 165).

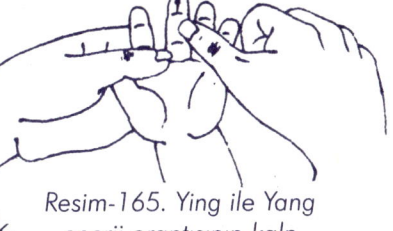

Resim-165. Ying ile Yang enerji orantısının kalp meridyeninde dengelenmesi

Terapinin Etkileri

Kalp Yang'ını dengeler, yaşam enerjisi ve kanı çalıştırır, kalbi besler ve rahatlatır.

Üroloji Hastalıklarını Önleme

Böbrek Meridyeninin Güçlendirilmesi

Bak. resim 166.

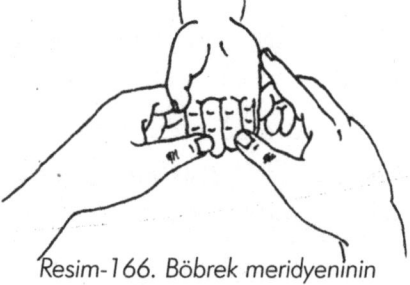

Resim-166. Böbrek meridyeninin güçlendirilmesi

Dalak Meridyeninin Güçlendirilmesi

Bak. resim 167.

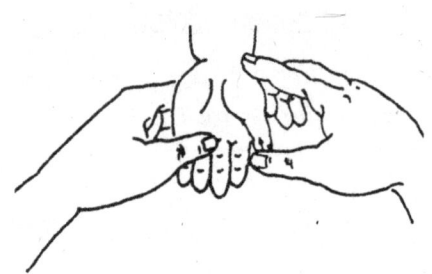

Resim-167. Dalak meridyeninin güçlendirilmesi

Üçlü Isıtıcı 3 (TR 3) Noktasının Ovulması

Bak. resim 168.

Resim-168. Üçlü ısıtıcı 3 (TR 3) noktasının ovulması

Terapinin Genel Etkileri

Böbrekleri güçlendirir ve yaşam enerjisini artırır, bağırsakları rahatlatır ve böbrek Yang'ını besler.

Kalın Bağırsak Meridyeni Boyunca Çizgisel Masaj

Etki Alanları
Anemi, halsizlik, el ve ayakta soğukluk, ani terleme ve idrar tutamama.

Uygulama Şekli
Masaj bölgeleri, önkolun radyal yüzeyinde, bileğin elle birleştiği yerden kalın bağırsak 11 (GI 11) noktasına kadar devam eden çizgi boyuncadır. Birleştirilmiş işaret ve orta parmaklarla bilekten dirseğe kadar 100-300 defa çizgisel ovalama, yapın (bak. resim 169).

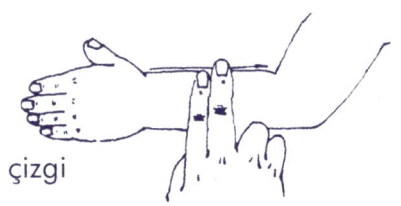

Resim-169. Kalın bağırsak meridyeni üzerinde çizgisel masaj

Terapinin Etkileri
Yaşam enerjisini çalıştırır ve kanı besler, böbreğin yaşam enerjisini güçlendirir ve halsizliği azaltır, Yang'ı ısıtır ve soğuğu dağıtır.

VI. BÖLÜM
YAŞAM ENERJİSİNİ ETKİLEYEN DİĞER SEBEPLER

YAŞAM ENERJİSİNİ ETKİLEYEN DİĞER SEBEPLER

Ruh

İnsan bir kâinattır. Kâinat da devamlı yayılan, büyüyen ve boyutları genişleyen bir enerjidir.

Kâinatta ne varsa aslında kendimizin içinde de o vardır. Bedenimizin göremediğimiz başka bedenlerle bağlantılı ve irtibatta olduğunu düşünemeyiz. Çünkü onlar görünür konumda değildir.

Kozmosta her şey farklı birer titreşim değerine sahip farklı bir enerji boyutundadır.

"Ruh" mevcut duyularla algılanamayan, zaman ve mekan dışı bir varlıktır. Mükemmel olarak yaratılmıştır, eşi benzeri yoktur. Ölümsüzdür, bilgileri sonsuz, şuurlu, maksadı olan, kendini ve maddeyi yönetme, evreni sevk ve idare edebilme yeteneğine sahip özgür bir yaşam içinde bir varoluştur.

Günümüz ruh doktorları ve psikologlar onu göremezler. Cerrahlar hiçbir ölümde psikologlar gibi ruhu görmediklerini söylüyorlar. Ancak nasıl elektriği görmesek de onun ısısını ve ışığını görüp varlığını kabul ederiz, işte ruh da böyle bir gerçektir, vardır.

İnsan "ruhu" istemedikçe dil söylemez, kulak duymaz, göz bakmaz, el tutmaz, ayak yürümez. Kısaca uzuvlar, hiç bir işlevlerini yerine getiremez. İnsanın bedeni "ruhu" ile ayakta durur, varlığını sürdürür.

Yaratıcı sıfatlarını eşyanın alet olmasına muhtaç olmadan tecelli ettirebilir.

İnsan "ruhu" ise, sıfatlarıyla cismânî alemde tecelli edebilmek için uzuvların sebep olmasına muhtaçtır.

Ruh bugünkü bilimce ölçülebilme noktasına kadar gelmiş bir varlıktır.

Ruh ancak O'nun kontrolündedir ve O'na bağlıdır.

SESLER

Kâinattaki bütün sesler bir dalga boyudur ve hepsinin frekans ve titreşimleri ayrı ayrıdır. İnsanlara ve çevreye etkileri pek çoktur.

İlahi kitaplardan Yaratıcı'nın indirdiği sözlerin ses okunmasındaki akustiğinin manasını ve muradını anlamak, insanlığın kurtuluş ve mesaj kaynağı olabilir.

Kelimelerle, manalarla, müzikle, ses ile tedavi yöntemleri vardır ve Osmanlı bununla meşgul olmuştur. Edirne'deki Daruş-Şifa külliyelerinde ses ve renk odalarıyla tedavi yapılması bir vakadır. Amerika'da gençlere ilahi müzik dinletiliyor. Kilise müziği vb. müziklerle, ses tonlarıyla, titreşimleriyle insanları etkiliyorlar. Ses titreşimleri beyindeki belli bölgeleri ikaz ettikleri için, hissiyatları etkileyebilirler.

Müzik, belli frekanstaki sesler, kelimeler veya manalardan çıkan ritimler yani dalga boyları ile insanları dinden çıkarma, dine sokma, cinayet işletme, beyin yönlendirme hatta "mankurt" nesiller yetiştirilip asimile yapılabilmektedir. Bunun dünyadaki örnekleri pek çoktur.

Rusya'da rehabilitasyon merkezlerinde tıbbî tedavi yanında belli merkezlerde hastalık süresince mutlaka müzik tedavisi de uygulanır.

Kozmik Sesler

Kozmik bilimde her organın bir sesi vardır. Mesela, "HIH, HAH, HAY, HU" kalbin sesidir. Koşup yorulduğumuz zaman, farkında olmadan bu sesi çıkarırız, Yaratıcı bizi farkında olmadan iyileştirmektedir. Her organımızın da böyle iyileştirici bir sesi vardır.

Mistik inançta "Suyu süzerek için" emri uygulanırken, suyu süzerek içerken çıkarılan "SSS& ŞŞŞ& " sesleri akciğer ve karaciğerimizin tedavisinde yeri olan unsurlardır. Dalaklandığımızda da "FUH&

FUH" sesi çıkarmamız, yaratılışımızdaki programlanma gereği Yaratıcı'nın bize tedavi edici bir lütfudur.

Asrın silahları ses dalgalarıyla yapılan silahlar olacaktır.

Yüz binlerce kişiye bir anda bir stadyumda toplanarak veya cep telefonlarına yollanabilecek yüksek frekanslı bir dalgayla insanlar sağır, sakat bırakılıp yok edilebileceklerdir veya irşad edebilecekler, daha da ilerisi belki de kıyamet.

RENKLER

Kozmostaki her şeyin bir rengi vardır. Bütün renklerin menbaı beyaz olan nurdur. Siyah renkse emicidir. Renk çarkında yoktur. Yaratılmamıştır. Kozmik bilime göre siyahın 21 tonu vardır. Siyah bütün renkleri yutmaktadır, görüntülenememektedir ve hiç renk vermemektedir. Ancak özel durumlarda menfileri itmek için giyilebilir.

Karga kara değildir. Grinin bir tonudur ki bu da müspet enerjidir.

Kabe'nin örtüsü siyah değildir. O tonda olması da tesadüf değildir. Akıl hastanelerinde çalışan doktorların yaptığı çalışmada; siyah giyen insanlarda ruhî problemlerin daha çok olduğu, çözülemeyen hastalıkların arttığı tespit edilmiştir. İnsan gözünün görebildiği renk, kırmızı ile mor arası bir aralıktır. Renklerle tedavi yönteminde giyilen renk ile insandaki şakraların renkleri arasında sıkı bir ilişki vardır.

Guatr deniz kenarında denize, gökyüzüne bakarak tedavi edilir. Çünkü boğaz bölgesinin rengi mavi tonlarıdır. Sarı renk mide şakrasının rengidir. Sarı giyenler mide hastalıklarını iyileştirirler. Çocuk sarı giyerse şişman olur. Yatak odasında lacivert renk olmamalı, çünkü bu renk düşünce rengidir Genital organlar kırmızıdır. O yüzden çocuk sahibi olamayanların iç giysilerini ve yatak odasının rengini de göz ardı etmemek lazımdır. Onun bir üstü turuncudur.

Pankreas, böbrek, dalak sıkıntıları varsa bunları iyileştiren renk turuncudur. Buğday bahçesi düşünüldüğünde veya ekin tarlasında mide ülseri iyileşebilir.

Kalp ve ciğerlerin rengi yeşildir. Verem ve kalp rahatsızlıkları ormanlık, yeşil alanlarda sanatoryumlarda niçin tedavi edilir? Tepe şakrası ise mordur.

İnsanların ihtiyaçlarına göre renkler de farklılaşır. Yaş, iş ve çevreye göre renkler de giysiler giyinmek gerekir. Dünyanın pek çok yerinde, özellikle doğuda insanlar lacivert, yeşil giyer.

İlim erbabı turuncu, yeşil; açık mavi, lacivert tonlu odalarda oturmalıdır.

KRİSTALLER-TAŞLAR

Kristaller renk oluşturarak ve şekillerinin etkisiyle tesir ederler. Kristallerden yansıyan 7 rengin insana müspet etkileri vardır.

Camdan bir fanus, kristal prizma şeklinde yapılır ve altına bir traş bıçağı konursa bu bıçak, ömür boyu kullanılabilir. Jilet hiçbir zaman küflenmeyecektir.

Piramitlerin içindeki cesetler işte bu sır yüzünden çürümemiştir. Binaların tepesi piramit şeklinde olsa insanların ömürleri uzayacaktır. Kozmostan gelen müspetleri alacak, menfileri kabul etmeyecek, olumsuz dalgalar reddolunacaktır. Cam kristallerde saklanan sular, şerbet ve gıdalar çok özellikli hususiyetler kazanırlar ve şifa verirler.

Camilerin içinde de kristaller vardır. Osmanlı dönemi camilerinin içindeki kristallerin yönleri ve şekilleri tesadüfi değildir. Kristaller şekline, yönlendirilmesine göre canlı cansız her şeyi etkileme gücüne sahiptirler. Bu da onun tedavi edici bir özelliğidir.

Camilerin üstünün kubbe şeklinde olması, müspetleri çekmesi içindir. Kozmostan gelen yaratılanların o yuvarlaktan içeri girmeleri camidekilerin huzurlu olmasını sağlar.

İnsanların şeklinin anten gibi, başının da yuvarlak ve kubbe gibi olması Yaratıcı'nın planının çok ince düşünülmüş, insanlığa ibret dersi verecek bir parçasıdır.

Ama kurşun kaplama müspetleri engeller, çünkü menfidir. Bütün bunlar teknolojik olarak da ölçülmüş ve kanıtlanmış bilgilerdir.

ASTROLOJİ

Astroloji, kozmik bilinç içindedir. İbrahim Hakkı Hazretleri'nin "Marifetname" ve "Kıyafetname" adlı eserlerinde yıldızname ve astroloji konusu vardır ve bunlar önemli birer ilim dalıdır. Siirt-Tillo'daki Erzurumlu İbrahim Hakkı Hazretleri'nin astrolojik aletlerine Amerikalılar ağırlığınca altın ve büyük ücret teklif etmişlerdir. Ama mirasa saygı gösterildiğinden bunlar verilmemiştir.

Yıldızların ve burçların bizim üzerimizde etkileri vardır. Her insan doğduğunda bir yıldızın, bir gezegenin, bir samanyolunun, bir galaksinin etkisinde doğar.

Astrolojiye göre 12 gezegenin etkisi dünyamıza yani dört unsura "toprak, ateş, su, hava"ya devamlı tesir ederken bunlar biz 12 delikli insanları da etkileyerek yönlendirir ve tesir altına alır. Bunların neticesinde denizler dalgalanır, dalgalar buharlaşır, buharlaşan zerreler bulutu, o da yağmuru oluştururken yağmurlar sel olur, derelerle denizlere, yani aslına ulaştırılır.

Yaratıcı'nın "O'ndan geldiniz, O'na döneceksiniz." hükmünü incelerken; "O'ndan geldik, O'na döneceğiz."deki mesajı insanoğlu algılayabiliyor mu acaba?

İnsan da aslının Allah'tan olduğunu düşünüyorsa gayesi O'na ulaşmak, O'nun dediklerini yapmak olmalıdır. Tıpkı denizin denize ulaşma çabası gibi.

Eskiden insanlar hayat planlarını yaparken birtakım sebeplere sarılır, astrolojik hesaplar yaparlardı. Buna göre hareket ederlerdi. Mesela, 25 Eylül tarihinde doğdunuz. O günde yaratılanlar da var. İnsanoğlu yaratıldığında, kâinatta o gün ve o ay içinde yaratılanlardan ve kâinattaki her şeyden dolayısıyla etkilenir.

Bugün insanlığın en büyük problemi, "diğer yaratılanlarla" olan ilişkilerini dengeleyememektir.

Bundan dolayı insanın problemleri vardır, sıkıntıları vardır. Bedenî ve sosyal rahatsızlıkları vardır. İrtibat ve dengenin sağlıklı olarak kurulması gerekmektedir. Dengelemek için "kozmik bilinç"in öğrenilmesi lazımdır. İnsanın yaş ve doğum tarihine göre astrolojik olarak farklı bir unsuru, taşı, rengi ve kokusu vardır.

Bu araçlar canlılarda müspet-menfi dengesinin terazilenmesini sağlayarak, onlarla yani bizim göremediğimiz diğerleriyle iletişimi koordine ederler. Bu terazilenme, mutlaka dengelenmelidir. Yoksa dünya insanlığı hastahanelere, hapishanelere, sonunda kabristanlıklara doğru bir yol takip eder. Bu gerçek, dünya kurulalı beri hiç değişmemiştir. Ancak mevcut yaşamımızda değişiklikler yapabilmemiz iradeizi kullanmadaki seviyemize ve başarımıza göre olabilmektedir.

Yaratıcının verdiği kader ömrünü uzatamasa da, verilen ömrü güzel, sağlıklı ve mutlu kılmak elimizdedir.

BİTKİLER

Yünün sıcak tutmasının nedeni, ısırgan otu ile polenin faydalı enerji boyutlarından gelmektedir. Sarımsak, soğan ve acı biber yakar, ısırgan dalar ve faydalıdır. Bunlar hep enerji boyutlarıdır. Yaratılan her bitkinin enerji boyutu farklı, tesir sahası da farklı farklıdır.

Kainatta en çok bulunan nebatlar insanlığa en lazım ve faydalı nebatlardır. Havanın ve suyun kainatta yeterli olamayacağını düşünebilir misiniz? Ya parayla satılsalardı?

Yaratılan nebatların üreyip çoğalması, tohumları yani çekirdekleriyle oluyorsa bir ağacın, bir bitkinin ve meyvelerin bütün özelliklerini taşıyan "çekirdeğini" atana, akıllı şuurlu insan denebilir mi?

Dünyamızda yaratılan bütün nebatların çekirdeklerini, köklerini, saplarını, yapraklarını, çiçeklerini, meyvelerini heba etmek de yine akıllı insan işi olmasa gerek.

Bu teze bir örnek vermek gerekirse her an her yerde bulunan ayrık otu, kaynatılıp belli bir süre demlenip kullanılır ve içilirse, kaynatılır suyuyla temizlenilirse bedendeki birtakım maddî ve manevî olumsuzlukları da tamamen yok ettiği ve temizlediği görülmüş, hatta teknolojik olarak enerji kalkanımızı, yani auramızı güçlendirdiği ölçülerek tespit edilmiştir.

Bunun yanında Türkiyemizin kalkınmasında bir teorimiz de yer altı zenginlikleri yanında yer üstü zenginliklerini de göz önünde bulundurmaktır.

21. yüzyıl insanının getirildiği nokta; çözülemeyen hastalıklar ve faydası zararından kat kat fazla olan ilaçların tüketimi...

Alternatif yol; hava, sular ve bitkiler dünyasını anlayabilmektir.

Türkiye'de en bol olan *"iğne yapraklı ağaçların"* iğne yaprakları toplanıp her sene bu yapraklar distile edilip önce çam terebenti, yağı parfüm sanayinde, sonra suyu çözülemeyen astım, akciğer vesaire hastalıklarda ve kalan posası da gübre sanayinde kullanılarak her yıl ithal edilen ve ülkemizi, topraklarımızı, insanlarımızı zehirleyen suni gübrelerin yerine kullanılarak ekonomimize milyar dolarlar, katkılar sağlanabilir. Ve daha pek çok bitki ile insanlara şifa dağıtılabilir. (bak. resim 170)

ABD, Avrupa ve Doğu ülkelerindeki bitkisel droplar, sular, bitkiler, yağlar, ilaç sektörünün önemli bir bölümünü oluşturur.

Bir teori daha;

KB'ye göre bitkiyle tedavide bugün bilinmeyen çok önemli bir yön var; bitkideki atomların % 50 proton yani müspet % 50 elektrondan yani menfiden dolayı istenilen fayda gerçekleşemiyor. Çünkü % 50 elektronların yani menfilerinin bloke edilmesi lazım.

Faydalı yani müspet kısım bitkilerin protonlarıdır. Bu ayrıntı üzerinde durmak lazım.

Bugünkü bitkisel tedaviciler bunu anlayamadıklarından tedavilerinde tam başarılı olamamaktadırlar.

Yaratıcı'nın bütün nebatatları, yine yaratılanlar için yüzde yüz şifadır. Çözülemeyen bütün hastalıkların çözümü yaratılan bütün hayvan, bitki ve diğerlerinin kainatta mevcut olan, fakat bugün bulamadığımız **"hususiyetleriyle"** mümkün olacaktır. Bu konuları ihtiva eden ve laboratuarlarda uzun araştırmalar sonucunda ortaya çıkarılan tarafımızda mevcut olan **"asrın şifa reçeteleri"**, kısa zamanda insanlık hizmetine sunulacaktır.

Yeter ki bunun ilmini bilelim ve öyle uygulayalım. İnsan yaratıldığındaki programlama gereği ihtiyaçlarını talep etmelidir ki Yaratıcı tarafından kendisine bir yol gösterilsin.

Su

Suyun ve havanın fayda nazariyelerine artık farklı ve değişik boyutlarda bakmalıyız.

Su ve hava hakkında acaba insanlık neyi bilemiyor?..

Su dediğimizde sadece kara sularını düşünmemeliyiz, **"denizlerin deryasına"** dalıp oradaki hakikatleri, deniz suyunun her derde deva olabilecek **"köpüğünün mucizeliğini"**, denizlerin ürünü **"yosunların"** neye yaradığı ve bugün mucizevî protein deposu diye adlandırılan yosun türü **"spirilunanın"** bugüne kadar niçin insanlığın hizmetine sunulmadığı bilim adamlarımızca açıklanmamıştır. Ve daha neler neler... Yeter ki deryaya dalalım...

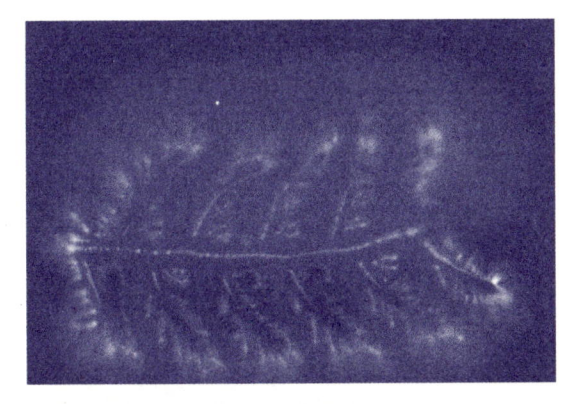

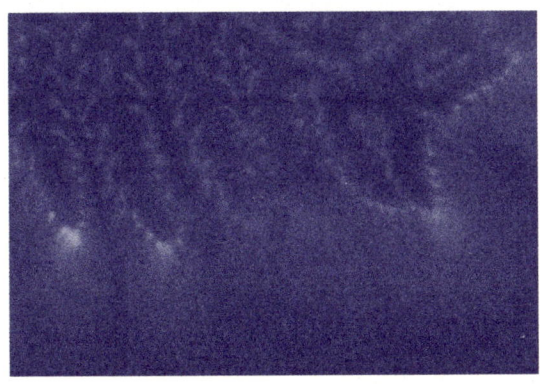

Resim-170: İğne yapraklıların enerji boyutları

Bizim maddî ve manevî kirlerimizin, ölümcül artıklarımızın döküldüğü denizi bu pisliklerden temizleyen denizdeki "su" mudur? Yoksa suda hayat bulan fakat görünmeyen vazifeli ve teçhizatlı canlılar mıdır? Deniz suyunun kristallerindeki özelliği hiç araştırılmış mıdır?

Kaplıca Kür Tedavisi ve Suların Mucizesi

Kaplıca suları ayrıca araştırılması gereken ve içinde müspet enerjileri barındıran bir sudur. Bugünkü teknoloji ile bu müspet enerjiler ölçülüp görüntülenebilmektedir. Asrımızın çözülemeyen problemlerinde tedavi edici alternatif yöntem olarak araştırılmasını gerektirecek kadar önemli boyutları vardır. Kaplıca suları hakkında; ileride inceleme raporları ile birlikte ayrı bir yayın hazırlanacak, insanlığın hizmetine sunulacak ve insan sağlığında yeni bir boyut açılacaktır.

Sonuçta unutmayalım ki, su temizleyicidir. İçten de, dıştan da... Sular âleminde yeraltı suları ve sıcak sular müspet enerji kaynağıdır. Yüzyılımızın her şeye şifa ilacı bu sulardır.

"Yaşam enerjimizi" su ile yönlendirebilir enerji alanımızı artırıp, çözümsüz hastalıklardan korunabiliriz. Dünyada sıcak ve soğuk su rezervi yönünden en önde ülkelerden olmamıza rağmen kullanım ve istiade yönüyle en geri kalan bir ülkeyiz. Nasıl ve nerede, ne şekilde tarafımızdan bilinen metodlarla Türkiyemiz *"Bir kaplıca-kür cenneti"* olacak. Türkiye kapasite ve rezervler ve dünyadaki konumu itibariyle de bu işlere en uygun yerleşime sahiptir. Türkiyemiz *"Ecir"* olduğunda ilgili bakanlıklar, yönetim ve NGO'ların desteği ve tabii ki *"güçleri yeterse"* yeni hazırlanacak yönetmeliklerle soğuk kuzey ülkelerindeki yüzbinlerce yabancı ve Avrupa'daki insanları ve bizim işçilerimizi sosyal sağlık sigortaları kapsamında paraları devletlerince ödenerek ülkemizde yılda 100 milyar dolar gelir getirebilecek bir bacasız *"sağlık turizmi"*, *"termal kür, doğa turizmi"* oluşturulabilir.

Bu sistemin bütün ayakları ve yöntemleri en ince detayına kadar ekibimizce bilinmekte olup yetkililerin desteği, talebi ve şartların oluşmasını beklemekteyiz. (Bakınız www.ifcch.org.)

YARATILAN AMA GÖRÜLMEYENLER

"Yağmurları yağdırırız, her damlasını bir görevli indirir ve ona kıyamete kadar bir daha sıra gelmez" hükmü bu canlıların bir kısmını anlatır. Ayrıca yağmurun gece gündüz değil de devamlı gündüz yağmasında da bir hikmet aramak lazımdır. Bu, yağmuru ihtiyacı olan yere taşıyanlarla ilgilidir.

Aynı şekilde, hava zerresi dediğimiz müspet-menfi taşıyıcılar da halk edilmişlerdir. Bunların çeşitli görevleri vardır. Gündüzün ışığı ve sesleri taşımak gibi kokularla insanları etkilemek, uydulardan tespitler yapmak, cep telefonlarından konuşmak gibi şeyler ve görüntülemeler vb. yine bu **"diğerleriyle"** yapılmaktadır. Uydulardan maden tespiti, cep telefonundan konuşma gibi şeyler yine bunlar kullanılarak yapılmaktadır.

Nârîlerden başkaları istifade ettiği gibi nuranilerden de biz faydalanabiliriz. Ama irade sahibi olmak kaydıyla.

Zerre diye bahsedilirken atomu, elektron ve proton seviyesinde düşünmek gerekir. Aynı şekilde de, kozmik bilimde mikrop, virüs ve bakteriden söz edilmez. Bunlar, şuurlu taşınan ve taşıyıcı olan şuurlu varlıklardır.

Her halk edilmişe boyut, zaman, görüntü olarak farklı âlemler verilmiştir.

Bizim âlemimiz dünya ve atmosferdir; diğerlerinin bizim dünyamıza etkileri, girişleri olabilir. Ağaç dipleri, hamamlar, durgun sular, viraneler, kapı eşikleri gibi yerler onların yaşama yerleridir. Bunlar ilim sahiplerine, ilmi isteyenlere bildirilmiştir.

O ortamlarda korumasız halde bulunulursa onlara etki edecek sözler, dalga boyları kullanılmazsa sizi etki altına alabilir ve onların etkilerine maruz kalınabilir. Bu yaratıklar bir anda Çin'de, Maçin'de, kozmosta olabilirler. Bu varlıkların doğumları olduğu gibi ölümleri, düğünleri, yeme içmeleri, oyunları, oyuncakları da vardır.

Bunlar asrımızda bugünün teknolojisi ile büyük devletlerde başta ABD, İsrail ve Rusya'da ilim adamlarınca, her alanda uzmanlarca kullanılmaktadır.

Kirlian fotoğrafları ile ölüm halinde vücuttan çıkan bir elektrik akımı farklılığı ve ısısı belirlenmiştir.

Dünyanın belli merkezlerinde 60 bin kişilik enstitülerde bu hadiseler araştırılmakta, her an yaşanmakta, "diğerlerinin" yani "bu yaratıkların" boyutları, etkileri araştırılmaktadır. Bizim **"Bilimsel Araştırma Merkezlerimize"** ve **"Bilim Adamlarımıza"** ithaf olunur.

"İlahi Kitap"a göre bizimle birlikte yaratılan cinlerin âlemlerinin olduğu da belirtilmiştir. Bu da yapılan araştırmaların ve uygulamaların mevcudiyetini ve doğruluğunu teyit eden bir faktördür.

Her doğan insanın bir cini vardır. Cinler rayihalarla etkilenirler. Bazı bitkilerin yakılmasının kokuları ile bunlar bu ortamı terk ederler. Mesela tarımda zararlılara gaz gönderdiğinizde bunlar kaçarlar. Ayrıca bunlar şekillerden, taşların enerjilerinden, kokulardan ve renklerden, kelimelerden oluşan sözlerden, ateşten, nurdan, seslerden vs.'den oluşan *"ki bunların hepsi kozmik bilimde birer dalga boyudur."* enerjilerden müsbet veya menfi olarak etkilenir. Çevresindekilere fayda veya zarar verebilir. Bunun böyle olduğu yüzyıllardır yaşanan vakalarla ve ilahi kitaplarda anlatılan örneklerde görülmüştür.

Evlerimizdeki mevcut ve asılı şekiller, suretler, renkler ve kullanılan parfüm ve kokular üzerinde düşünmeliyiz. Tarihî bina ve saraylarının girişindeki suret ve şekillerin sebebine, yönlerine, pencerelerine, desenlerine hiç dikkat ettiniz mi? Bir de **"kozmik gözle"** bakın ne **"tevafuklar"** göreceksiniz.

ŞİFRELER

Kelimelerle, onların oluşturduğu, yaydığı dalga boylarıyla **"yaratılanların zararlıları"** yakılabilir veya yok edilip uzaklaştırılabilir. Bu zararlıların diğer boyutluları için ilahi kelimeler kullanılabilir. Mesela; bir x ismini, x^+ üzeri kadar belirli hedefe beyin gücünüzle yönlendirerek tekrarladığınızda ilginç ve olağanüstü hadiseler olabilir.

Yaratıcı'nın bin bir ismine ve diğer kelimelerin manasına göre de etkilenmeler vardır. Bunlar pek çok teknoloji merkezlerinde ölçülmüştür.

Bunların etkisi ile değil insanlar, hayvanlar; binalar, kuleler bile yıkılabilmekte, sistemler yok edilebilmektedir veya yapılabilmektedir. Tarih bunların misalleriyle doludur.

İlim, dünyadaki menfi varlığın koordinatlarını bulup dünyayı, yakıp yıkmadan direk canavarı hedef alarak belli şifrelerle bunları recm -yok etme- etme imkânına dijital teknoloji sayesinde kavuşmuş; hatta çok daha ötesinde işler de görmek boyutuna geçmiştir. Bu görülen işler tarafımızca da müşahede edilebilmektedir.

Etrafımızda 10^{16} mikron en küçüğü bir hücreli, tespit edilebilen, **"sebepsiz yaratılmamış yaratıklar"** var. Bu yaratıklar nöronlarımızı, davranışlarımızı etkileyebilecek kadar güçlü yaratıklardır. Bu güçlerin **"bilim adamlarınca"** boyutları ve enerjileri ölçülüp belirlenmekte, taşıyıcı olarak kullanıp insanları tesir altına almakta zorlanılmamakta, teknolojinin her sahasında istifade edilebilmektedir.

Bunların tesir etkisi altında; menfi ve müspet düşünce nakli gerçekleşmekte, duyulan sesin muhteviyatı değişmekte, düşünceler okunabilmekte ve rüyalar denetlenebilmektedir.

İnsanlar gadaplı, azgın, kudurmuş, savaşçı veya rahimli, şefkatli hale getirilebilmektedir. Bunlar güçlü teknolojilerle ve onun sahiplerince mahkum edilip bugün bazı güç odakları ve devletlerce her an insanlığa karşı kullanılabilmektedir.

Onların Tespiti

Bedenimizde zaman zaman ve belli ortamlarda hissettiğimiz haller ve çoğu zaman önemsemek istemediğimiz fakat sıklıkla tezahür ettikçe "acaba mı" dediğimiz haller;

Tiryakilik, ani sancılar, beyhuş olma hali, konuşma bozukluğu, kasık ağrıları, kas zorlamaları, astım, göğüs tıkanmaları, boğulma, hıçkırıklı ağlayışlar, kulak çınlaması, göz kapaklarında kaşıntılar, dalgınlık, ürperme, irkilme, kendinden geçme, aşırı tepki ve sinirlilik vb. etrafımızdaki halk edilmişlerden menfilerinin tesiratı ve bizim dünyamızla alakalanmalarının bedenimize etkisiyle oluşur.

Bunların hangi boyutlarının, hangi olumsuzlukları nasıl ve ne şekilde yapabildiği, konuyu bilen alimin bilgisi dahilindedir.

"Muhatap veya seçilen" usanç ve sıkıntının nereden geldiğini anlayamaz, kaçamaz, hadiseleri yakınlarına bildirdiğinde ise etrafından deli muamelesi görebilir.

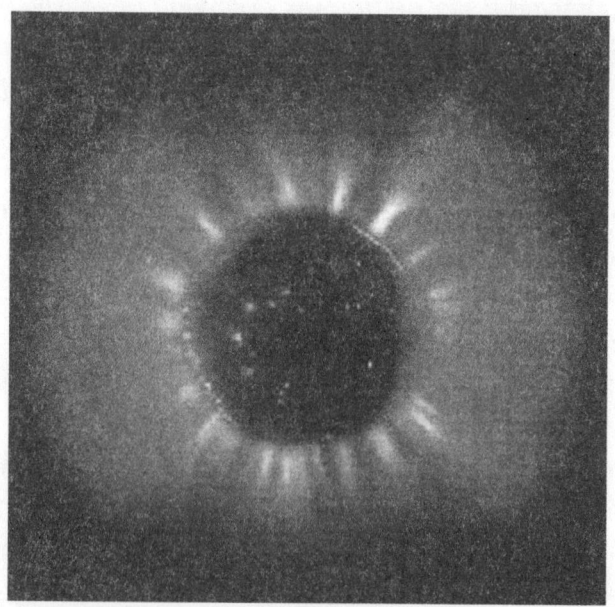

Resim-171: Silikat türevinin (zerrenin) enerjisi

Bu rahatsızlıkları sizler de hissediyorsanız, sakın sadece kendinizi bu hadiselere maruz kalmış sanmayın. Bugün dünya insanlığının ve bilhassa yazılı, **"kitabi kurallar"** dışındaki toplumlarda planlı olarak oluşturulan **"hurafelerle"** ve **"dayattırılan doğrularla"** yaşatılan dini ve din dışı toplumların büyük ekseriyeti bugün **"kozmik bilimin"** tespitlerine göre bu görünmeyenlerle haşir neşir yaşamaktadırlar.

Bunların teyidi ise dünya toplumlarındaki, belki de evimizdeki yaşadığımız gerginliklerden, huzursuzluklardan çözümsüz hastalıklara kadar olan problemler olduğu düşünülemez mi?

Korunmak için, etrafımızdaki minimum 10 mikron canlının müspetleriyle irtibat kurmak, "kozmik bilince" erişmek gerekmektedir.

Teknolojik olarak da bugün **"insan hücrelerinin etkilenerek"** korunmasının yapılması pekala mümkün olup dünyanın güç odakları tarafından belli merkezlerden bu tesiratlar istenildiği şekilde müspet veya menfi olarak yapılabilmekte olup, bu merkezler tarafımızca da bilinmekte ve yapılanlar takip edilmeye çalışılmaktadır.

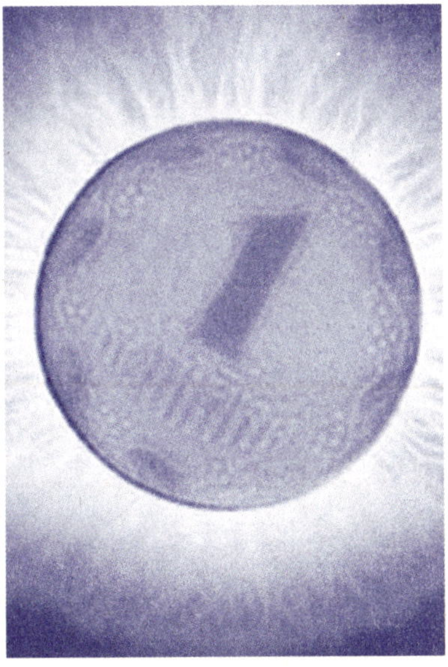

Resim-172: Madenî paranın yaydığı enerji

AURA SİSTEMİ

Dünya literatüründe enerjiyi izah etmek için bazı kaynaklardan istifade edilmiştir. Biz de eserimizde bu kaynaklardan yararlanarak o bilgileri yapımıza uygun **"süzgeçten geçirmelerle"** konunun tarihî perspektifini çizerek buraya alıyoruz.

Aura; canlıların etrafını saran enerji ışınları, bedenin koruyucu **"enerji katmanıdır."** Aura vücutta enerji noktaları, yani enerji merkezleri olan şakralarla birlikte psişik bedeni, yani fizik dışı bedeni oluşturur. Bu fizik dışı bedene **"Astral Beden"** denir. Astral beden zaman zaman fizik bedeni terk edebilir. Buna **"Astral Seyahat"** denir. (bak. resim 173)

Bilimin ilerlemesiyle birlikte sahip olunan teknoloji ile Batılı araştırmacılar bu enerji alanını inceleme ve ölçme imkanı bulmuşlardır. Önceleri gizemli olan bu olay şimdi bilim dünyasında yerini almaya başlamıştır. (bak. resim 174).

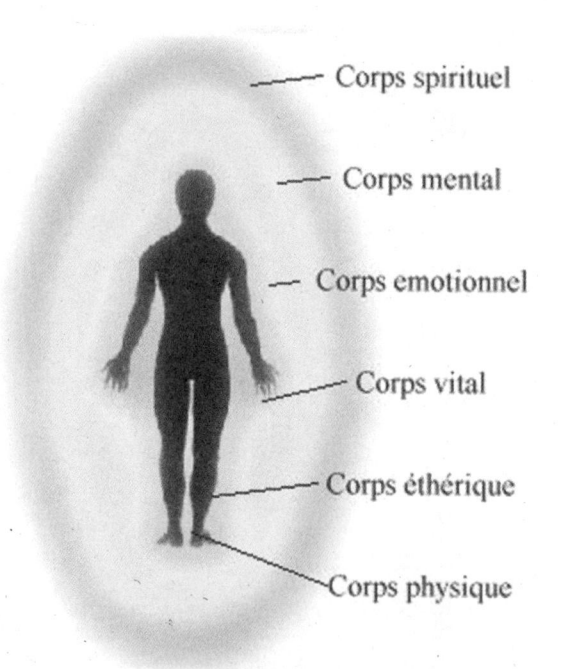

Resim-173. İnsan enerji alanları

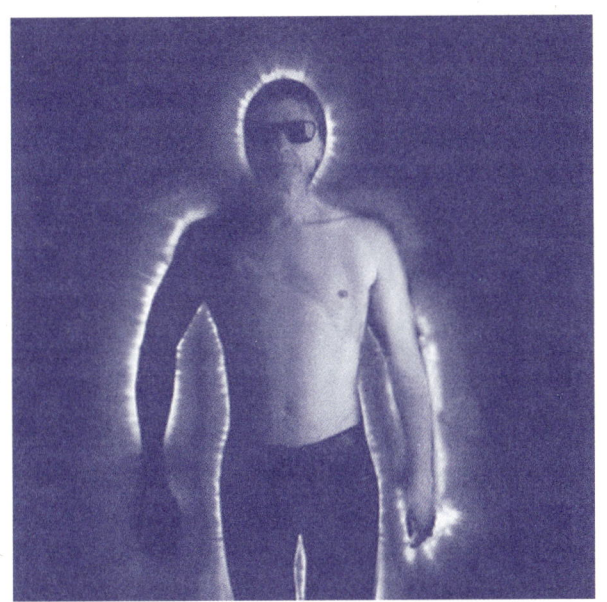

Masajla Mucizevî Tedaviler

Resim-174. Kirlian tekniğiyle görüntülenen insan enerji alanı

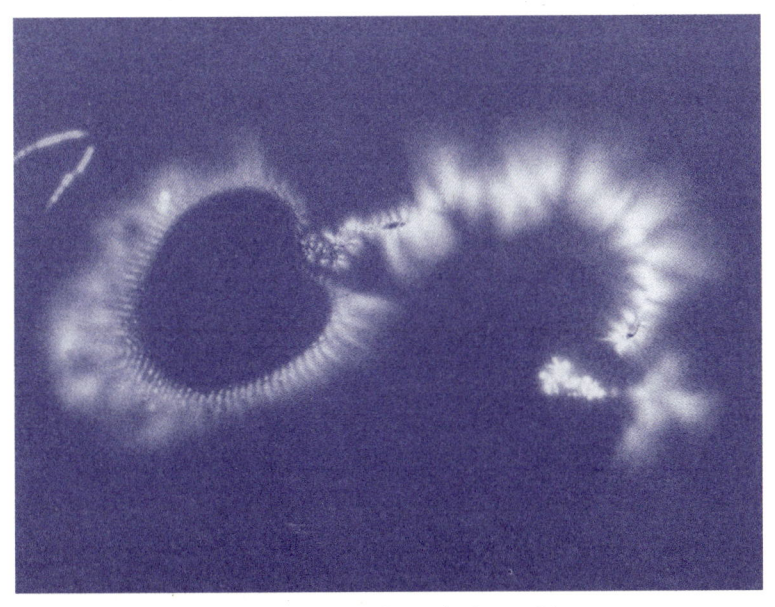

Resim- 175. Farklı enerji boyutlu kürecikler

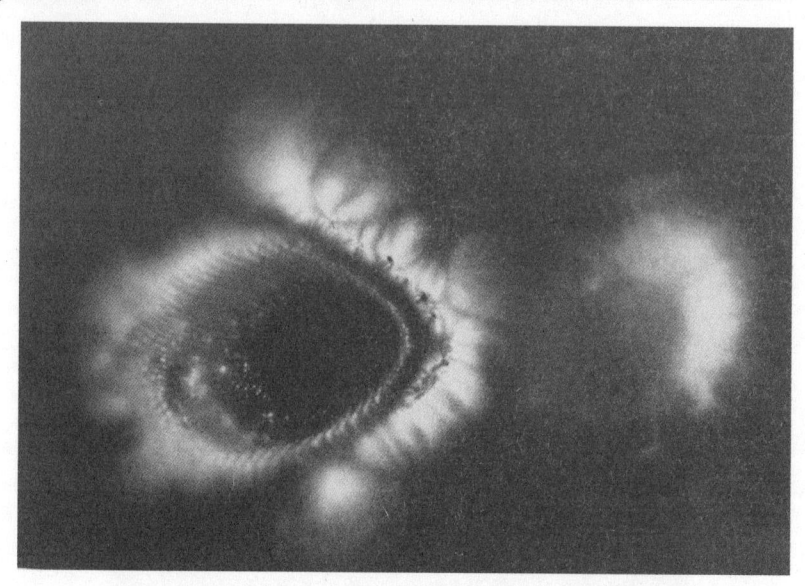

Masajla Mucizevî Tedaviler

Resim- 176. Farklı enerji boyutlu kürecikler

Auranın Tespiti

Güneşli, güzel bir günde çimenlere oturup sabit bir şekilde gökyüzüne baktığımızda gözümüzün önünde minik topların, çeşitli şekillerde parçacıkların uçuştuğunu görürüz. Bu minik canlılar genellikle balık yumurtası şeklinde, çekirdeği, plazması, zarı vb. olan **enerji kürecikleridir.** Güneşli günlerde, bu küçük enerji topları canlı ve parlak olurlar. Hava kapalıyken daha yavaş hareket ederler, saydam ve daha az miktardadırlar. Bu da güneş ışığının bu küreciklere **"enerji ver-**

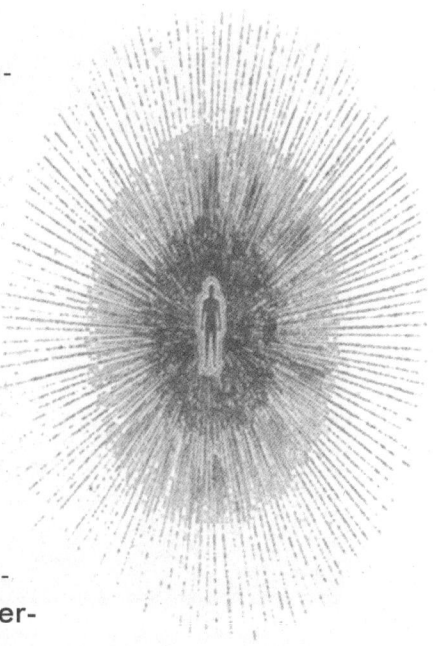

diğini" ve bunlarla bağlantılı olduğunu gösterir. (bak. resim 175, 176)

Yine güneşli bir havada yeşil ağaçlara doğru bakarsanız, ağaçların çevresinde yeşilimsi, duman gibi buğu görürsünüz. Mavi gökyüzünde **enerji küreciklerini** gördüyseniz bunların yeşil buğuda kaybolduğunu da görürsünüz. İşte ağacın aurası da; biz insanlar gibi yaşamını devam ettirmek için bu enerji küreciklerini emer. (bak. resim 177)

Kozmik bilim bu "**enerji toplarının**" etkilerini de laboratuar ortamında araştırmış, pek çok boyutta tespitler yapmıştır. (bak. resim 178)

Auranızı görebilirsiniz. Bir odada bir ayna karşısında loş bir ışıkta kendi bedeninizin etrafındaki **enerjileri** görmeniz, enerji boyutunuzdaki **saflıkla** mümkündür. Bunun için bu ortamı oluşturup derin bir nefes alın. Bu şekilde zamanla **auranızın** boyutlarını görmeniz mümkün olacak; böylece kendinizle ilgili o anki maddî ve manevî haleti ruhiyenizi öğrenme imkanınız oluşabilecektir.

İleride gösterilecek olan metot ve tekniklerle de bu boyutlara yine zamanla ve saflığınıza göre müdahale etme imkanı bulabileceksiniz.

"*Buradaki başarınızın oranı*", sistemi kabul edip istemeniz ve ısrarcı olmanızla doğru orantılıdır.

Auranın Renkleri

Aura her insanda değişik renkte görülebilir. Bu da bireyin kişilik yapısı hakkında bize bilgi verebilir.

Mesela;

- Kırmızı renk kızgınlığı yansıtıyor olarak bilinir ama neşeli çocuklarda da aura kırmızı renktedir.
- Parlak kırmızı canlı yaşamı temsil eder, koyu kırmızı ise genellikle kızgınlığı temsil eder.
- **Turuncumsu kırmızı** cinsel tutkuyu gösterir.
- **Turuncu aura** ise kişideki hırsı gösterir.

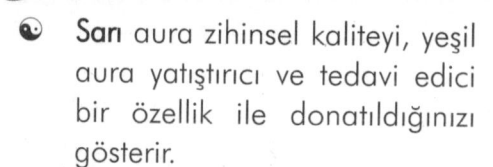

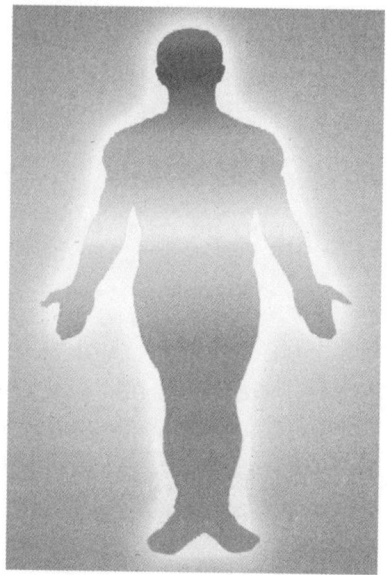

- Sarı aura zihinsel kaliteyi, yeşil aura yatıştırıcı ve tedavi edici bir özellik ile donatıldığınızı gösterir.
- Mavi aura, öğreticidir ve hassas kişiliğe işaret eder.
- Lacivert renk, akıllı olduğunuza işaret eder.
- Beyaz, dürüst kişilik yapısına işaret eder.
- Altın rengi, inançlı Yaratıcı'ya bağlı bir kişilik yapısına işaret eder. Bu da insanlığa hizmet etmeyi seven bir insan olduğunuzu gösterir.
- Gümüş rengi, sosyal bir kişilik yapısına sahip olduğunuzu, insanlarla iyi iletişim kurduğunuzu gösterir.
- Kestane rengi aura sağlam kişiliği, üstlenilen vazifeyi yerine getirebilme yeteneğini ifade eder.
- Siyah aura; hırsa ve ışık eksikliğine, gizliliğe işarettir.

Yukarıdaki ifadeler "Aura okuyucuları" ve Kozmik Bilim uzmanları "Ekstrasens"ler tarafından tespit edilmiş uygun birkaç misaldir. Bunun böyle olduğu kirlan tekniğiyle de görüntülenmiş ve doğrulanmıştır. (bak. resim 179)

Bilimin Auraya Bakışı

Auranın tarihine baktığımızda, insan hayatında enerji olayından ilk bahsedenlerin (M.Ö. 500) Pisagor ve arkadaşaları olduğunu görürüz. İnsan organizmasındaki enerjinin bedende iyileştirici etkisi olduğuna ilk onlar dikkati çekmişlerdir.

XII. yüzyılda ise Boirac ve Liebeault adlı araştırmacılar, yine başka insanlarla uzaktan iletişim kurmayı sağlayan bir **enerjinin varlığını** keşfetmişlerdir.

Batıda enerji hakkındaki ilmî araştırmacılar daha da ileri gitmiş, enerjinin alanını incelemiş, zaman geçtikçe ruhsal hastalıklar başta olmak üzere birçok hastalıkların tedavisinin yapıldığını göstermişlerdir. Böylece insan vücudunda auranın tesiri kanıtlanmıştır.

1911 yılında Dr. William Kilner, insan aurasını **renk filtresi ve ekranlar** yardımıyla incelemiştir. Kilner, incelediği hastalarının vücutlarını çevreleyen bir **ışık buğusu** görmüş, bunun yoğunluğunun kişilerin cinsiyetine, zeka yapısına ve insan sağlığına göre değişiklik gösterdiğini ispat etmiştir. (bak. resim 180)

Bazı hastalıkların aura üzerine etkisinden dolayı auranın genel görünümüne, rengine, dokusuna ve hacmine göre teşhis sistemi geliştirilmiş; sara, tümör ve histeri gibi psikolojik hastalıklar da böylelikle teşhis edilmiştir. (bak. resim 181)

Masajla Mucizevî Tedaviler

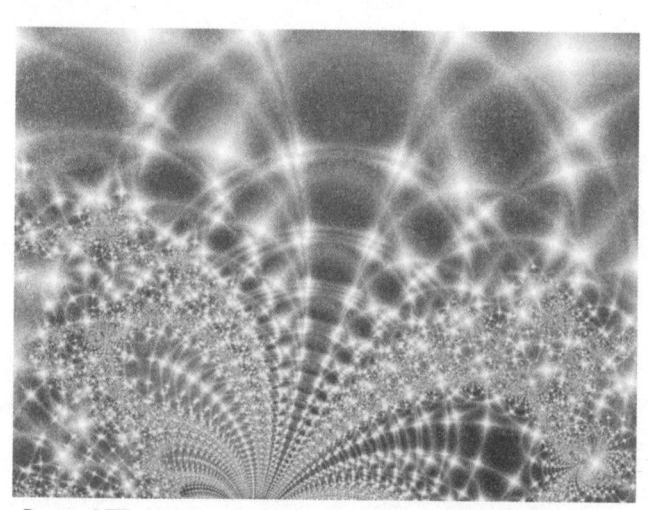

Resim-177. Kirlian tekniğiyle görüntülenen bitkilerin aurası

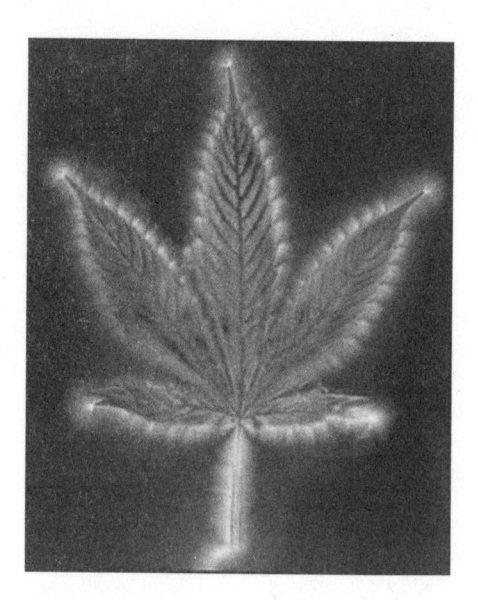

Resim 178. Kirlian tekniğiyle görüntülenen yaprağın aurası

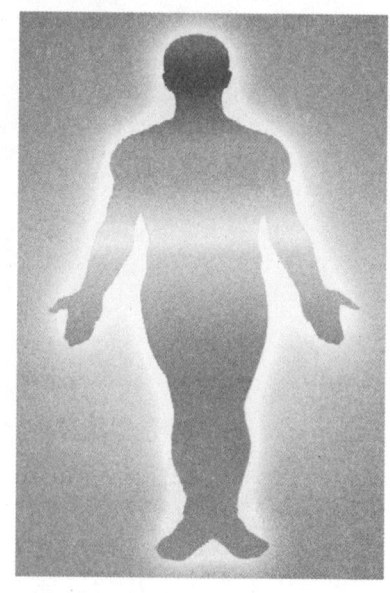

İnsan bedeninde auranın renkleri

Masajla Mucizevî Tedaviler

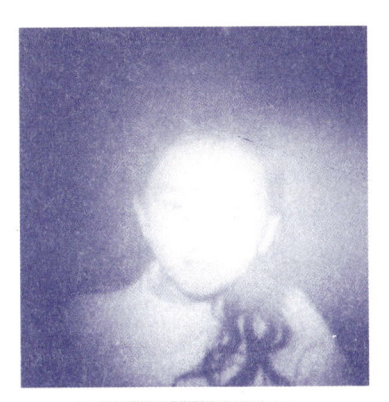

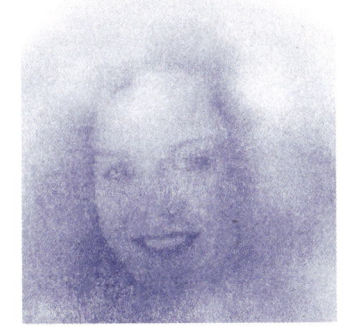

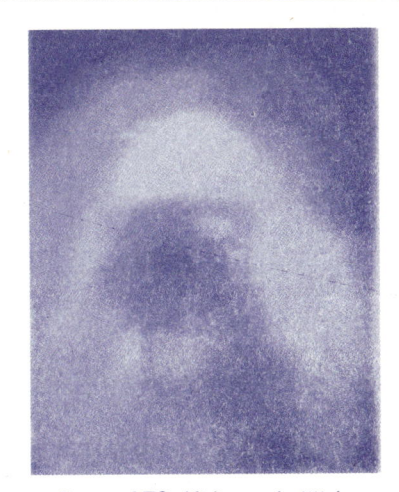

Resim-179. Kirlian tekniğiyle kişilik yapılarına göre auralar

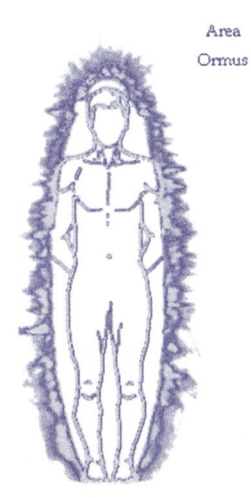

Area Ormus

Before
114

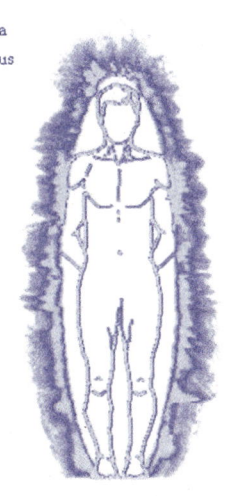

Peak response
167

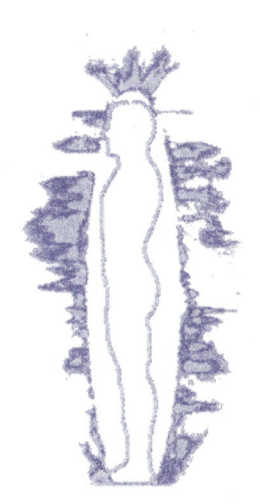

Resim-180. Sağlıklı insan auraları

Resim-181. Sağlıksız insan aurası

237

Kozmik Bioenerji

Özellikle Uzak Doğu ve Orta Asya steplerinde uygulama alanı bulmuş, yöre insanının sağlıklı ve çok uzun süre yaşaması bununla ilişkilendirilmiştir.

Bioenerji "ilk olarak XVIII. yüzyılda bilimsel olarak kanıtlanmıştır; ilk defa Avusturya'da tıp doktoru Fransız Mess Mer'in "tedavi manyetizması" dediği enerjinin yayımını, konstrasyonla gerçekleştirdiği sistemiyle dünya tıp literatürüne "Mesmerizm" diye geçmiştir.

"Bioenerji" modern tıpta her ne kadar bilim olarak kabul edilmese de, bugün dünyanın pek çok gelişmiş ülkesinde ve ülkemizde geniş bir uygulama alanı bulunmakta, profesyonellerce insanlara şifa dağıtmaya yardım etmektedir.

Kozmik Bioenerji; kozmostan gelen ve orada daima mevcut olan bioenerji yeryüzünde bulunan insan organizmasının hücrelerine, bitki tohumlarına, yani çevremizde bulunan bütün canlılara **"moleküler"** seviyede etki eder.

Bugünkü ilmin kabul ettiği gibi, kozmik bioenerji; hücrelerin ilk önce dış membranı seviyesinde iyonların geçirgenlik yeteneğine etki ederek, membran düzeyinde iç ve dış iyonların farklılığını oluşturarak elektrik potansiyel farkını ortaya çıkarıp hücrenin elektrik geçirgenliğinin değişmesine sebep olur. Böylece aynı zamanda hücre içinde bulunan organoidler ve onlarda bulunan polimerlerin poliyarlığı değişmekle bu polimerlerin kuruluşunda konformasyon yani değişiklik ortaya çıkar.

Hücre seviyesinde bu şualar, radyo dalgaları ve biyolojik aktif hücrelerde fizyolojik aktif maddelerin ortaya çıkmasına etki eder, böylelikle fizyolojik aktif maddeler esasen birleştirici olan hücrelerde sentez olunur. Böylelikle aktif maddeler kateholominler, prostoglendinler, kininler ve diğerlerinde ilk önce kan devrini ve maddelerin mübadelesini hızlandırır. İşte bu reaksiyonlar pozitif yüklü dalgaların etkisi ile hızlanır. Böylelikle hücrelerde olan enerji jenerasyonuna yardım ederek hücre dahilindeki proseslerini -proteinlerin parçalanmasını, sulu karbonların, ATP'nin sentezini ve parçalanmasını, sulu karbonların, yağların enerji kaynağına dönüşmesini- sağlayarak enerji kaynağı olarak istifade olunmasını hızlandırır. Biz bu izahlardan sonra diyebiliriz ki, organizmaların ihtiyacına bağlı olarak bu her iki **(pozitif=müspet, negatif=menfi)** enerji çeşidinden de yararlanmak, her zaman için mümkündür.

Sonuç itibariyle, **"kozmos"**ta daima mevcut olan bu enerji çeşitlerinin birbirine oranlarının bozulmasını yani müspet veya menfilerinin azalıp çoğalmasını, organizmaların **"hastalanması"** ile izah etmek mümkündür.

21. yüzyılın internet çağında teknik gelişmelerin bugünkü seviyesi ve gelecekteki perspektifleri bize şunu göstermektedir ki, **"globalleşen; ekolojik problemlerin yükselen bir ivme gösterdiği ve bu ivmenin katlanarak arttığı, yaşlanan dünyamızdaki insan topluluklarına bütünüyle ve ayrı ayrı şahıslar seviyesinde psiko-emisyonel yüklenmelerin giderek artışı, dengelerin bozulması, insan, çevre ve sağlık sistemine yeni bakış açılarının zorunluluğunu"** ortaya koymuştur.

İnsanların içinde yaşadıkları tabiatın ayrılmaz bir parçası oldukları hiç kimse tarafından reddedilmesi mümkün olmayan bir gerçektir.

Fakat insanın tarihî seyri içindeki antropojenik faaliyeti, içinde yaşadığı tabiattan gitgide **"uzaklaşması"** ve çevrenin doğallığının yapay şekilde değiştirilmesi; insanlık için çözülmeyecek problemleri de beraberinde getirmektedir.

Bu gerçekleri göz önüne alarak bahsedilen bu sistemin karşılıklı etki ve alakalarının öğrenilmesi gerekir. Biyolojik bir sistem gibi insanın bioenerjetik ve kozmoz enformasyonundan nasıl istifade edebileceğinin, insanın ve yeryüzündeki başka bütün canlı organizmaların korunmasının, sağlamlaştırılmasının ve bu amaçla bioelektronik cihazların geliştirilip istifade alanlarının artırılarak nazari araştırmaların yanında uygulama alanlarının genişletilmesinin gerekliliği ortaya konulmalıdır.

Bu konunun önemine binaen eski S.S.C.B'de dünyayı iki bin yılında bahsi geçen tehlikelerden korumak ve bu asrın bu harika teknolojisine sahip olmak amacıyla uzun yıllar süren bir çalışma başlatılmış ve kozmosdaki enerjiden istifade edilerek hazırlanan bir merkez Kafkasya'da kurularak çalışmaya başlamıştır.

Bununla ilgili tüzel ve özel gönüllü kuruluşlar ilmî, metodik çalışmalarını, "**Azerbaycan Türkiye Bilim ve Buluş Adamları**" birliği olarak dünyaya tanıtmaya gayret göstermektedir. Bu merkezde pek çok bilim adamı görev yapmıştır ve yapmaktadır. Bugün bu merkezde yüksek kozmik bioenerjili değişik ürünler elde edilebilmekte ve enerji yüklü ürünlerin ve enerjiyi "**uzak mesafelere transfer edebilme**" parametrelerinin sınırları tayin edilebilmektedir.

Bu teknolojiden, yani radyo dalgalarıyla teşhis koyma ve tedavi yönteminden, ABD'nin Teksas eyaletindeki merhum Michael De Bakey'in de başkanlık ettiği tıbbî araştırma merkezinde de zaman zaman yararlanılmaktadır.

Kafkasya'da kurulan bu kozmik bioenerji merkezinde müsbet potansiyelli (etkili) kozmik bioenerjinin muhtelif materyallere verilebilmesinin optimal rejimi tecrübe edilmektedir. Ayrıca bunların faydalı olduğu kozmik enerji ile ilgili teknik aletlerce tespit edilerek ilim merkezlerinin resmî raporlarıyla yayınlanmıştır.

Bu kozmik merkezde yapılan faaliyetlerden ortaya çıkan sonuçlara göre elde edilen bioenerjistik aktifliğe sahip her alanda istifade edilen bu materyallerin muhtelif proseslere ve alanlara etki mekanizmasının öğrenilmesi daha da geliştirilip bundan sonraki çalışma ve araştırmaların derinleştirilerek yapılması, bizi, bugün gelinen noktadan çok daha ileriye götürme konusunda umutlandırıyor.

Kozmik merkezde bugüne kadar yapılan deneme çalışmaları hastanelerde, kozmik araştırma merkezlerinde, üniversitelerde devam etmiş, bugün gelinen noktada Azerbaycanlı, Rus ve Türk araştırmacıların başarılı çalışmaları sonucunda tıp, sanayi ve tarım alanında müşahhas, elle tutulur sonuçlar elde edilmiştir.

Kozmik merkezde, ilk elde edilen **"kozmik enerji etkili malzeme"** özel bir **"know-how"** teknolojisi ile üretilmiştir. Bu teknolojiler; yapısında kozmik fezada bulunan 10^{16} mikrona kadar olan mikroorganizmaları üzerinde toplayan **"özel fermentteki silikat bileşimleri"** şeklinde izah edilebileceği gibi; bir başka deyişle kompleks iyonlu (Na, K, Ca v.s) alimosilikat tertipli **"yüksek enerjili bir malzeme"** şeklinde de izah olunabilir.

Bu malzeme SIO_2, Al_2O_3; Na_2O, SIO_2 veya başka oranlarda aktif iyonların miktarını, amaca uygun formda seçerek malzemeye değişik, gerekli olan özellikler verilebilmektedir.

Kur'an'ın Mucizesi

Bu bölüm, diğerlerinden farklı ve özel olarak, kitabımızın sadece Türkiye baskısında Müslüman Türk dinini anlayanlar için hazırlanmıştır. Dinî temrinler, bu bölümde İslam inancına göre değerlenmiş ve yapılan ilmî çalışmalar ışığında ibadetlere yeni bir "kozmik gözle izahlar ve yorumlar getirilmiştir.

Bu bölümde sizlere 1993 yılından beri alıştırmalarda bulunduğumuz stratejik araştırma merkezlerinin değişik bölümlerinde Yaratıcı tarafından gönderilen ilahi kitapların üzerinde yapılan araştırmalardan sonuçlar sunacağız. Özellikle "Kur'an ve O'nun resûl'ünün" insanlığa bildirdiği ve araştırmasını yapabildiğimiz. Pek çok hükümle ilgili test ve kozmik bilimce yapılan ölçümlerin sonuçlarından günümüz için tartışmalı ve ilginç olanlarından bazılarını Yaratıcı'nın gücüne ve O'nun büyüklüğüne delil olsun diye örnek olarak vermek istiyoruz.

Yapılan bütün araştırmalar ve teknik ölçümler varılan sonuçta ilahi kitaplardan Kur'an'ın her harfi, her kelimesi, her ayeti yani cümlesi, her suresi, her cüzü yani Kur'an'ın tümü mucizelerle doludur diyebiliriz.

Mesela Kur'an'ın her harfinde 6 enerji boyutu -hüddam- yani görevli bir enerji boyutu görüntülenmiştir. Ayrıca her kelimenin hem harfleri hem de kelime olarak ses dalgalarının uyumuyla ayrı enerji özellikleri tespit edilmiştir. Ayet ve sure olarak ele aldığımızda da birbiri ile kıyaslanmayacak ölçü ve boyutlarda yine çok daha başka enerji boyutları ortaya çıkmıştır, bütün bu boyutların alan ve canlılardan olağanüstü etkileri ve boyutları da yine ayrıdır.

Kur'an'da açıklamasının yapılması halinde dünya insanlığının bir anda iman etmesine sebep olacak çarpıcı ayetlerin ses uyumu, etkileri ve canlılara olağanüstü tesirleri ve boyutları vardır.

"İman ayetleri" diğer ayetlerden ayrı ele alınıp incelendiğinde çok değişik etki alanları bunduğu; ayetin yaydığı enerjiler ölçülerek tespit edilmiştir. Burada bir örnek vermekle yetinelim, "Çekirgeler gibi kabirlerden çıkacaksın" bükümünü incelediğimizde aslında bu ayette insan enerjisi ile boyutların uyumluluğunu görürüz. Yani bize bir benzetme yapılmıştır. Çekirgeler, yumurtaları tabut şeklinde olup yerin altında gömülü haldedirler. Doğumları yumurtlama günlerinin ayrı olmasına bakmayarak yumurtadan çıkışları yani dirilişleri aynı gündedir -mahşerdeki diriliş- ve yumurtadan çıkan çekirgenin içinden de aynı özellikli yeni bir çekirge çıkarak -yeniden diriliş- olgunlaşır ve yeni hayata başlar. İlâahir...

Bu ayetin beynin düşüncesiyle anlaşılmaya çalışıp "tefekkürü" size, yani bedeninize "kozmik boyut" kazandırır ve enerji enerji kalkanınızı sağlamlaştırır.

Harflerin ve kelimelerin ayrı bir ilmi ve anlamı vardır. 3, 7, 19 gibi rakamlar önemlidir. Bazı ipuçları verir. Bu konular anlatılırken belli bir fikri ve ideolojiyi ortaya koymadan ve abartmadan sadece ilmî olanları dikkate verilmelidir.

Allah'ın bilinen "1001" bilinmeyen pek çok ismi var. Bu isimleri tekrar ederek farklı boyutlar yakalayıp, enerji kalkanınızı güçlendirebilirsiniz. Bilim adamları "1001" ismin ayrı ayrı frekanslarını ölçmüşler ve hepsini kodlamışlar. İşte bu kodlarla o isimlerin anlamları noktasında uygulama yapmanın mümkünlüğünü de ortaya koymuş olmaktadır.

Araştırma merkezlerinde çalışmaları yapılmış müspet dinamik elde edilen bazı kelimelerin bedendeki hangi organların hücrelerine tesir edip değişiklik yaptığına birkaç örnek vererek bu âlemde de yeni bir boyut açalım. Kabul edip etmemek size ait, ancak yan etkisi olmadan uygulanabilecek bir metot...

Bu çalışmalar; bedenimizdeki hücrelerin rezonans etki ile uyarılıp kinetik enerjinin değiştiğinin ve dünyada tesadüflere yer olmadığının bir delilidir. "O; ol derse olur" hükmünü bize hatırlatır ve bize O en büyüktür, her şeyin sahibi O'dur dedirttirir.

Nur isminin kalp ve göz, Vehhab isminin kalp damarları ve göz, Cebbar isminin akciğer ve tiroit bezleri, Hadi isminin prostat, Hayy isminin böbrek, Kavi isminin kemikleri, Mugni isminin sinirler, Reşit isminin akciğer, Gani isminin baş ağrısı, Hafız isminin tansiyon, Semi isminin kulak gibi bedende uygun bölgelerde; belirli sayı ve seviyede tekrarı halinde ismin anlamına uygun halde hücrelerinde değişiklikler olabileceği düşünülemez mi?

Bu tespitlerin etki alanlarının boyutlarının ilmi olarak izah edebilmesi için araştırmalarımız devam etmektedir. Bu araştırmalar sonuçlandığında metafizikte yeni bir devir açılacaktır. Batılı bilim adamları, bu konuda çok ciddi merhaleler kat etmiştir ve neticede yaklaşmışlardır. Konunun mütehassısı Türk bilim adamlarına ithaf olunur.

İnsanlar; gözümüzle görüp, kulaklarımızla dinlediğimiz bilgiler doğrultusunda diyebiliriz ki dünyanın güçlü devletleri güçlerinin kaynağını bu noktadan almakta ve bu alanda araştırmalarını devam ettirerek dünya hakimiyetlerini sürdürmektedirler. "Müslüman ülkelere ithaf olunur..."

İşte size özel, anlaşılır her kapıyı açabilecek denenmiş özel bir kodlama; Kur'an'daki bazı surelerin başındaki kaf, ha, ya, ayn, sad, veya ha, mim, ayn, sin, kaf; ha, mim; yasin, kaf, nun, sad, elif, lam, ra gibi harfleri X defa tekrarlanarak onların yaydığı dalga boyları ile nelerin olabileceğini ve tesir sahalarını görünüz. Sonuçta ne mi olacak? Kodlayın, tekrarlayın, görün... Neyi mi? Nasıl himaye olunup ve korunduğunuzu... Her tekrarınız sizi yeni ve farklı boyutlara taşıyacaktır. Karşılaştığınız boyutlardan razı iseniz yılmadan usanmadan devam edin denilmektedir.

Kozmik Bilimden Şifreler

- Bismillahirrahmanirrahim ile sırlı kapıyı aralayarak,
- **Halim ismi ile ateşler söndürüldüğünü,**
- Bedi isminin dualara cevap verdiğini,
- **Kayyum ismiyle kalp kirliliğine tesirinin yok edildiğini,**
- Cebbar ismiyle düşmanlara karşı korunmayı,
- **Celal, Rauf, Munezzeh, Kuddûs isimlerinin insanı aydınlığa götürebileceğini,**
- Selam, Hayy isimleriyle ihtiyaçların giderilebileceğini,
- **Kâfi ismiyle her şeyin kolaylaşabileceği ve her şeyden korunabileceğini,**
- Halim ismiyle ilmin bağlantısını,
- **Beşir ismiyle basiretlere tesir olabileceğini,**
- Sabur ismiyle yanlış yapmamayı,
- **Fettah ismiyle gönüllerin fethedilebileceğini,**
- Selam ile işlerin kolaylaşabileceğini,
- **Şafi ismiyle gönüllerin şifa bulabileceğini,**
- Hu ismiyle her şeyden korunup rızk umulabileceğini,
- **Nur ismiyle bitmez tükenmez bir enerjiyle beslenebileceğini,**
- Vedud, Cemil isimleriyle dualara icabet ve sevginin artacağını,
- **Hak isminin düşmanlara korku verdiğini,**
- Elif, Lam, Mim, Ra ile ruhani bir boyutta irtibat kurulabileceğini,
- **Kur'an şifadır hükmünü cem eden Fatiha Suresi ile her an kuvvetli bir yardımcımızın olabileceğini,**
- Eşrefi mahlûkat olan sevgiliyi andıkça onun emirlerini yapıp, yasaklarından imtina ettikçe kâinattaki bütün zerrelerin duamıza âmin dediğini.

Kıyamete kadar insanlığın bütün problemlerine ışık olabilecek bu sırlı dünyanın şifreleri, konunun ehillerince çözülmeye çalışılmalıdır. Dünyamızın kötüye giden bu karanlık, makûs talihini değiştirerek insanlığın madde ve ruh dünyasında yeniden dirilişini gerçekleştirmelidir.

Kozmik bilim ve bilinç ekibi bu şifrelerin sırlarıyla hayatlarını 3 boyuttan farklı boyutlarda sürdürerek, verilen ömrü daha semereli ve mutlu, huzurlu dimdik durarak devam ettirmekte, insanlığın bu şifreleri çözmesine yardımcı olmak için bütün olumsuzluklara rağmen O'nu ve bu gibi kozmik sırları insanlıkla paylaşmaya devam edecektir.

Deneyip görmek lazım... Bunun gibi ses getirecek yüzlerce örnek ve bu örneklerle çok ciddi sonuçlar almak mümkündür. Ama bu konu, ayrı bir ilim ve ihtisas sahibi olmayı gerektirmektedir. Bu konuyu uzmanlarına havale ediyoruz.

DUA

Duayı Resul, "mü'minin silahı, kul olmanın esası" diye insanlığa duyururken; Yaratıcı da "Ben sizleri kulluk etsin diye yarattım" derken kulluğun esası "duadır" demek mi istiyor acaba?..

Çünkü bizim programımızı en iyi bilen O, bize "Dua edin, kabul edeyim." derken insandaki güce dikkati çekerek diğer yarattıklarından farklı olarak insanın beyin-düşünce sahibi olduğuna vurgu yapıyor.

O diyor: "Ey insan, beyin gücünle kâinatı emrine al ve istediğin gibi yönlendir."

Bugün beynin bu yönlendirlemeleriyle dünyamızın geldiği nokta ortada...

Beyin gücümüzü "hayırlı" noktada kullanırsak neler yapabileceğimizi düşünün...

Kozmik bilinçli dünyaya bakarsak "insan beyninin" dalgaları, dünyayı idare eden en üstün bilgisayar donanımından daha da üstündür. Çünkü onu icat eden, insan beynidir.

Yaratıcı, dua ile beyin gücünün nasıl kullanabileceği hakkında bize kapı açmaktadır.

Ey dünya insanlığı, bu kapıyı aç, gir ve neler olabileceğini gör!... Yaratıcının mesajını iyi anla...

KOZMİK DUA

O hakikat acizlik içinde olan ve **"dua"** eden adam bilir ve inanmak ister ki, **"BİRİSİ"** var ve onun sesini işitir, derdine derman olur, ona merhamet eder ve O'nun kudret eli her şeye, her zaman, her yerde yetişir.
Yine ancak **"O"**, hadsiz ve sınırsız ihtiyaçlarını yerine getirebilir ve onun düşmanlarını uzaklaştırabilir.
O'na bakar, kendini O'nun huzurunda olduğunu düşünür, rahatlar, huzur duyar ve dünya kadar ağır bir yükü üzerinden atar, bütün bu **Kainatın Sahibi'ne** iltica edip, şükreder.
Hatta bu düşünceyle kendisine gelen musibetlerden de şikayetçi olmaz, aklınca öyle bir düşünce seviyesine erişir ki, dualarına istediği cevapları alamasa da şikayetçi olmaz.
"Duama cevap verilmedi" demez, güzel düşünce ve tefekkürle aklını ve cüz'i ihtiyarisini kullanır.
"Duamın kabul vakti gelmedi" der.
"Her şey kader ile takdir edilmiştir."
"Kısmetine razı ol ki rahat edesin" düsturunu kendine rehber eder ve aklını kullanarak düşünür, ferahlı ve güzel şeylerle meşgul olup; çirkin, sıkıntılı şeylere ehemmiyet vermez, şikayet yerine ise şükreder, sevinir.
Yine geçmiş şeylere itirazın tamiri mümkün olmadığının anlamsızlığını anlar. O'na, Kainatın Sahibi'ne teslim olur, rahat eder. Dünya umurundan kazandığına *"meşrur"*, *"mağrur"*, kaybettiğine *"mahzun olmaz. Çünkü her şey geçicidir. Bizim gibi...

Yukarıda birkaç örnekle belirtildiği gibi **"dua"** belki de son yüzyılımızın beyin **"düşünce dalgalarıyla"** kabul edilen **"Yaratıcı"** ile kopan bağları kuvvetlendirmenin bir yolu olduğunun kesin bir delilidir, diyebiliriz.

YOĞUNLAŞMANIN FAYDALARI

Yoğunlaşma günümüzde bütün dünyada 7'den 70'e pek çok kişi tarafından bilinen, kabul edilen tecrübeler ışığında uygulanmaktadır. Biz de burada bu **"ortak tecrübeleri"**[15] süzgeçten geçirerek oluşturduğumuz ve **"uygulayıp netice aldığımız"** yoğunlaşmayı değişik bir boyut ve bakış açısıyla sizlere anlatacağız. Bunda amaç "sâfi zihinleri idlal etmek" değil, O'nu işaret ederek insanlığı bâtıldan yeni bir "bilinç"e yakınlaştırmaktır.

Yoğunlaşma, bütün temel şakraları açmak, harekete geçirmek ve uyanık olmak amacını taşır. Yoğunlaşmanın beden ve beyin üzerinde rahatlatıcı etkilerinin olduğu denenmiş ve faydaları görülmüştür.

Yoğunlaşma Uygulaması

Bugün bütün dünyada yoğunlaşmanın hemen hemen aynı metodla yapıldığını söyleyebiliriz:

- Yoğunlaşma yapacağınız yer ses, hareket, ışık, insanlar gibi dikkatinizi dağıtabilecek şeylerden uzak bir ortam olmalıdır.
- **Yoğunlaşma yapılırken fiziksel ve zihinsel rahatlık,**
- Dengeli, dik ve rahat bir oturma şekli,
- **Sessiz, yavaş, yumuşak ve düzenli bir soluk alış-verişi olmalıdır.**
- Dikkatin üstüne toplanacağı bir Yoğunlaşma objesi ve uyarıcısı bulunmalıdır.
- **Beyinde bedenin ruhla bütünleşmesine yol açılması sağlanmalıdır.**

Rahatlama-Gevşeme

Yoğunlaşma yapanlarda;
- Kalp atışı, ortalama, dakikada üç atış azalır.
- **Solunum sayısı azalır.**

- Bedenin oksijen tüketimi % 20 kadar azalabilir. Bu da metabolizmanın yavaşladığını gösterir.
- **Kandaki laktik asit miktarı düşer. Laktik asit iskelet kaslarının metabolizma ürünüdür. Kanda laktik asidin yükselmesiyle sinirlilik ve krizler görülebilir.**
- Tansiyon normal düzeyini korur. Yoğunlaşma başlarken yüksek olan tansiyonun, Yoğunlaşmayla birlikte düştüğü görülmüştür.
- **Yoğunlaşma esnasında beyin; uyku ya da hipnoz halindekinden değişik bir şekilde delta, alfa, beta ve teta dalgaları yayar. Beyin dalgalarının ölçülebilirliği yaklaşık 1-36 Hz. Cycle arasındaki sinyallerdir.**
- Beta dalgaları beynin çok aktif olduğu zaman yayılır. 13-30 Hz-cy
- **Alfa dalgaları uyku ile uyanıklılık arasında, genellikle tam zihinsel dinlenme halinde ortaya çıkar. 8-12 Hz-cy**
- Teta seviyeli dalgalar, hafif uyku halinde 5-7 Hz-cy,
- **Delta dalgaları derin uyku halinde 1-4 Hz-cy ortaya çıkar.**

Rahatlama, gevşeme durumunda ortaya çıkan fizyolojik değişiklikler, kendi kendine oluşur.

Yoğunlaşmanın fizyolojik ve psikolojik etkileriyle ilgili olarak geniş araştırmalar ve teknik ölçümler yapılmıştır.

Yapılan bütün bu araştırmalar da gösteriyor ki yoğunlaşma; insanların saplantılardan kurtulmalarına, birçok yönden daha yeterli hale gelmelerine, gerilimlerden sıyrılmalarına ve daha başarılı bir yaşama yönelmelerine yardım eder.

Yoğunlaşma; yaratıcının bize yüklediği program çerçevesinde bir günün yirmidörtte birini teşkil eden esas vazifeler dışında asla ve kat'a onun yerini tutamayacak bir davranıştır.

Yoğunlaşma Yapılacak Yer

- Düzenli olarak yoğunlaşma yapmak için, evinizin diğer insanlardan uzak, rahat ve sessiz bir köşesi en uygun yerdir.
- Duş alın, mesane ve bağırsaklarınızı boşalttıktan sonra bol bir kıyafet giyin, ayakkabılarınızı çıkartın. Ağzınızı kapalı tutup burnunuzdan nefes alın, bir müddet tuttuktan sonra ağzınızdan yavaşça nefesinizi verin.
- Bu hareketleri yatarak da yapabilirsiniz.
- Eğer burnunuz tıkalı değilse, ağzınızı kapalı tutup burnunuzdan soluk alın.
- Ağzınıza salya gelmesi, derin bir gevşemenin işaretidir. İsterseniz yatabilirsiniz, kaşınabilirsiniz; kaşının ve meditasyona dönün.
- Gözler açık mı olmalıdır, kapalı mı? Eğer çevrenizdeki bir objeye bakarak yoğunlaşma yapıyorsanız gözleriniz açık olmalıdır. Daha sonra o objeyi hayal etmek için kapayabilirsiniz. Umumiyetle yoğunlaşma süresince gözleri kapalı tutmak en iyisidir.
- "İçine çekme" duygusu için, gözleri kapamak basit fakat önemli bir adımdır.

Yoğunlaşmanın Zamanı

Yoğunlaşmadan en iyi neticeyi almak için en önemlisi günde bir ya da iki defa yapmak uygundur. Ancak yemekten sonra yoğunlaşma yapılmamalıdır.

Kahvaltıdan ve akşam yemeğinden önce yapılan yoğunlaşma daha faydalıdır. İki meditasyon arasında en az altı saat ara olmalıdır.

Yoğunlaşma günde bir defa yapılıyorsa, sabah kahvaltıdan önce yapılmalıdır.

Yoğunlaşmanın Süresi

Eğer normal ve hareketli bir hayatınız varsa, 20 dakikalık bir yoğunlaşma süresi yeterli olabilir.

Yoğunlaşma bittikten sonra gözleri açıp birkaç dakika oturduktan sonra kalkılmalı, rahatlama ve gevşeme gözleri açtıktan sonra da bir süre sürdürülmelidir.

Asırlar öncesinin **"ibadeti"** olarak da algılanabilen **"yoğunlaşma" "kozmik bilinç"**le yapıldığında, bunun **"Yaratıcı"**dan bir talep olduğu ve bu talebe ancak O'nun cevap verebileceği ve O'nun huzurunda olduğu düşüncesiyle uygulanması halinde sizleri ötelere taşıyacaktır. Ve O'nunla yakınlaşmanıza, rabıta kurmanıza, hatta konuşmanıza yardımcı olabilecektir.

Yoğunlaşmada Duruş Şekilleri

Burada dünyaca bilinen orijinal adlarıyla sayılan "bazı duruş şekilleri" tarafımızdan teknolojik olarak duruş, el, ayak ve diğer şekillere tam uyum halinde görüntülenmiş, neticede insanı koruyan "enerji kalkanında" ve insan hücrelerinin çalışma fonksiyonlarında müspet değişiklikler gözlenmiştir. Bu çalışmalar "Kirlian" fotoğraf tekniği ile yüzyılımız âlimlerince de incelenmiş ve görüntülenerek "aklı gözlerine inenlere" araştırılması dilek ve temennisiyle tavsiye edilmiştir.

Türk Oturuşu

Yoğunlaşmada duruş şekli olarak çok eski zamanlardan beri bağdaş kurup oturmak çok kullanılan bir oturuş şeklidir.

Yoğunlaşma yaparken dik oturuş şekli, bedenle bilinç arasında iyi bir iletişim kurmayı sağlar.

Yoğunlaşma esnasında dik oturmalı, uykuya dalmamalı ve sağa sola hareket edilmemelidir.

Yoğunlaşmada klasik lotus şeklinde bedenin hareketsiz kalması **"psiko-fizyolojik"** enerjilerin uyum içerisinde birleşmesini sağlar. Yoğunlaşma esnasında sırtın dik durması karın, omurilik ve beyinde kan dolaşımını kolaylaştırır. Solunum karından ve rahat olur. Vücudun ağırlık merkezi karnın altındadır. Burası, **"hayati nokta"** olarak da adlandırılabilir.

Ayrıca bu yoğunlaşma, sandalyede oturarak da uygulanabilir. Bu esnada rahat ve hareketsiz olmalı, sırt dik tutulmalıdır. Aynı nefes alıp verme hareketleri yapılarak netice alınmalıdır.

Günümüzde Yoğunlaşmanın Önemi

Yoğunlaşma yaparken birinci ve en önemli öğe yukarıda da belirttiğimiz gibi "**solunum**"dur.

Yoğunlaşmada solunum jimnastiği neticesinde insan kendini daha enerjik hisseder, sinir sistemi dengeli ve sağlıklı olur, solunum neticesinde rahatlama hissedilir, zihin açıklığı olur.

İnsan yoğunlaşma esnasında duygu ve düşüncelerini kontrol altında tutar, daha iyi konsantre olur, ruhî dengesini daha iyi sağlar.

"**Solunum**"un rahatlama yönünden faydaları yüzyıllardan beri bilinmektedir.

"**Solunumun**" yoğunlaşmadaki önemi şuradan kaynaklanır: Her zaman solumaya muhtaç ve mecburi olduğumuz içindir ki besin ve su olmadan günlerce yaşayabiliriz, oysa ki hava olmadan ancak birkaç dakika yaşayabiliriz.

Solunum esnasında, havanın içeri ve dışarı akışı Uzak Doğu felsefelerine göre, evrendeki pozitif ve negatif enerjilere bağlıdır.

"**Kozmik enerji**" semada bulunur, yoğunlaşma esnasında solunumla birleşir, bedende psikolojik ve ruhsal güce çevrilir. İşte bu "**kozmik enerji**" yönlendirilerek bedendeki dengeyi sağlar.

Mistik Yoğunlaşma

Pek çok inançlarda "**dua**"nın bir yoğunlaşma aracı gibi kullanılmış ve asrımızın problemli bu günlerinde giderek müracaat edilen bir yol olmuştur.

Burada "dua"yı anlatırken; "dua" ibadetin bir parçası; yoğunlaşmanın ise ibadetten farklı bir boyut olduğunu belirtmek isteriz.

Yapılan araştırmalarda hakikaten de "**dua**" insan sağlamlığında en önemli bir faktör olarak kabul görmüştür ve görmektedir. Bununla ilgili psikiyatri ve rehabilitasyon merkezlerinde yapılan araştırmalarda da, hastaların; iyileşmelerine **"inanmaları"**nın seviyesine göre iyileşmelerinin kolaylaştığı kesin olarak kabul görmüştür.

"**Dua**"yı bir ibadet gibi kabul edenler, aslında kendi aczlerini ifade ve ilan ederler. Çocuğun elinin yetişmediği bir şeyi anne ve babasından ağlayarak bir nevi **"dua"** gibi istemesi, onun aczini gösterdiği gibi hasta dediğimiz insanlar da acizliklerini **"dua"** ile ilan eder, İlahi güçten ve Yaratıcı'dan medet umarlar. İşte bu da bizi bir hakikate götürür.

SONUÇ

10 yıllık bir emeğin ürünü olan 'Masajlarla Mucizevî Tedaviler' adlı bu eserimizi okuyarak doğru beslenme, vücudun uyarılarına doğru karşılık verme, kendini doğru anlama ve ağrı noktalarını keşfederek doğru yöntemle ağrılara masaj yoluyla müdahale etme anlamında geniş bir ufka sahip oldunuz. Masaj esnasında noktaların yerini tam bulmak önemlidir. Maksimum etki bu şekilde sağlanır. Önce başparmaklar birbirine sürtülerek ön hazırlık yapılır. Nokta masajı yaparken derinin doku bütünlüğü bozulmamalıdır. Bu nedenle kitaptan azami faydayı temin edebilmek için tekrar tekrar okunmasında yarar var. Çünkü bu bir roman değil, uygulama kitabıdır. Bununla birlikte 'Noktalarla Tedavi' adlı kitabımızın da görülmesinde fayda var. Her iki kitabı bir bütün olarak kabul edip okuduklarınızı uygulamaya koyduğunuzda sağlık ve mutluluğun kaynağı olan yaşam enerjinizin arttığını göreceksiniz.

DİZİN

Âdet	58, 59, 63, 82, 83, 134, 149, 151
Ağız	34, 45, 55, 57, 63, 135, 136, 163, 167, 171, 173, 176
Ağrı	35, 44, 57, 58, 59, 63, 83, 85, 94, 95, 96, 97, 98, 99, 100, 101, 102, 103, 104, 105, 106, 108, 109, 110, 112, 114, 115, 118, 120, 123, 124, 125, 126, 127, 128, 135, 136, 137, 138, 139, 140, 141, 142, 144, 145, 146, 147, 148, 149, 151, 152, 153, 154, 155, 156, 157, 161, 163, 166, 167, 168, 170, 171, 173, 174
Akciğer	47, 50, 55, 56, 58, 61, 77, 78, 79, 83, 119, 124, 147, 148, 162, 168, 169, 175, 185, 191, 234
Amenore	55, 58, 59
Arka orta kanal	110, 112, 115, 116, 139, 143, 145

Astım	29, 47, 56, 57, 63, 118, 144, 148, 162, 166, 173
Astroloji	189
Avuç	26, 44, 84, 86, 90, 91, 92, 102, 104, 122, 136, 144, 146, 147, 150, 164, 166, 168, 173, 176
Bacak	57, 59, 86, 88, 89, 94, 95, 97, 99, 100, 101, 103, 104, 105, 126, 127, 152, 154, 156, 167
Banyo	83
Basınç	80, 86, 88, 89, 90, 91, 92, 95, 103, 137
Baş ağrısı	58, 63, 110, 112, 124, 126, 136, 138, 161, 170, 191, 234
Baş dönmesi	47, 55, 56, 57, 58, 59, 110, 112, 124, 126, 138, 143, 152, 161
Bay-Huey	108, 109, 111, 139
Bayılma	55, 56
Beden temizliği	64
Bel	38, 39, 47, 48, 54, 56, 59, 63, 78, 86, 94, 95, 97, 98, 99, 101, 102, 103, 104, 105, 106, 114, 115, 116, 117, 126, 135, 139, 151, 152, 185, 186, 191, 234
Boğaz	29, 34, 45, 57, 112, 113, 136, 144, 161, 162, 167, 187, 191, 234
Boşalma	55, 56, 149

Boyun	34, 47, 86, 89, 91, 93, 94, 95, 97, 100, 101, 107, 110, 111, 112, 113, 116, 124, 127, 137, 144, 146
Böbrek	30, 31, 46, 47, 48, 50, 55, 56, 61, 62, 78, 83, 90, 114, 118, 119, 120, 126, 128, 151, 154, 166, 167, 169, 175, 178, 179, 187
Böbrek meridyeni	118, 166, 169, 175, 178, 179
Bronşit	63
Burkulma	118
Chi	53, 75
Cinsel	28, 31, 46, 47, 48, 56, 61, 121, 156
Dairesel Ovalama	122, 150, 154, 157
Dalak	26, 32, 46, 47, 49, 55, 56, 57, 58, 61, 78, 79, 121, 165, 169, 172, 175, 178, 185, 187
Dalak Meridyeni	165, 169, 172, 175, 178
Damla damla idrara çıkma	154
Detok	64, 67
Dismenore	55, 58, 149, 151
Diş	30, 45, 110, 135, 136, 166
Diş ağrısı	110, 166
Dişler	135
Düşük tansiyon	80
El	38, 39, 44, 56, 82, 83, 84, 86, 88, 89, 90, 91, 92, 93, 95, 96, 97, 98, 99, 100, 102, 104, 105, 106, 107, 108, 109, 111, 113, 114, 115, 116, 117, 118, 119, 120, 121, 122, 123,

	124, 125, 127, 128, 136, 137, 138, 140, 141, 142, 144, 145, 146, 147, 148, 149, 150, 151, 152, 153, 156, 161, 170, 179, 184, 191, 234
Elmar	86
Enerji	25, 26, 27, 28, 30, 31, 32, 33, 34, 35, 36, 38, 39, 44, 53, 54, 57, 58, 60, 69, 75, 76, 77, 78, 80, 81, 86, 99, 101, 102, 106, 109, 112, 118, 119, 120, 121, 122, 135, 154, 156, 161, 162, 163, 164, 165, 166, 168, 169, 170, 172, 175, 176, 179, 183, 187
Enerji merkezi	25, 26, 28, 30, 31, 32, 33, 34, 35, 36
Enfeksiyon	82
Göğüs	33, 47, 56, 57, 58, 86, 88, 89, 92, 93, 94, 95, 97, 98, 99, 100, 101, 102, 104, 105, 106, 118, 119, 148, 162, 170, 173, 174, 176, 191, 234
Göz	29, 35, 38, 45, 49, 50, 55, 58, 59, 63, 77, 81, 89, 102, 106, 107, 108, 109, 110, 118, 121, 124, 126, 140, 141, 142, 161, 165, 171, 184, 187, 191, 234
Hemostaz	58
Horlama	144
Husye Torbası	155
İktidarsızlık	56, 154

Kabızlık	30, 46, 47, 55, 56, 63, 120, 149, 151
Kaburga	55, 57, 58, 59, 97, 99, 100, 101, 105, 106, 116, 118, 119, 120, 148, 149, 152
Kafa	57, 95, 102, 104, 105, 106, 107, 140
Kalın bağırsak	48, 60, 61, 62, 63, 64, 67, 68, 79, 110, 113, 142, 168, 170, 178
Kalp	28, 29, 33, 45, 47, 48, 49, 55, 56, 58, 59, 61, 78, 79, 83, 124, 136, 148, 152, 165, 176, 177, 187, 191, 234
Kan	25, 26, 28, 30, 31, 33, 35, 46, 50, 55, 56, 57, 58, 59, 62, 64, 82, 83, 85, 88, 94, 96, 97, 98, 101, 102, 103, 105, 106, 109, 112, 114, 118, 123, 124, 126, 138, 149, 162, 166, 173, 183, 185, 191, 234
Kanal	25, 26, 77, 78, 79, 110, 112, 113, 114, 115, 116, 118, 121, 122, 123, 138, 139, 140, 143, 145, 146, 148, 150, 154, 155, 156, 157
Karaciğer	28, 29, 32, 46, 47, 48, 49, 50, 55, 58, 59, 60, 61, 62, 63, 64, 78, 101, 105, 118, 120, 121, 126, 148, 161, 162, 172, 191, 234
Karın	28, 32, 55, 56, 57, 58, 63, 68, 86, 89, 92, 93, 95, 97, 98, 99, 102, 104, 105, 106, 115, 120, 121, 123, 126,

	134, 149, 150, 151, 157, 161, 165, 167, 168, 170, 173, 191, 234
Kaş	107, 108, 134, 138, 141, 142
Kol	34, 39, 57, 59, 62, 77, 80, 83, 85, 86, 93, 94, 95, 96, 97, 99, 100, 101, 102, 103, 104, 105, 119, 121, 122, 123, 124, 125, 126, 146, 148, 149, 191, 234
Kozmik bilim	25, 185
Kozmik bilinç	28, 35, 189, 190
Kristaller	188
Kulak	34, 35, 38, 46, 47, 56, 58, 108, 110, 138, 140, 143, 144, 167, 184
Kusma	47, 56, 57, 58, 59, 118, 167, 168, 173
Lavman	64, 67, 69
Masaj	55, 78, 79, 81, 82, 83, 84, 85, 86, 92, 93, 94, 95, 96, 97, 98, 99, 100, 101, 102, 103, 104, 105, 106, 107, 108, 109, 111, 112, 114, 115, 116, 118, 119, 120, 121, 122, 123, 124, 126, 128, 133, 134, 135, 137, 138, 139, 142, 144, 145, 146, 148, 149, 150, 152, 154, 155, 156, 157, 161, 162, 163, 164, 165, 166, 167, 168, 170, 171, 172, 173, 174, 176, 178
Medulla Oblangata	85
Meni	149, 151, 152, 154

Meridyen	94, 96, 98, 100, 101, 102, 103, 111, 112, 118, 119, 123, 124, 125, 126, 127, 128, 137, 146, 164, 167, 170, 171
Meridyen dışı	164, 167, 170, 171
Mesane	31, 77, 108, 110, 140, 141, 151
Mide	29, 31, 32, 46, 47, 48, 49, 50, 56, 57, 58, 61, 68, 79, 83, 84, 110, 113, 114, 119, 120, 121, 126, 141, 145, 148, 149, 150, 157, 165, 167, 168, 172, 187, 188, 191, 234
Migren	28, 44, 85
Namikoshi noktası	85
Nezle	110, 136, 142, 162, 170, 171
Nokta masajı	79, 83, 84
Omuz	88, 93, 94, 97, 98, 100, 101, 102, 103, 104, 112, 115, 123, 124, 125, 140, 144, 146, 147, 191, 234
Ödem	57
Öksürme	57, 58, 82, 118, 162
Ön orta kanal	110, 113, 114, 118, 121, 122, 123, 146, 148, 150, 154, 155, 156
Parmak	39, 44, 62, 79, 80, 83, 84, 85, 86, 88, 89, 90, 91, 93, 94, 95, 96, 97, 98, 99, 100, 101, 102, 103, 104, 105, 106, 107, 108, 109, 110, 111, 112, 113, 114, 115, 116, 118, 119, 121, 122, 124, 125, 127, 128, 136, 137, 138, 139, 140, 141, 142, 143,

	144, 145, 147, 148, 149, 150, 152, 153, 154, 155, 156, 157, 161, 162, 163, 164, 167, 168, 170, 171, 173, 174, 176
Pratik masaj	133, 134, 135
Prostat	28, 30, 31, 61, 151, 154
Rahim	57, 58, 149, 156, 189
Refleks	40, 44, 45, 46, 47
Renk	45, 50, 58, 163, 164, 167, 176, 185, 187, 188, 191, 234
Ruh	26, 33, 44, 53, 99, 104, 106, 183, 184
Rüzgâr	134
Safra kesesi	32, 48, 58, 59, 60, 61, 62, 63, 64, 108, 110, 111, 112, 113, 127, 128, 139, 144, 145
Sağırlık	58, 143
Ses	34, 63, 84, 112, 113, 135, 143, 144, 146, 185, 186
Sinir	32, 35, 46, 55, 58, 59, 67, 83, 85, 135, 161, 162, 163, 164, 173, 176, 191, 234
Sinir sistemi	32, 46, 83
Sinirlilik	55, 58, 59, 135, 161, 163, 164, 173, 176
Sırt	56, 88, 94, 95, 98, 99, 101, 102, 103, 104, 105, 106, 114, 115, 116, 117, 119, 128, 151, 152, 191, 234
Soğuk	56, 76, 77, 82, 152, 163, 179

Solar pleksus	86
Solunum	169, 170
Spazm	112
Sümüksü sıvı	56, 57, 58, 112, 118, 162, 165, 173
Şakra	25, 26, 27, 28, 29, 30, 31, 32, 33, 34, 35, 36, 38, 39, 44, 45, 50, 187
Şişmanlık	30
Taşlar	27, 45, 64, 188, 191, 234
Tay-Yang	107, 108, 138, 141
Terapi	27, 75, 78, 84, 109, 112, 114, 118, 120, 123, 126, 133, 162, 163, 164, 165, 166, 167, 168, 170, 171, 172, 173, 174, 176, 177, 178, 179
Terleme	57, 95, 165, 171, 179
Uykusuzluk	55, 56, 59, 110, 126, 152, 191, 234
Üçlü Isıtıcı	167, 170, 175
Üroloji	178
Yang	53, 75, 76, 77, 78, 79, 97, 99, 100, 101, 102, 107, 108, 109, 120, 123, 124, 138, 141, 146, 161, 162, 164, 166, 167, 168, 169, 171, 172, 175, 176, 177, 178, 179
Yaşam enerjisi	33, 53, 54, 57, 58, 75, 80, 81, 97, 98, 99, 100, 101, 102, 103, 104, 105, 106, 112, 114, 115, 118, 119, 120, 123, 126, 154, 156, 162, 165, 167, 170, 171, 173, 174, 177, 179
Ying	53, 75, 76, 77, 78, 79, 97, 99, 100, 101, 102, 107, 108, 109, 111, 120,

	123, 124, 126, 146, 161, 162, 164, 168, 169, 171, 172, 175, 176
Ying-Tan	107, 108, 111
Yorgunluk	55, 85, 86, 134
Yüksek tansiyon	28, 85, 86, 152
Yüz	26, 35, 38, 45, 46, 47, 49, 55, 58, 62, 89, 93, 95, 102, 105, 106, 107, 110, 138, 141, 165, 186, 187

BELGELER

TABLOLAR BÖLÜMÜ

BİRİNCİL ŞAKRALAR, İNSAN BEDENİNDEKİ ENERJİ NOKTALARI

Özellikler	1. Şakra	2. Şakra	3. Şakra	4. Şakra	5. Şakra	6. Şakra	7. Şakra
Adı	Kök temel Şakra	Hara	Karın	Kalp	Boğaz	Üçüncü göz	Taç tepe şakrası
Bedendeki yeri	Omurilikle kuyruk sokumu arasındadır	Göbeğin altında, üreme	Solarpleksus, göbeğin üstü, mide	Kalp hizası	Boyun, boğaz	Alın-göz arası, burun üstü	Baş üstü, bıngıldak tepe
Etkileyen madde	Toprak	Su	Ateş	Hava	Esir maddesi	Duyu dışı	Genel kozmik
Hissiyat	Koklama	Tat alma	Görme	Dokunma	İşitme	Algılama	Hissetme, oluş
İşaret (Nilüfer)	Dört yapraklı	Altı yapraklı	On yapraklı	On iki yapraklı	On altı yapraklı	Doksan altı yapraklı	Bin yapraklı
Etki bezi	Böbrek üstü bezi	Er bezi, prostat, yumurtalık	Pankreas	Tirrüs bezi	Tiroid bezi	Hipofiz, genel bez.	Epifiz
Rengi	Parlak kırmızı tonları	Turuncu tonları	Sarı tonları	Yeşil tonları	Mavi tonları	Lacivert	Mor, beyaz
Sesi	Doğal sesler	Tabiat, su, kuş, rüzgar sesi	Rahatlatıcı armoni	Mistik ilahiler	Yüksek frekanslı müzik	Kozmik boyutlu sesler.	Sessizlik, kozmoz
Taşı	Kırmızı, yeşil, akik mercan, lal taş	Ay taşı	Sarı taş, amber, silin	Zümrüt yeşili, kuvarz	Turkuaz, akua, main	Safri, lacivert taşı, sodalit	Amatist, kristal
Kokusu	Karanfil ve sedir ağacı yağı, kokusu	Sandal ağacı, ıhlamur	Limon kokusu, lavanta bergamut, biberiye	Gül yağı	Okaliptus, ada çayı	Yasemin, nane	Lotus, günlük reyhan

Tablo 1

Tablo 2

BURÇLAR TABLOSU

Burcu	Tarihi	Gezegeni	Hastalığı	Tesir Sahaları	Teşhisi	Tabiatı	Taşı	Rengi	Kokusu
Hamel Koç	21 Mart 20 Nisan	Merih Mars	Baş uzuvları	Deniz ve göl kenarları	Yüzü şişer kendinden geçer	Ateş	Kırmızı taşlar	Kırmızı	Gül
Sevr Boğa	21 Nisan 21 Mayıs	Zühre Venüs	Boğaz bölgesi	Viranelik, sulak yerler	Vücut halsizliği, yüzde renk kaçması	Toprak	Gümüş, zümrüt	Mavi	Lavanta
Cevza İkizler	22 Mayıs 21 Haziran	Utarit Merkür	Göğüs, kol, omuz bölgesi	Viran yerler, su kenarları	Takatsizlik, uykusuzluk	Hava	Gümüş, firuze, zümrüt	Sarı, yeşil	Fulya
Seratan Yengeç	22 Haziran 22 Temmuz	Kamer Ay	Mide bölgesi	Viranelik, kilise harabeleri	Sıtma, titreme ve ağırlaşma	Su	Gümüş, firuze	Mavi, sarı, açık yeşil	Leylak
Eset Aslan	24 Temmuz 23 Ağustos	Şems Güneş	Kalp, sırt, kan dolaşımı	Dağlar, ağaç dipleri	Baş ağrısı, korku, kulakta sesler	Ateş	Gümüş, yakut	Sarı, turuncu	Miskiamber
Sümbüle Başak	24 Ağustos 23 Eylül	Utarit Merkür	Bağırsaklar, karaciğer, sinir merkezleri	Pis yerlerde, yol aralarında	Karın ve kasık şişmesi	Toprak	Gümüş, zümrüt	Yeşil, beyaz, lacivert	Limon turunç
Mizan Terazi	24 Eylül 23 Ekim	Zühre Venüs	Böbrekler, karın boşluğu	Viranelikler, kapı aralıkları	Kasık ağrısı, baş ağrısı, konuşamama	Hava	Yakut	Mavi, yeşil, sarı	Gül
Akrep	24 Ekim 22 Kasım	Merih Mars	Bağırsak, akciğer	Su, göl kenarları	El ayak tutmaz, göz kararır, takatsizleşir	Su	Gümüş, yeşil, mavi taşlar	Yeşil, mavi	Sümbül manolya
Kavs Yay	23 Kasım 21 Aralık	Müşteri Jüpiter	Böbrekler	Viranelikler, kapı aralıkları	Baş ağrısı, kalbi daralır, kusar, bayılır	Ateş	Gümüş, turkuvaz, elmas	Mavi, sarı	Zambak menekşe
Cedi Oğlak	22 Aralık 20 Ocak	Zuhol Satürn	Eklem yerleri, romatizma	Viranelik yollar	Baş ağrısı, halsizlik, uykusuzluk	Toprak	Yeşil taş, inci	Beyaz, açık renk	Fulya
Dalu Kova	21 Ocak 17 Şubat	Zuhaf Satürn	Baş, beyin, bel kemikleri	Viranelik yer, kapı eşikleri	Bütün uzuvlarda ağrıma	Hava	Gümüş akik	Gümüş, sarı renkler	Yasemin
Hud Balık	18 Şubat 20 Mart	Müşteri Jüpiter	Kemikler ve sinirler	Dağlar, ağaç dipleri	Korkar, ayakları tutmaz, yel olur	Su	Gümüş yakut	Beyaz, mavi	Hanımeli

KOZMİK BESLENME TABLOSU

	Mantar	Süt	Sebzeler	Yoğurt	Domates	Sirke, Hardal	Ekşi Meyveler	Patates	Ekmek, hamur işleri	Tatlı Meyveler	Bal, tatlındırıcı	Zeytin	Tereyağı, kaymak, yağ, yumurta sarısı	Çerez, çekirdek, baklagiller	Peynirler, lor peyniri	Et, balık, tavuk
Et, balık, tavuk	✓	✗	✓	✗	✓	✗	✗	✗	✗	✗	✗	✗	✗	✗	✗	
Peynirler, lor peyniri	✓	✗	✓	?	✓	✗	✓	✗	✗	✗	✗	✗	✗	✗		✗
Çerez, çekirdek, baklagiller	□	✗	✓	?	✓	✗	✓	✗	✗	✗	✗	✗	✗		✗	✗
Tereyağı, kaymak, yağ, yumurta sarısı	✓	?	✓	✓	✓	✓	✓	✓	✓	?	✗	✗		✗	✗	✗
Zeytin	✓	✗	✓	✓	✓	✓	✓	✓	✗	✗		✗	✗	✗	✗	✗
Bal, tatlındırıcı	✗	✗	✗	✓	□	□	✓	✗	✗	?		✗	✗	✗	✗	✗
Tatlı meyveler	✗	✗	✗	✓	✗	?	✓	✗	✗		?	✗	?	✗	✗	✗
Ekmek, hamurlu işleri	✓	✗	✓	✗	✗	✗	✗	✓		✗	✗	✓	✓	✗	✗	✗
Patates	✓	✗	✓	✗	✗	✗	✗		✓	✗	✗	✓	✓	✗	✗	✗
Ekşi Meyveler	✗	?	?	✓	?	✓		✗	✗	✓	✓	✓	✓	✓	✓	✗
Sirke, hardal	✓	?	✓	✗	✓		✓	✗	✗	?	□	✓	✓	✗	✗	✗
Domates	✓	?	✓	✓		✓	?	✗	✗	✗	□	✓	✓	✓	✓	✓
Yoğurt	□	✓	✓		✓	✗	✓	✗	✗	✓	✓	✓	✓	?		✗
Sebzeler	✓	?		✓	✓	✓	?	✓	✓	✗	✗	✓	✓	✓	✓	✓
Süt	□		?	✓	✓	?	?	✗	✗	✗	✗	✗	?	✗	✗	✗
Mantar		□	✓	□	✓	✓	✗	✓	✓	✗	✗	✓	✓	□	✓	✓

✓ yenmeli
? şüpheli
✗ yenmemeli
□ tartışmalı

Tablo 3

AHMET MARANKI'NİN KONUYLA İLGİLİ ÇALIŞMALARI VE BELGELERİ

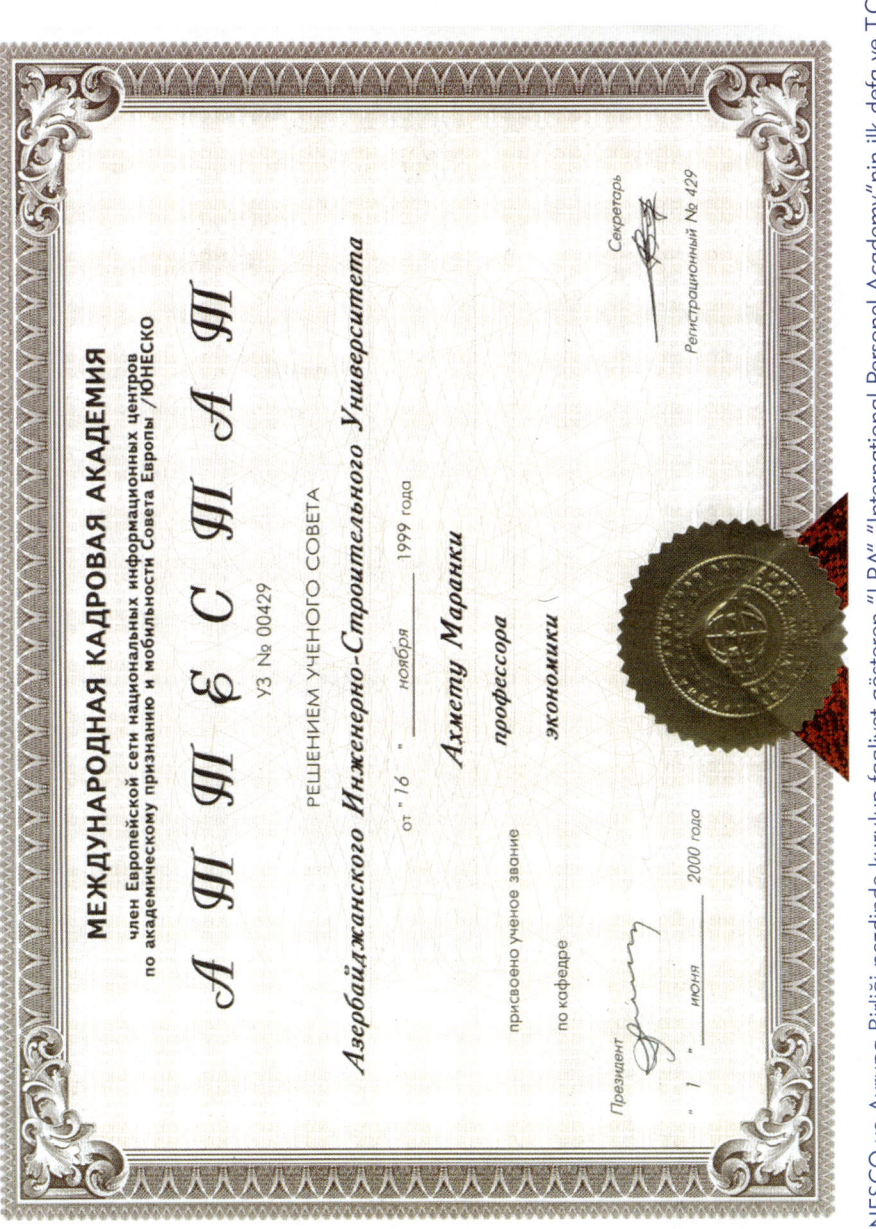

BMT-UNESCO ve Avrupa Birliği nezdinde kurulup faaliyet gösteren "I.PA" "International Personel Academy"nin ilk defa ve T.C. vatandaşı olarak yazarımız Ahmet Maranki'ye "University Lecturer" adıyla "Economy" alanında verdiği "professor" unvanı diploması

"ZNANIYE" INTERNATIONAL ASSOCIATION
INTERNATIONAL EDUCATIONAL CENTRE
KNOWLEDGE EDUCATIONAL SOCIETY
"SANAT" EDUCATIONAL CENTRE

DIPLOMA № 310

This is certify that *Ahmed Maranki*
admitted to course of public
EKSTROSENS-BIOENERGYPHYSICIAN

From "7" February 1996 to "9" February 1997, and completed the full course program

By the Decision of the Certification Commission Board in 9 February she has been Conferred the qualification public EKSTROSENS-BIOENERGYPHYSICIAN

Chairman of Certification
Commission Board
Teacher

Protocol № 20 om «9» February 1997 z.

Registration № 310

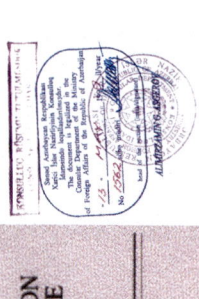

«ZNANİYE» BEYNƏLXALQ ASSOSİASİYASI
BEYNƏLXALQ TƏDRİS MƏRKƏZİ
«BİLİK» MAARİFÇİLİK CƏMİYYƏTİ
«SƏNƏT» TƏDRİS MƏRKƏZİ

DİPLOM № 310

Verilir *Ahmed Maranki*
ondan ötrü ki, o, 7 Fevral 1996 ildə
EKSTROSENS-BİOENERQETİK
kursuna daxil olmuş və 9 Fevral 1997 ildə tədris proqramının tam kursunu bitirmişdir.

Attestasiya komissiyasının 9» Fevral 1997 il tarixli qərarı ilə o,
EKSTROSENS-BİOENERQETİK
peşəsinə yiyələnmişdir

Attestasiya komissiyasının sədri:
Pedaqoq:
Protokol №20   9 Fevral 1997 il

Qeydiyyat №-si 310

Ahmet Maranki'nin "Ekstrosens" ve "Bioenerji" diplomaları ve konsolosluk tasdik mührü.

INTERNATIONAL PERSONNEL ACADEMY

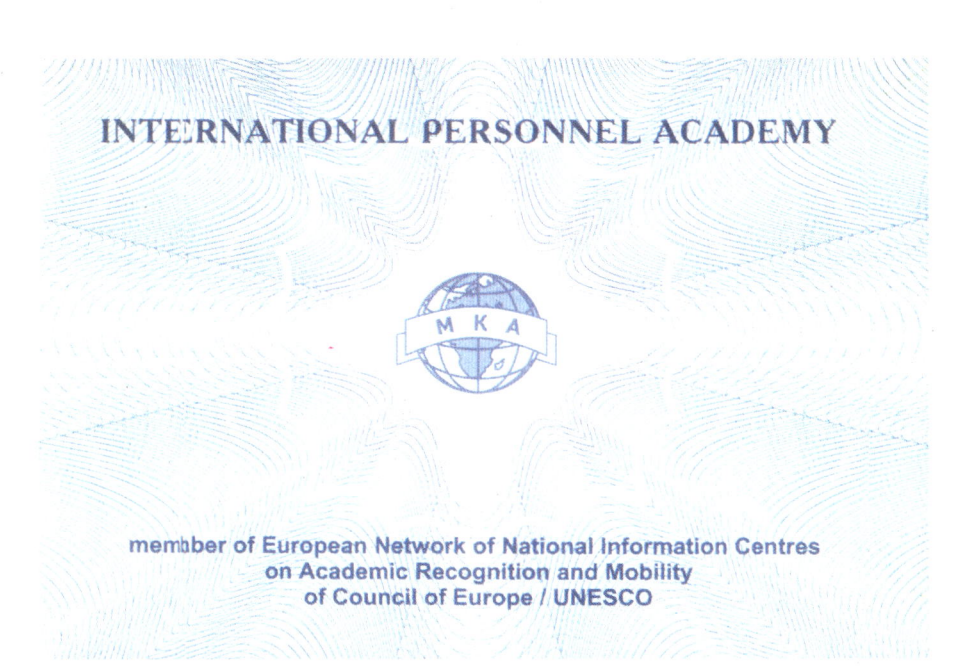

member of European Network of National Information Centres
on Academic Recognition and Mobility
of Council of Europe / UNESCO

BMT-UNESCO ve Avrupa Birliği nezdinde kurulup faaliyet gösteren "I.P.A" "International Personel Academy"nin "Uluslararası Kadrolar Akademisi"nin AB ve BMT-UNESCO'ya üyelik belgesi.

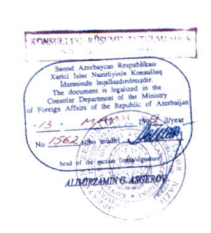

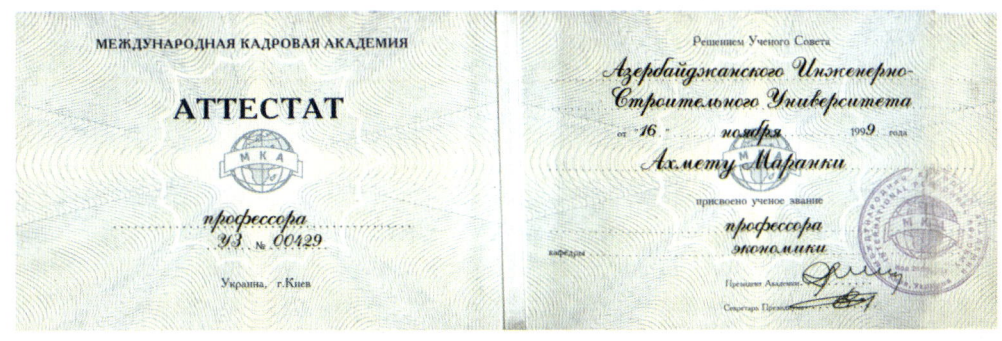

МЕЖДУНАРОДНАЯ КАДРОВАЯ АКАДЕМИЯ

АТТЕСТАТ

профессора
УЗ № 00429

Украина, г. Киев

Решением Ученого Совета Азербайджанского Инженерно-Строительного Университета от 16 ноября 1999 года Ахмету Маранки присвоено ученое звание профессора экономики

BMT-UNESCO ve Avrupa Birliği nezdinde kurulup faaliyet gösteren "I.P.A" "International Personel Academy"nin ilk defa ve T.C. vatandaşı olarak yazarımız Ahmet Maranki'ye "University Lecturer" adıyla "Economy" alanında verdiği profesör ve "Atectat" belgesinin tasdiki ve mührü

ДИПЛОМ

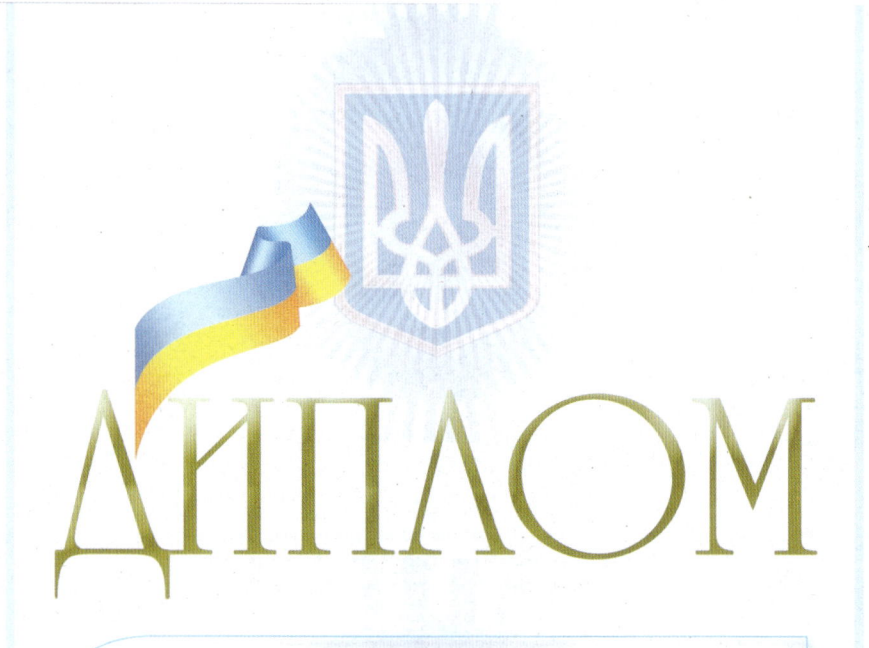

Prof. Dr. Ahmet Maranki

participant of International conference
«Integrative medicine»
May 26-27, 2007 year, Kiev

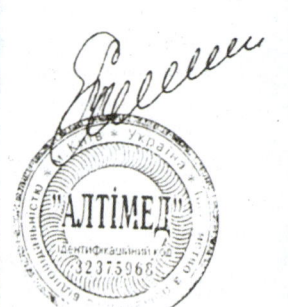

President of International Association of
Integrative Medicine

Taranenko E.A.

INTERNATIONAL ASSOCIATION OF INTERGRATIVE MEDICINE

CERTIFICATE

This Certificate is issued to

Prof. Dr. Ahmet MARANKI

and certifies the he (she) has completed the full theoretical and practical course of

"Electropuncture diagnostic and informotherapy"

and successfully passed the graduate examinations, according to the educational course.

TARANENKO E.

"01" 12 2007

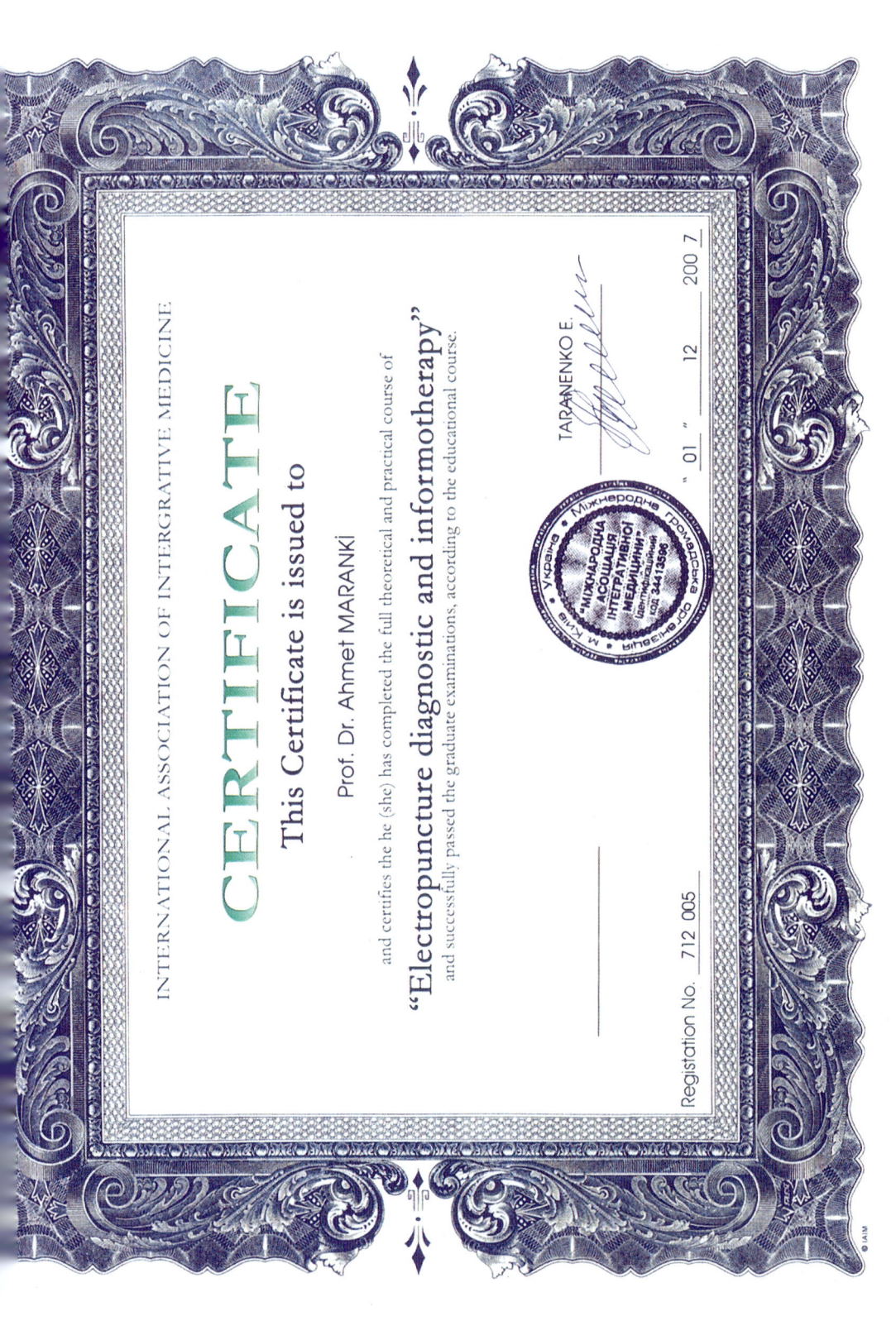

Registration No. 712 005

Azerbaycan Cumhuriyeti Tahsil Bakanlığı Uluslararası İkdisadi Teşkilatlar Ders Programı Bakü-1996

Azerbaycan Cumhuriyeti Tahsil Bakanlığı Uluslararası Pazarlama Ders Programı Bakü-1999

"Türkiye Azebaycan Harici İktisadi Alakaları" adlı ders kitabı

Azerbaycan Cumhuriyeti Tahsil Bakanlığı Pazarlamanın Esasları Ders Progarmı Bakü-1997

Ahmet Maranki'nin Azerbaycan'da Birleşmiş Milletler Teşkilatı (BMT) başuzmanı ve üniversiteler sorumlusu olarak planlı ekonomiden pazar ekonomisine geçişle ilgili hazırladığı uyum programlarından üçünden kabul edilen örnekler. Bu ders programı ve kitabı halen Azerbaycan'da ders programı olarak bütün üniversitelerde okutulmaktadır.

ZAMAN AZƏRBAYCAN

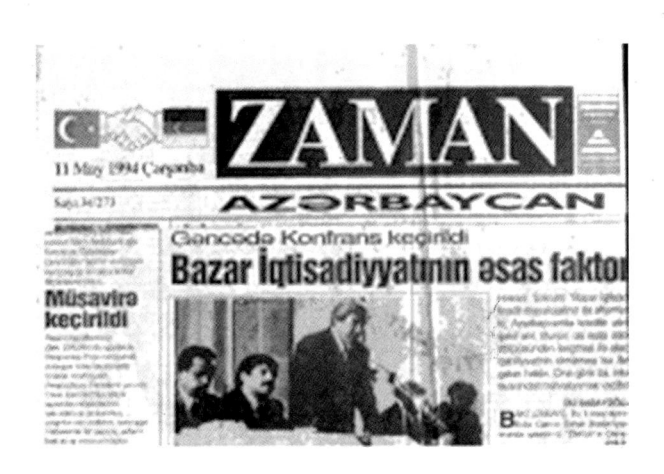

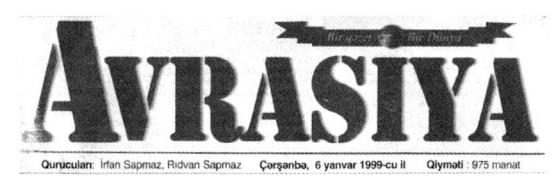

11 May 1994 Çərşənbə

Gəncədə Konfrans keçirildi
Bazar iqtisadiyyatının əsas faktor...

Müşavirə keçirildi

AVRASİYA

Quruculan: İrfan Sapmaz, Rıdvan Sapmaz   Çərşənbə, 6 yanvar 1999-cu il   Qiyməti : 975 manat

Doktor Maranki Bakıya əlvida deyir

Азәрбајчанын бејнәлхалг аләмдә танынмасында бөјүк ролу олан профессор Әһмәд Маранки Вәтәнинә дөнүр

Türkiyə vətəndaşı doktor Əhməd Maranki ilin ən bacarıqlı xarici elm adamı seçilib.

Birləşmiş Millətlərin İnkişaf proqramı çərçivəsində könüllü mütəxəssis olaraq Bakıda bazar iqtisadiyyatı ilə bağlı proqramlar da hazırlayan doktor Maranki həm də 1993-cü ildən bəri Türkiyə Cumhuriyyəti dövləti tərəfindən Baş Bakanlıqda Dövlət bakanlığı bölümünün baş məsləhətçisi olaraq proqramlar hazırlamışdır.

Davamı 4-də

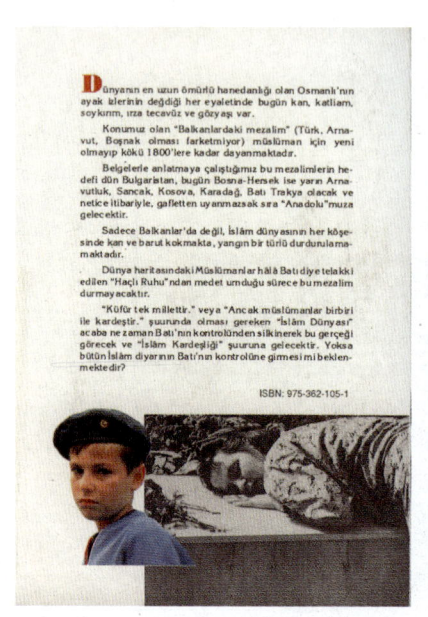

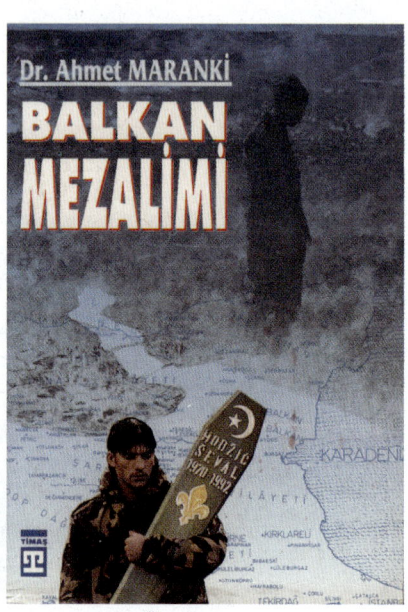

Yazarımız Ahmet Maranki'nin Balkanlarda yaptığı araştırmalarla ilgili yayınlanan kitabı

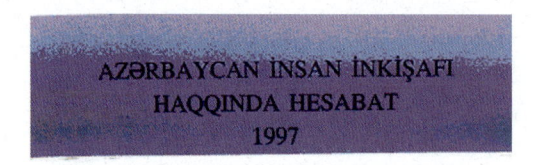

AZƏRBAYCAN İNSAN İNKİŞAFI
HAQQINDA HESABAT
1997

AZERBAIJAN HUMAN DEVELOPMENT REPORT 1999

AZERBAIJAN
HUMAN DEVELOPMENT REPORT
2000

AZƏRBAYCAN RESPUBLİKASINDA
İNSAN İNKİŞAFI HAQQINDA HESABAT
2000

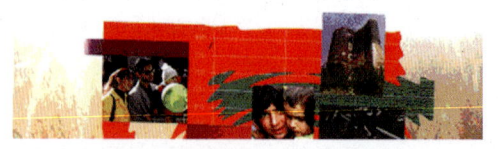

Yazarımız Azerbaycan'da görev yaptığı sürede Birleşmiş
Milletler'de hazırlanan ve yayınlanan bilimsel raporları

ELMAS MARANKİ'NİN KONUYLA İLGİLİ YAPTIĞI ÇALIŞMALAR

ÖZGEÇMİŞ

Adı soyadı : Elmas Maranki
Doğumu : 1957, Zile
Medeni hali : Evli, uc cocuk
Bildiği yabancı diller : Fransızca, İngilizce, Azerbaycan Türk dili

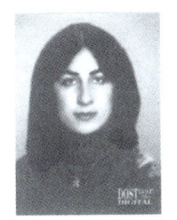

Yurtdışında yaptığı çalışmalar, bitirdiği okullar
Meslek harici diğer özellikler, hobiler, kurslar:

- Azerbaycan Tıp Fakültesi, Fen Bilimleri Ensitüsü, Bilim Araştırma Merkezi Uluslarası Tedris Merkezi
  o Fizyo Terapi 1995
  o İglora Terapi-Akupunktur 1996
  o Ekstrasens 1997
  o Biyo Enerji 1998
- Azerbaycan Sosyal Güvenlik Bakanlığı Fizik Tedavi ve Rehabilitasyon Ensitüsü Merkezi – Fizyo Terapist 1994-98

Eğitim ve Kariyer :

- İstanbul Üniversitesi, Tıp Fakültesi Florance Nightingale Hemşirelik Yüksekokulu, Yüksek Hemşire 4 yıllık 1982
- Zile Lisesi 1976

Eserleri :

1. Halk tebabetinin esasları
2. Materyalist felsefe ve İslam
3. Halk tebabetinde Felsefi, İlmi ve İslami makaleler (Doktora çalışması)
4. Noktalarla Tedavi

Çalışma Sahaları :

- Milli Savunma Bakanlığı Memur 1976-1977
- İç İşleri Bakanlığı Darülaceze Müdürlüğü Uzman 1977-1983
- Sağlık Bakanlığı çeşitli birimlerinde sahasıyla ilgili mesleki görevler- öğretmen, öğretim üyesi, başhemşire- uzman 1983-1993 –
- Sağlık Bakanlığınca Azerbaycan'da iki ülke arasındaki anlaşma gereği Tıp sahasında bilgi görgü arttırma ve Fizyo Terapi ihtisası 1993-1998
- İstanbul Fatih Belediyesi Sağlık İşleri Müdürlüğü Uzman 1999-2000
- İstanbul Büyükşehir Belediyesi Sağlık İşleri Daire Başkanlığı Uzman 2000-2003
- İstanbul Büyükşehir Belediyesi Sağlık İşleri Daire Başkanlığından 2003 yılı Ekim ayında emekli oldu.
- Halen çalışma hayatındaki ve yurtdışında edindiği tecrübeleri kitaplaştırma çalışmalarını yürütmekte ve konusuyla ilgili bir sağlık araştırma merkezi – kozmik merkez ile ilgili çalışmaları yürütmektedir.

Elmas Maranki'nin özgeçmişi

ELMAS MARANKİ'NİN BİOENERJİ İLE İLGİLİ ÇALIŞMALARI

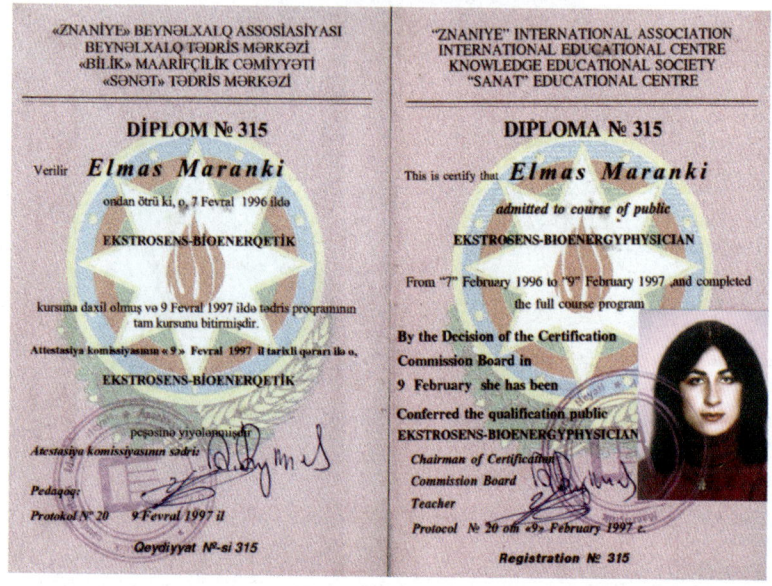

Elmas Maranki'nin T.C. Sağlık Bakanlığı'nca görevli olarak gittiği Azerbaycan'daki sağlıkla ilgili "Bioenerji" ve "Ekstrosens" diplomaları ve tasdik mührü

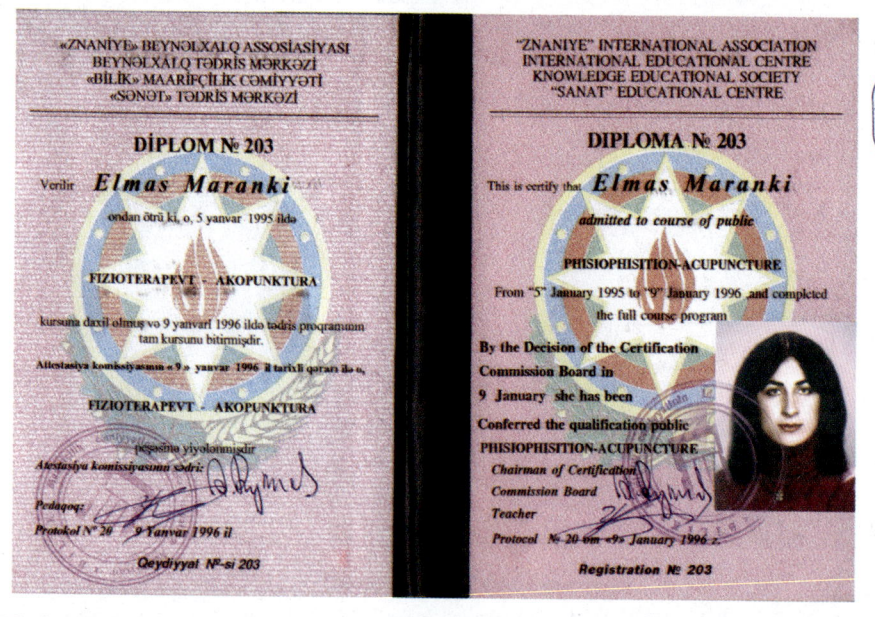

T.C. Sağlık Bakanlığı'nca Azerbaycan'da görevlendirilen Elmas Maranki'nin Uluslararası Bilim, Eğitim ve Sanat Merkezi'nce verilen "Fizyoterapi" ve "Akupunktur" diplomaları ve tasdik mührü

Azerbaijan Republic
Ministry of Health

DİPLOMA

Given to **Maranki Elmas Mehmet**

about the completing Massace Course

Under the Medical Centre **"LOGMAN"**

(licence AB № 016072) from **02.03.03-02.06.03**

Director: Mirzoyev A.
Head Doctor: Maharramov O.
Instructor Doctor: Sadiqov I.

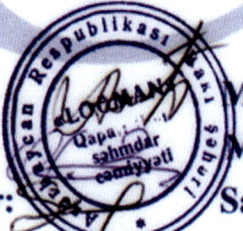

Elmas Maranki'ye Azerbaycan Sağlık Bakanlığı'nca verilen "Nokta Masajı" ile ilgili diploma

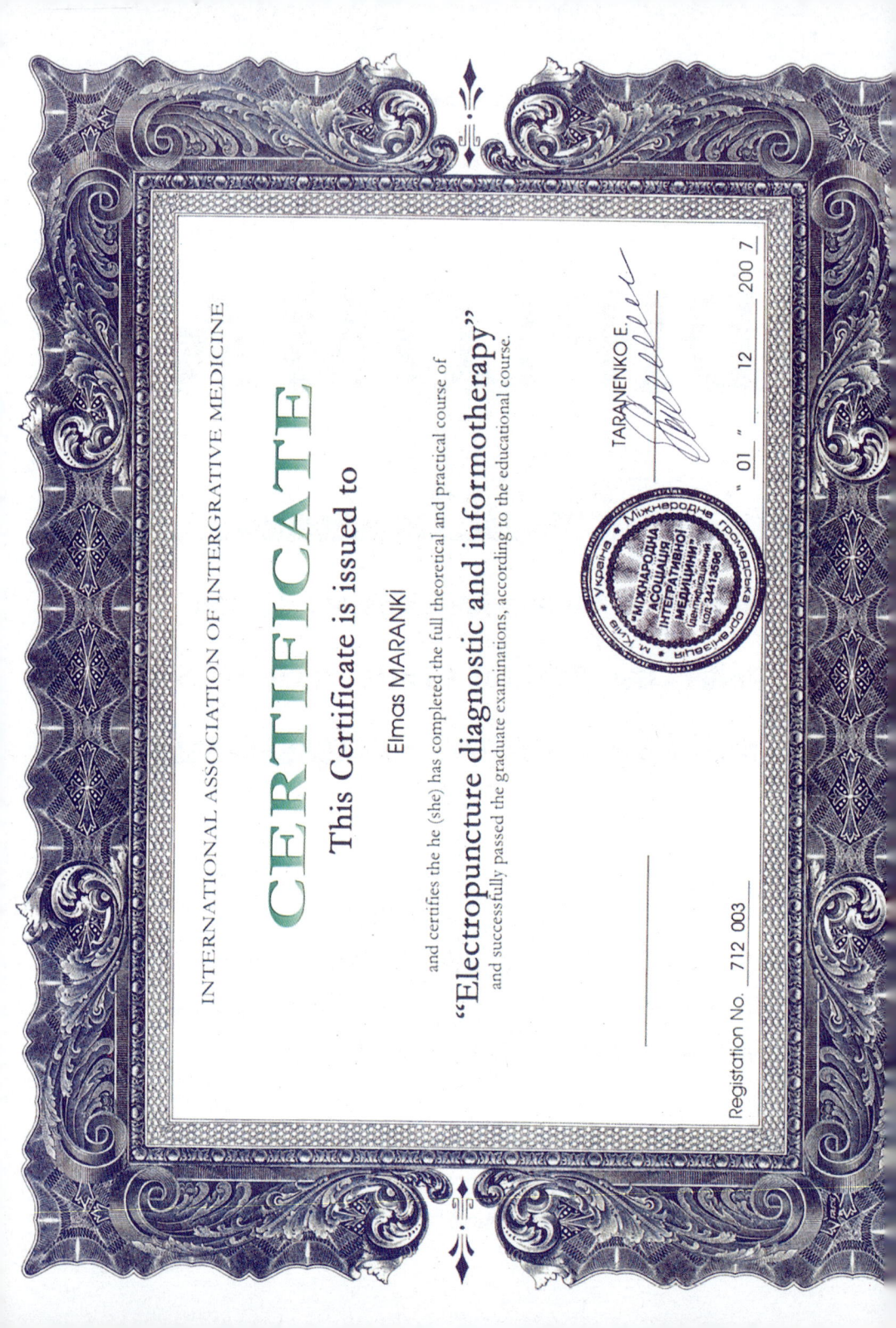

INTERNATIONAL ASSOCIATION OF INTERGRATIVE MEDICINE

CERTIFICATE

This Certificate is issued to

Elmas MARANKI

and certifies the he (she) has completed the full theoretical and practical course of

"Electropuncture diagnostic and informotherapy"

and successfully passed the graduate examinations, according to the educational course.

TARANENKO E.

" 01 "   12   200 7

Registration No. 712 003

KOZMİK BİOENERJİ SAĞLIK SEKTÖRÜNDE

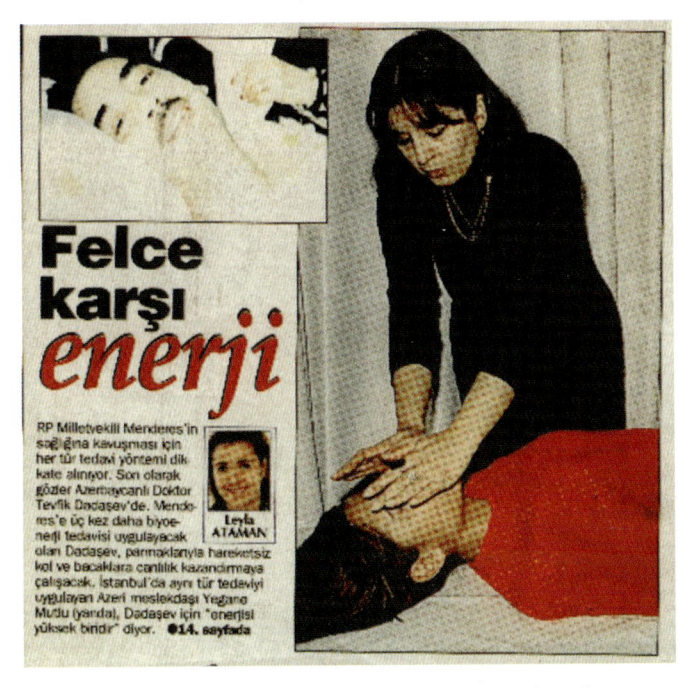

Türkiye'de uygulanan kozmik bioenerji uygulamaları

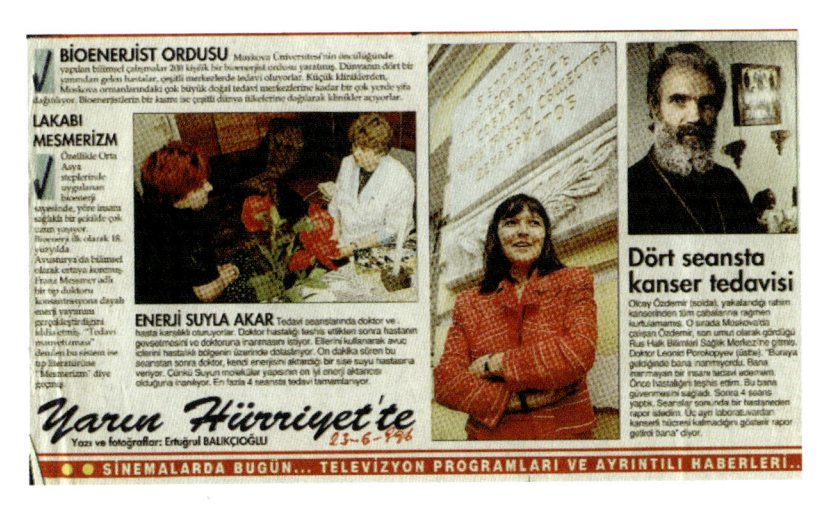

Kozmik bioenerji bütün dünyada sağlıkta kullanılıyor, ya ülkemizde?

Türk'ün tıp zaferi

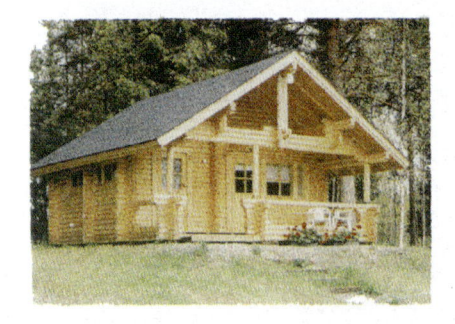

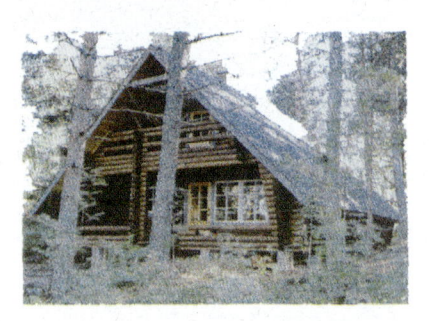

Yüksek Mühendis Ertürk Tanrısever'in icadı "kansız ameliyat" ve "her derde deva" iki aygıt tıpta devrim yaratacak

MUCİT TURK Yüksek Mühendis Ertürk Tanrısever (en üstte) "kansız ameliyat" aygıtı "Plazma"nın dünyada ilk olacağını ve neşesine son vereceğini söyledi. "Korona"nın (yanda) romatizma, mantar, diş ağrısı, yarık ve hemoroid gibi pek çok hastalığı iyi geldiği belirtildi. Aygıt ilk olarak deneyen Kartal Eğitim ve Araştırma Hastanesi Cerrahi Bölümü Şefi Prof. Dr. Mustafa Gülmen, "Korona, sürekte tedavi sağlıyor" dedi. KOSGEB Müdürü Emin Yıldız, "Korona"nın hasarlı kullanılacağını arkadaşımız Erkan Yağlı e söyleyerek gösterdi (üstte). *Fotoğraflar: Garda OZATAY*

Basında elektro manyetik dalgalarla yapılan tedavi metodları

Dünyada kozmik bioenerji metodunun evlerde uygulanışı. Piramit ve dik çatılı evlerde sağlıklı bir yaşama geçiliyor. Deneyin...

DÜNYADA İLK DEFA KOZMİK BİO-ENERJİ TEKNOLOJİSİ İNSAN SAĞLIĞINDA

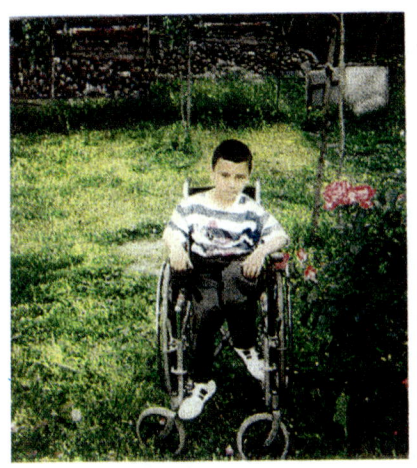

10 MART 1996'DA TEDAVİ BAŞLADI
HASTA 5 SENE TEKERLEKLİ SANDALYE KULLANDI

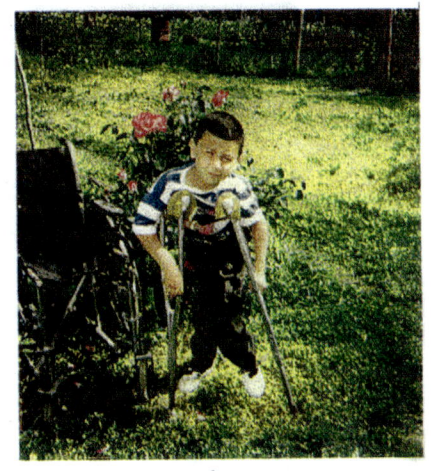

2 HAZİRAN 1996'DA
SAĞ AYAK DÜZELDİ

SAYIN

- RESİMDEKİ ÇOCUK 20 AYLIK İKEN YÜKSEK ATEŞLE YATAĞA DÜŞÜYOR VE AYAKLARI FELÇ OLUYOR.
- BİLİYORSUNUZ SAĞLIK EDEBİYATINA GÖRE ÇOCUK FELCİNİN TEDAVİSİ YOK.
- ÇOCUĞA AİT 5 SENELİK DEVLET HASTANESİNİN DOSYASI MEVCUTTUR.
- FELÇLİ ÇOCUĞUN TEDAVİSİNE KOZMİK BİO - ENERJİ TEKNOLOJİSİ İLE 10 MART 1996'DA TIP FAKÜLTESİ TOPÇUBAŞI DEVLET HASTANESİNDE BAŞLAMIŞ OLUP SAĞ AYAKLA İLGİLİ TEDAVİ 2 HAZİRAN 1996'DA BİTMİŞTİR.
- TEDAVİ GÖREN SAĞ AYAĞININ YARDIMI İLE KOLTUK DEĞNEKLERİ KULLANARAK YÜRÜMEYE BAŞLAMIŞTIR.
- SOL AYAKTA DOĞUŞTAN KALÇA ÇIKIĞI OLDUĞUNDAN AMELİYATTAN SONRA TEDAVİYE ALINACAKTIR.
- ÇOCUĞA AİT TELEVİZYON PROGRAM KASETİ MEVCUTTUR. BİLGİLERİNİZE ARZ OLUNUR.

Saygılarımızla
Azerbaycan Bilimler Akademisi Üyesi
Prof. Dr. Ahmet MARANKİ

NOT : TEDAVİ SERVİSİNİ ÖZEL CİHAZLARIMIZ VE UZMAN DOKTORLARIMIZLA KURABİLİRİZ.

Kozmik bioenerji uygulamaları insan sağlığının hizmetinde

Halq Təbabətində Fəlsəfi, Elmi Ve İslami Naqıllar

Hazırlayan
Elmas MARANKİ & Reşit ƏLİYEV

BAKÜ 1994

Elmas Maranki'nin Bakü Devlet Üniversitesi'nde hazırladığı doktora çalışması, Halk Tababetinde İlmi ve İslami Nakiller kitabı.

Materyalist Felsefe ve İslam

Hazırlayan
Elmas MARANKİ

İSTANBUL 1994

Elmas Maranki'nin Bakü Devlet Üniversitesi'nde hazıladığı master çalışması, Materyalist Felsefe ve İslam kitabı

BAKI ASİYA UNİVERSİTETİ

Azərbaycan Respublikası,
370033 Bakı şəhəri,
Gabdulla Tukay küç 4

BAU

Tel.: 30-63-70

BAKU UNIVERSITY OF ASIA

Azerbaijan Republic,
Baku city, 370033
4, Gabdulla Tukay str.

"26" Temmuz 1996 il
N 00-101

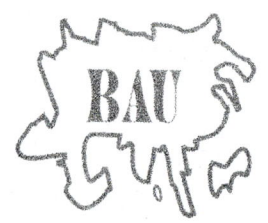

Türkiyenin Azerbaycan Sefirliyine

Hörmetli Sefir,

 Asya Üniversiteti Azerbaycan Nazirler Kabinetinin kaydıyatından geçip Resmi Devlet Statüsü almış sahasındaki en büyük ve ilk tahsil kurumlarındandır. halen 3 yıldır üniversitemizde tahsil devam etmektedir.

 Ünüversitetimizde sosyal bilimler ve tıp sahasında lisans ve lisansüstü egitim verilmektedir. Üniversitetimizde 1000'e yakın harici ve yerli talebe, harici mutahassızlarla beraber 200'e yakın öğretim üyesi professor, doçent heyeti derslemektedir.

 Sizden haişimiz odur ki, Bakü'de 2 yıldır tıp sahasında iki ülke arasında imzalanan mukavileler gereği faliyet gösteren hanım Elmas MARANKİ'nin mesleği ile ilgili sahalarda üniversitetimizdede faliyet gösterip, ders vermesi, ihtisaslaşması ve lazımı faliyetlerde bulunup iki ülke arasındaki alakaları dahada muhkemleştirmesi bizim öz isteğimizdir.

 Sizden haişimiz Elmas marankinin 1996-1997 öğrenim yılında davetimiz üzere 1 Eylul 1996'den, 1997 yılının sonuna kadar onun her türlü iaşe ve ibate masrafları üniversitemizce karşılanmak şartı ile üniversitemizde görevlendirilmesini ve yazımızın onun çalıştığı Sağlık Bakanlığına gönderilmesine ve bu konuda bize yardımcı olmanızı haiş edirik.

 En derin hörmetlerimizle

REKTÖR
OĞLU NAĞIYEV

Elmas Maranki'nin Azerbaycan Asya Üniversitesi'nde konuyla ilgili çalışmaları

Azərbaycan Respublikası Əmək və Əhalinin Sosial Müdafiəsi Nazirliyi		Ministry of Labour and Social Protection of Population of Azerbaijan Republic
370016, Hökumət evi, Tel: (994-12) 939310, Faks: (994-12) 939472		370016, Goverment House, Phone: (994-12) 939310, Fax: (994-12) 939472

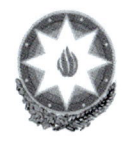

№ 12/K5-06   "29" iyun 2001-ci il

İLGİLİ MAKAMA / ARAYIŞ /

Konu ; Elmas MARANKİ " nin çalışması hakkında

13.04.1992- tarihli iki ülke rehberleri arasında imzalanan mükavele ve digər mükaveleler gereği Türkiye Cumhuriyeti vatandaşı Elmas Maranki 01.01.1994 yılından 01.01.1998 - ci yılları arasında Nazirliğimizin şe" belerinde mükavile üzre işleyib , bize yardımçı olubdur.

Hanım Elmas Maranki hali hazırda fəaliyette bulunan Nazırlığımızın aşağıda yazıp bildirdiğimizin gibi bütün bölmelerində fəaliyyət gösterip , egitim çalışmalarına katılıptır. Bu barede Emek ve Ahalinin Sosyal Müdafaası Nazirlığına tabi Ortopedik Protez ve Rehabilitasyon Merkezlerinin her cüre çalışmalarına katılıp işleyibtir.

Ona göre ki , evvela ortopedik protezlerin hazırlaşması, sonrası , bunların hastalara adaptesi , tekamülü , fizyoterapisi , masajı , hidroterapisi , igleoterapisi, medikal tedavisi ile ilgili bütün bölmelerdə fəaliyyət gösteribtir.

Hanım Elmas Maranki bu merkezlerimizdeki bölmelerin mütehassisları, hekimleri, texnisyenleri ile yakın alakalar kurub , istişarelerde bulunub , hastalarla da çok yakın alakalanmıştır . Bilhassa hekim ve mütehassislarımızla yapılan ilmi mülahazalardan karşılıklı olarak yüksek seviyede istifade olunubtur. Bu barede yüksek neticeler alınmış ve bu çalışmalar müvaffakiyetle devam ettirilmiştir.

Hanım Elmas Maranki" nin Nazirligımıza bağlı Tibb Merkezlerində yaptığı bu ilmi çalışmalardan , mükavelenin de ötesində biz öz razılığımızı bildiririk.

İlgili makama lazım olduğu yerə təgdim etmək üçün verilir.

Hörmətlə ,   C.Əliyev.

Yazarımız Elmas Maranki'nin sağlık alanında kitapta sizlere sunduğu konularla ve uygulamalarla ilgili Azerbaycan'da görevli olduğu bakanlığın yaptığı çalışmalarla ilgili referans mektubu

KOZMİK BİO ENERJİ SAĞLIK SEKTÖRÜNDE

АЗЕРБАЈЧАН ССР
СƏҺИЈЈƏ НАЗИРЛИЈИ
М. А. ТОПЧУБАШОВ АДЫНА
ЕЛМИ-ТƏДГИГАТ
КЛИНИКИ ВƏ ЕКСПЕРИМЕНТАЛ
ҸƏРРАҺЛЫҒ ИНСТИТУТУ

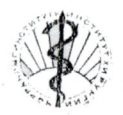

МИНИСТЕРСТВО ЗДРАВООХРАНЕНИЯ
АЗЕРБАЙДЖАНСКОЙ ССР
НАУЧНО-ИССЛЕДОВАТЕЛЬСКИЙ
ИНСТИТУТ КЛИНИЧЕСКОЙ И
ЭКСПЕРИМЕНТАЛЬНОЙ ХИРУРГИИ
ИМЕНИ М. А. ТОПЧИБАШЕВА

г. Баку 370122, ул. Шарифзаде, 196
738—10000

Телефон № 32-00-81

№ 187   21 августа 65

SAYIN PROF. DR. FİKRET TÜZÜN

BAKÜ TOPÇUBAŞI HASTANESİNDE İKİ SENE İÇİNDE KOZMİK BİO-ENERJİSİ İLE HASTANEMİZ DOKTORLARINDAN PROF. DR. CEMALEDDİN KOSİEV İN TOPLAM 106 HASTA ÜZERİNDE YAPILAN TEŞHİS VE TEDAVİLERDE ALINAN NETİCELERİ BİR FİKİR OLSUN İÇİN SİZLERE SUNUYORUZ.

HASTALIĞIN ADI	HASTA SAYI	MÜSPET DİNAMİK	DEĞİŞİKLİK YOK	MENFİ DİNAM.
EL DAMARLARINDA KANDEVRANI BOZUKLUKLARINDAN DOLAYI AĞRILAR	40	34	6	–
ASAP BOZUKLUĞU	10	9	1	–
BELDE KİREÇLENME	11	9	2	–
DAMARLARDAKİ İLTİHAPLARDAN DOLAYI AĞRILAR	9	6	3	–
DAMARLARDA DARALMA	15	12	3	–
ŞEKER HESTELERİNDE DAMARLARDAKİ DEĞİŞİKLİKLER VE RAHATSIZLIKLARI	21	21	–	–
TOPLAM	106	91 / % 85.8	15 / % 14.2	

Kozmik Bio-Enerji teknolojisiyle 106 hasta üzerinde yapılan denemelerle ilgili % 85 müspet netice raporu

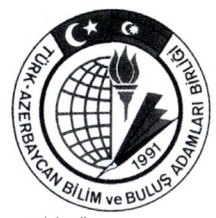

Sayın basın bildirisi   Tarih: 01/11/1995

KOMZİK BİO-ENERJİ

Artık hayatın Kozmozdan geldiği hakikatı herkesçe malumdur. Yer küresinin etrafında kozmik fezada külliyetli miktarda bir hücreli mikro-organizmalar mevcuttur.
Milyonlarca yıl önce daha atmosfer meydana gelmediği zamanlarda yer yüzeyine gelerek ilk canlı hayatı meydana getirmişlerdir.
Şimdi ise atmosfer teşekkül ettiği için uzaydan dünyaya gelen mikroorganizmalar sürtünme sebebi ile parçalanarak kozmikbio-enerjinin esasını meydana getirmişlerdir.
13 yıl boyunca dünyanın her yerinde yapılan deneyler kozmik enerjinin değeri 3 c. derece sıcaklık ve kozmik şuaların dalga boyunun da 5,7 cm olduğu meydana çıkmıştır. 1965 yılında yapılan bu buluş 20. asrın en önemli keşiflerinden biri olmuştur.
1985 yılında Kırım'da prof BAKOV gözetiminde 720 adet fare üzerinde 6 ay müddetle yapılan çalışmalar sonunda kozmik bio-enerji teknolojisi ile:
1- Radyasyon efektlerine karşı
2- Astım hastalığına karşı
3- Tüberkülos hastalıklarına karşı
4- Tansiyon problemlerinde başarılar temin edilmiş olup % 80 pozitif netice alınmıştır.

Suya Atılan Farelerin Suda Kalma Müddetleri

	7 Gün	20 Gün	30 Gün
BİO-GIDALI BESLENME 12 Fare	1,38 dakika	2,4 dakika	4 dakikada boğularak ölüyor.
NORMAL GIDALI BESLENME 12 FARE	0,28 dakika	0,26 dakika	0,33 " "

Bu teknoloji sayesinde yukarıdaki tablo canlılara güç kattığımızı kanıtlamaktadır.

KOZMİK BİO-ENERJİSİ İNSAN SAĞLIĞINDA:

Fiziki bir buluş olan kozmik bio enerji teknolojisi aynı zamanda insan sağlığında da özellikle şeker ve damar hastalıklarında ilaçsız ve bıçaksız tedavi sistemleri geliştirmiş bulunuyoruz Çalışmalarımıza ait video kasetlerimiz mevcuttur.
Halen Bakü'de topçubaşı devlet hastanesinde çalışmalarımız devam etmektedir. Türk-Azerbeycan ortak çalışması olan bu teknolojiyi evvela memleketlerimizde sonra da dünya ülkelerine ve insanlık hizmetine sunmak üzere bütün hazırlıklarımız tamdır.
Azerbaycan topubaşı devlet hastanesinde yapılan çalışmalarımız, bir fikir vermek üzere bilgilerinize aşağıdaki tabloyu sunuyoruz.

Hastalığın adı	Hasta sayısı	Müspet dinamik	Değişiklik yok	Menfi dinamik
El damarlarında kandevranı bozukluklarından dolayı ağrılar	40	34	6	-
Asap bozukluğu	10	9	1	-
Belde kireçlenme	11	9	2	-
Damardaki iltihaplardan dolayı ağrılar	9	6	3	-
Damarlarda daralma	15	12	3	-
Şeker hastalıklarında damardaki değişiklikler ve rahatsızlıkları	21	21	-	-
Felç	1	1	-	-
Toplam	107	92	15	Başarı % 85

Fındıkzade, Kızılelma Caddesi Edalı Sokak No. 5   İstanbul
Tel.: 511 88 16 - 588 12 53   Telex: 30090 BARD   Fax : 512 73 49

Bioenerji teknolojisinin insanlar ve hayvanlar üzerinde gösterdiği etkilerle ilgili Türkiye-Azerbaycan Bilim ve Buluşadamları Birliği'nin çalışma ve basına yaptığı açıklama raporu

Azərbaycan Respublikası
Əmək və Əhalinin Sosial
Müdafiəsi Nazirliyi

**RESPUBLİKA ƏLİLLƏRİN
BƏRPA MƏRKƏZİ**

Bakı – 370114, 6-cı mikrorayon
1410 keçid, 3215 məhəllə.
Telefon: 68-46-15
68-46-25

Министерство труда и социальной
Защиты Населению
Азербайджанской Республики

**РЕСПУБЛИКАНСКИЙ ЦЕНТР
РЕАБИЛИТАЦИИ ИНВАЛИДОВ**

Баку—370114, 6 микрорайон,
проезд 1410, квартал 3215.

№ 25 • 29 • Temmuz 1996 il

Türkiyenin Azerbaycan Sefirliğine
(T.C. SAĞLIK BAKANLIĞI)

Konu: Elmas MARANKİ'nin vazifesi hakkında

13.05.1992 tarihli iki ülke rehberleri arasında imzalanan mukavile ve diğer mukaveleler gereği Türkiye Cumhuriyyeti vatandaşı Elmas MARANKİ 01.01.1994 yılından bugüne Nazırlığımızın şö'belerinde mukavile üzre işleyib, bize vardımcı olubdur.

Hanım Elmas MARANKİ hali hazırda faliyyette bulunan Nazırlığımızın aşağıda yazıp bildirdiğimiz gibi bütün bölmelerinde faaliyet gösterip, eğitim çalışmalarına katılıptı. Bu barede Emek ve Ahalının Sosyal Müdafaası Nazırlığı'na tabi Ortopedik Protez ve rehabilitasyon Merkezlerinin her cüre çalışmalarına katılıp işlevibdir.

Ona göre ki, evvela ortopedik protezlerin hazırlaşması sonrası, bunların hastalara adaptesi, tekamülü, fizyoterapısı, fizikoterapısı, mesajı, hidroterapısı, iqloterapısı, medikal tedavisiile ilgili bütün bölmelerde faaliyet gösteribti.

Hanım Elmas MARANKİ bu merkezlerimizdeki bölmelerin mütehassısları, hekimleri, teknisyenleri ile yakın alakalar kurup, istişarelerde bulunup, hastalarla da çok yakın alakalanmıştır. Bilhassa hekim ve mütehassıslarımızla yapılan ilmi mülahazalardan karşılıklı olarak yüksek seviyede istifade olunuptur. Bu barede merkezimizde mütehassıslarımızla ortak çalışmalar başlatılmış ve tevkalşade yüksek neticeler alınmış ve bu çalışmalar muvaffakiyetle devam ettirilmektedır.

Hanım Elmas MARANKİ'nin Nazırlığımıze bağlı merkezlerde yaptığı bu ilmi çalışmalardan, mukavelenin de ötesinde biz öz razılığımızı bildirirık. Ancak, Hanım Elmas MARANKİ'nin Size onunla ilgili raporları bildirmemize rağmen onun vazifesinin devamına icaze verilmemesine bugüne kadar bir mana verebilmiş deyilik. Size yazıp bildirdiğimiz raporlara göre ondan razı olduğumuzu ve beraberce başlanılan bu işlerin bitirilmesi için ve iki ülke alakalarının mühkemleştirilip daha yüksek seviyeye çıkarılması için hanım Elmas MARANKİ'nin hastalığının son bulduğu 8 Eylul 1996 tarihinden itibaren 1997 yılı sonuna kadar tekrar vazıfelendrilmesini Nazırlığınızden haış eder, onun Bakü'de ikenki iaşe ve ibatesini üzerimize götürdüğümüzü bildirir, bu vesileyle hörmetlerimizi bildiririk.

Rehabilitasyon Merkezinin Baş Hekimi
Dr. Faik İsmailov

Yazarımız Elmas Maranki'nin Azerbaycan'da tedavi merkezinde yaptığı çalışmalarla ilgili T.C. Sağlık Bakanlığı'nca yazılan rapor

Innovative Bioenergy Fiber That Improves Microcirculation
A Great Revolution in the Textile Field

Products:
- Bioenergy Healthy Mattress
- Bioenergy Healthy Pillow Case
- Bioenergy Healthy Pillow
- Bioenergy Healthy Seat Cushion
- Bioenergy Healthy Waist and Abdomen Cushion
- Bioenergy Healthy Knee Pad
- Bioenergy Healthy Waist Support
- Bioenergy Healthy Wrist Band
- Bioenergy Healthy Undershirts
- Bioenergy Healthy Underpants
- Bioenergy Healthy Socks
- Bioenergy Healthy Bra
- Bioenergy Healthy Facial Film
- Bioenergy Healthy Padding
  Bioenergy Healthy Linen Quilt
- Bioenergy Healthy Adjustable Comforter
- Bioenergy Healthy Mattress
- Bioenergy Healthy Plaster

Functions:
- Substantially improves the body's microcirculation
- Effectively prevents sickness and aids in the healing of blockage or microcirculation-related illnesses
- Relieves arthritis, soreness of the joints, aches and pains caused by inflammation of the shoulder, neck and waist
- Eliminates inflammation and relieves pain
- Enhances metabolism, soothes fatigue and restores vitality
- Inhibits bacteria, removes unpleasant odors, beautifies the skin, keeps the body fit and enhances immunity

Awarded the
EDISON Golden Eagle Cup in the
"1994 American International Fair"
Gold medal awardee in the
"1993 Singapore International Patent, Innovation and Design Technology & Product Exhibition"
Gold Medal Winner in the
"1994 American Innovation & Patent Technology Exhibition"

BIOENERGY
天年系列產品

Patent No. 93111620.1

Bioenergy fiber, a bioactive microfilament, was developed by Wonder & Bioenergy Hi-Tech International Inc. and is supported by the China Textile University and by other pioneer research institutes. Approved by the National Science & Technology Committee of China and tested in the U.S.A., bioenergy fiber was found to have no toxicity and thus, does not cause irritation. Bioenergy products look and feel the same as ordinary textile products but offer innovative health protection functions. They are durable and not easily damaged by washing. Call us today for more details.

Manufacturer & Exporter
BIO WONDER & BIOENERGY Hi-Tech International Inc.
天年高科技國際企業公司
Gangchang Road, Gongbei, S.E.Z., China
Tel: (86-756) 887 5348, 887 1766, 888 8755
Fax: (86-756) 888 8756, 887 1766

INQ. NO. 2553

İnsan sağlığı için kozmik bioenerjili pamuktan üretilen mamüllerin dünyadaki kullanım sahaları ve dünya kamuoyunca konuya verilen önem

Hürriyet

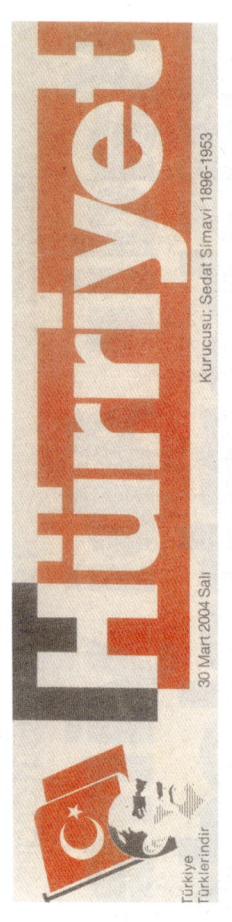

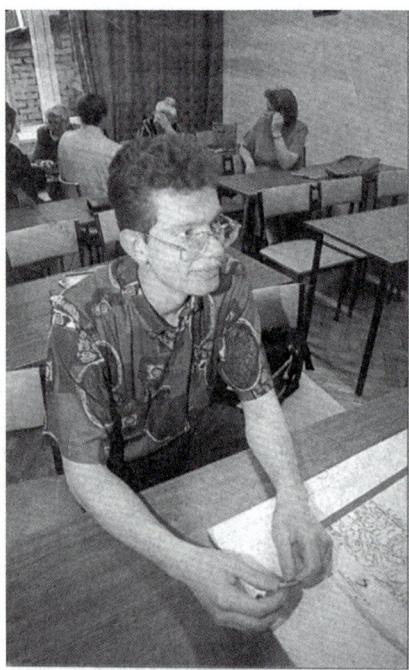

Kurucusu: Sedat Simavi 1896-1953

30 Mart 2004 Salı

Türkiye Türklerindir

SINAVI GEÇEN OKUYOR

Bugün Moskova Üniversitesi yerine, Halk Bilimleri Akademisi'nde eğitim yapılıyor. Bioenerjik güce sahip olduğuna inananlar, önce bir sınavdan geçiriliyor ve gerçekten bu gücünü minimum düzeyde kullanmasını bilenler seçiliyor. Akademideki eğitimin safhalarından biri, içindeki enerjiyi daha fazla keşfedebilme, konsantrasyon ve enerjiyi doğru aktarabilme egzersizlerinden oluşuyor. İnsan vücuduna yapılacak müdahaleler için gerekli tıp bilgisi de ek olarak veriliyor.

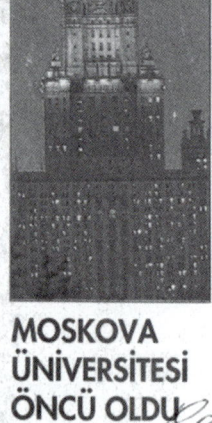

MOSKOVA ÜNİVERSİTESİ ÖNCÜ OLDU

Sovyetler zamanında Djuna Davitaşvili isimli bir Gürcü doktor, artık çok yaşlanmış olan Sovyet lideri Brejnev'i tedavi edince, Moskova Üniversitesi harekete geçti. Fizik ve Radyoteknik Enstitüsü'nde biyoenerji üzerine ilk bilimsel çalışmalar da başlamış oldu. Enstitüde yapılan deneylerde, bu gücü içinde sakladığı sanılan insanların beyinlerindeki değişiklikler, beyin dalgalarının gücü, vücut ısılarının yükselip alçalması gibi şaşırtıcı sonuçlar elde edildi.

HÜRRİYET ÖZEL

23-6-99 b

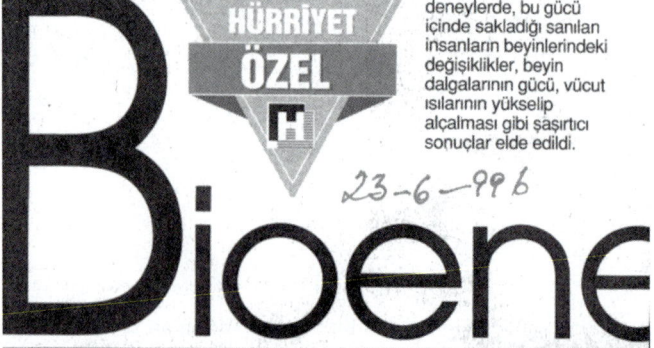

Bioene

Manyetik akupunktur

Milliyet — Cuma 16 Şubat 1996

Manyetik akupunkturun amacı, vücuttan eksilen mıknatısı geri vermek ve böylece hastalıkları tedavi etmek. Bu yöntemle, enzimlerin faaliyetleri artıyor, bağışıklık gücü yükseliyor, sinir uçları uyarılıyor ve ağrı hissinin iletkenliği geçikiyor, kan dolaşımı düzeliyor.

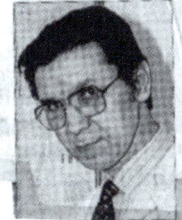

Türkiye'de kozmik bioenerji dalgalanmasıyla yapılan sağlık alanındaki çalışmalar. Mıknatısın bedene etkisini sadece biz yazmıyoruz.

İSTANBUL-MİLLİYET

"YERKÜRE büyük bir mıknatıstır. Canlılardaki her hücrede de mikromanyetik maddeler vardır. Bu hücrelerin kimyasal yapısı nükleer protein, yani demirli proteindir. Bu hücrelerin faaliyeti manyetik alana bağlı olarak gelişir.

Çinli bilim adamlarına göre hastalıkların çoğu vücuttaki mıknatıs eksikliğinden oluşuyor, çünkü kent yaşamı, arabaların çoğalması, elektrik telleri, demir boru hatları ve demir betonlu yapıların çoğalması, dostaki manyetik alanı örterek insanları mıknatısdan yoksun bırakıyor" diyor Doğu Türkistanlı Nümetullah Reşidi.

● MIKNATISLI ÇUBUKLAR

Reşidi, Çin'de tıp fakültesini bitirmiş. 1985'ten beri Türkiye'de yaşıyor ve akupunktur uzmanı olarak çalışıyor. Son iki yıldır da Çin'de de yeni bir tedavi yöntemi olan manyetik akupunktur yapıyor.

Türkiye'de bunu yapan tek kişi. Manyetik akupunktur klasik akupunktur iğneleriyle değil, mıknatıslı çubuklarla yapıldığı için iğnenin verdiği acıyı vermiyor, herhangi bir travmaya yol açmıyor, enfeksiyona neden olmuyor. Vücuttan eksilen mıknatısı, vücuda tekrar geri vermek ve böylece hastalıkları tedavi etmek. Bu yöntemle, enzimlerin faaliyetleri artıyor, bağışıklık gücü yükseliyor, sinir uçları uyarılıyor ve ağrı hissinin iletkenliği geçikiyor, kan dolaşımı düzeliyor, iltihaplı ifrazat yok oluyor, nabız kuvvetleniyor ve metabolizma düzene giriyor.

● 15 SEANSTA TEDAVİ

Manyetik akupunkturun iyi geldiği hastalıklar şunlar:

"Grip, diş ağrısı, baş ağrısı, migren, sırt ve bacak ağrısı, boğaz iltihaplanmaları, adet düzensizlikleri ve ağrıları, astım, uyku problemleri, şişmanlık, parkinson sendromları, araba, uçak ve deniz tutmaları, hipertansiyon, kalp ve damar hastalıkları, burun kanamaları, ses kısıklığı, mide hastalıkları, yüz felci ve tik, her tür artrit, idrar yolları enfeksiyonları, miyop, renk körlüğü, menkere hastalığı, kulak çınlaması, sağırlık, sigara, alkol, uyuşturucu alışkanlığı ve daha pek çok hastalık.

Tedavi için 10 gün üst üste, günde yarım saat akupunktur yaptırmak gerekiyor. Daha sonra üçer gün arayla, beş seans daha yapılarak bir kür 15 seansta tamamlanıyor. Ancak şişmanlık gibi sorunlarda, seanslar...

Avustralyalı bilim adamları, insan beyninin dalgalarını kontrol ederek elektrik elde ettiler ve küçük ev aletlerini çalıştırmayı başardılar.

KAFADAKİ SANTRAL

Beyin enerjisinin gücü. Beyin dalgalarıyla bunlar yapılırsa hedef ne olmalı. Düşüncenin gücü bunları yapabiliyorsa daha neler yapılabilir acaba düşünün.

Beyinde aç-kapa Beyin dalgalarını kontrol etmeyi başaran Sidney Üniversitesi Teknoloji Bölümü Profesörü Ashley Craig, insan beyninin vücut rahatlayınca sinir sistemine gönderdiği Alfa dalgaları ile uyuma öncesi gönderilen Teta dalgaları arasında aç kapa işlemi yapan bir anahtar keşfettiklerini açıkladı.

Kafatasına elektrotlar Beyindeki "elektrik anahtarı"nın keşfinden sonra deneyler başladı. Araştırma ekibinden bilim adamı Les Kirkup bir sandalyeye oturdu ve öncelikle vücudunu rahat bir duruma sokup, ardından da gözlerini kapatıp dinlenmeye başladı. Böylece beynin, Alfa dalgalarını kapatıp Teta dalgaları göndermesi sağlandı. Bu sırada kafatasına bir güçlendirici ile vericiye bağlı iki elektrot yapıştırıldı.

Lambalar yandı Normal durumlarda 0.9 voltluk bir enerji ile elektrik dalgası gönderen beyin, vücudun rahatlamasının ardından devreyi kapatınca, sinir sistemine gitmeyen enerji dalgalarının voltajı 3.5 birime yükseldi. Ve verici ile yönlendirilen beyin dalgası odanın kapalı ışığını açmayı başardı. Aynı miktardaki beyin dalgası ile oyuncak bir otomobil de çalıştırıldı.

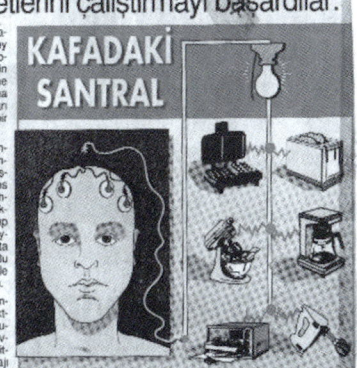

Kafatasına iki elektrot bağlandı. Ardından elektrotların ucu bir güçlendirici ile vericiye monte edildi. Sonra koltuğa oturup rahatlama pozisyonuna geçen bilim adamının, beyin dalgalarındaki voltaj yükseldi. Deneyde, vericinin kablo...

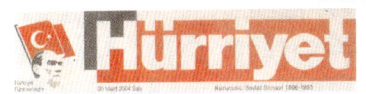

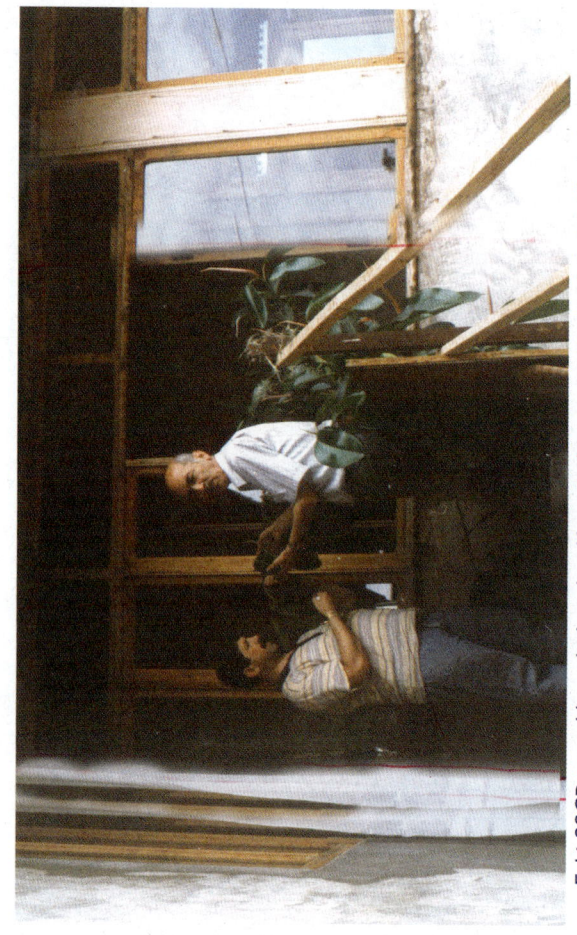

Eski SSCB topraklarında kurulan Kozmik Araştırma Merkezi'nin kâşiflerinden, bu teknolojinin mucidi Prof. Dr. Şavki Navruzoğlu ile kozmik merkezde yapılan kozmik bioenerji çalışmalarının bitkilere adaptasyonu projesi

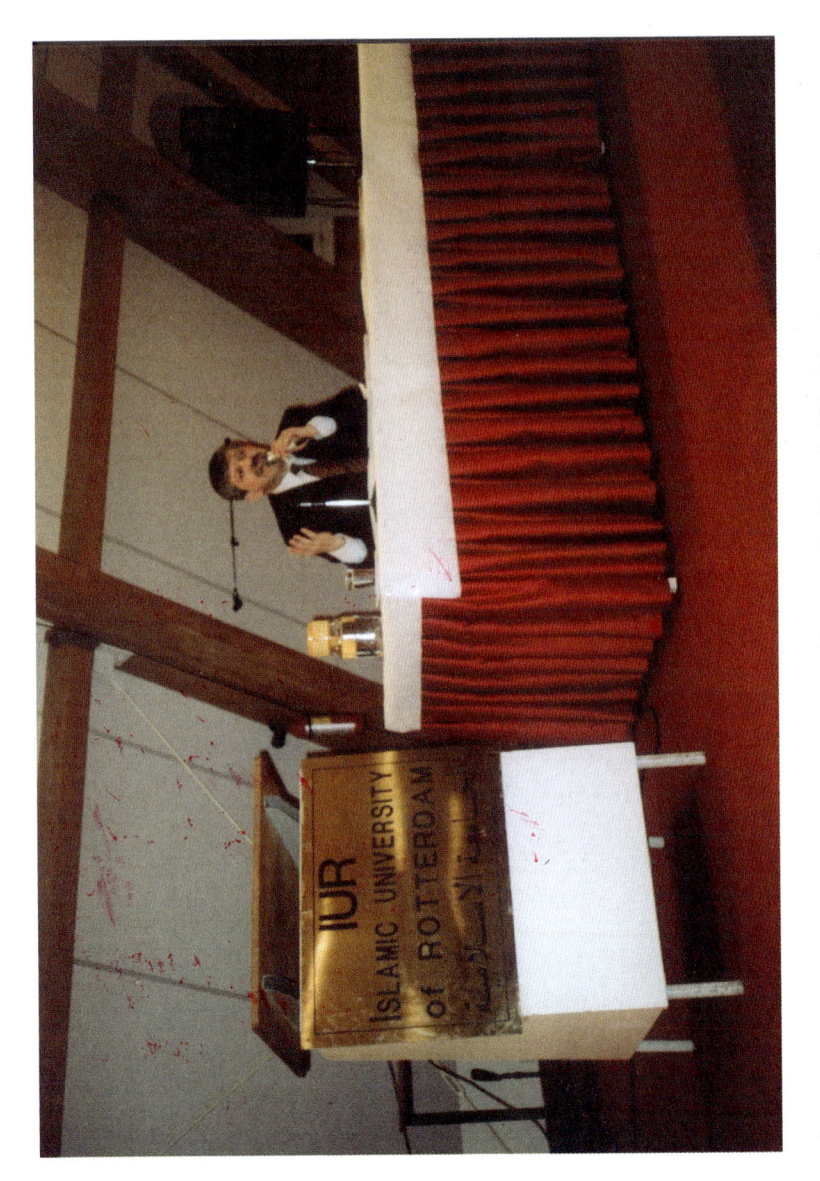

Yazar Ahmet Maranki'nin sağlıklı yaşamda "kozmik bilinç" konferansları: Hollanda-Rotterdam

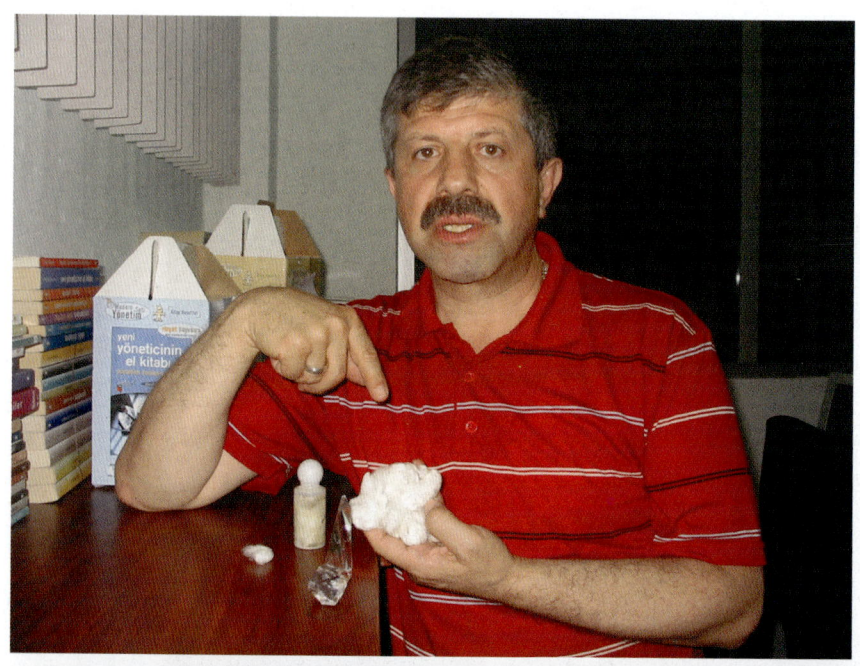

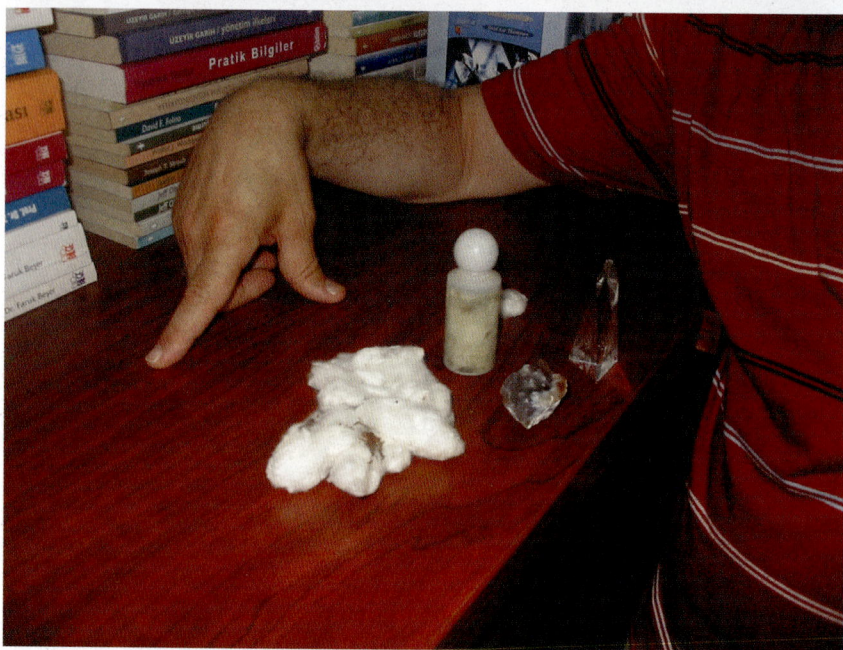

Yazarımız basın toplantısında kozmik preparatlar, taş, kozmik tozlar ve kozmik pamuğun tanıtımını yapıyor.

TARIMDA DEVRİM
ŞOKLAMA + KOZMİK BİO ENERJİ
TEKNOLOJİSİ İLE AZ GÜBRE BOL ÜRÜN İÇİN
KAHRAMANMARAŞ SÜTÇÜ İMAM ÜNİVERSİTESİ İLE ELELE

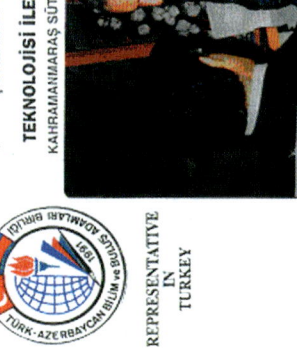

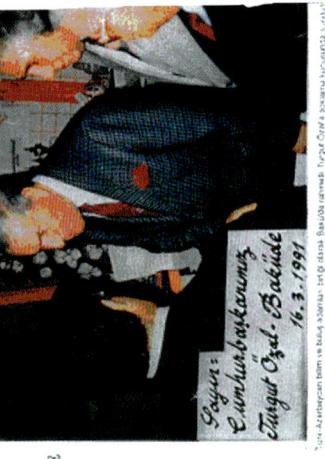

Sayın Cumhurbaşkanımız
Turgut Özal - Batıköşk
16.3.1991

*Türk-Azerbaycan Bilim ve Buluş Adamları Birliği olarak Basrada bulunan Turgut Özal'a pozana kurduğumuz ...
Birliğe istenen araştırma başkanı Prof. Dr. Erdal Şadıvarlı tarafa başkangıdaki yazılmıştır.*

REPRESENTATIVE IN TURKEY

1989 yılından bu yana yoğun çalışmalar sonunda kozmik fezada bulunan 10¹⁶ m/coma kadar bir mikro-organizmaları çok miktarda üzerinde sözleyen özel silikat bileşimleri sayesinde bir enerji kaynağı yaratmanın mümkün olduğu görülmüştür.
Özel silikat bileşimleri tarımda gübre yerine toprağa verilmesi halinde yüksek yoğunlaşma ile birlikte Bio-Ultra kes de aşıları meydana gelmektir.

PAMUK ÜRETİMİNDE KOZMİK BIO-ENERJİ (YIL 1994)
ADANA KADIR SEKTÖRÜNDE

Bölgenin kadar alanı kazılan kozmik bio-enerji ile tüm çayırmaya eğilgen havada, 1 hectare toprak üzerinde bulunan 80 ton azottan direkt olarak toprağa özel sıkılama ile birlikte aşamalı olarak açıntan mümkün olmuştur.
Türk-Azerbaycan Bilim ve Buluş Adamlarının son 5 yıl süreki çalışmaları sonunda nitratle benzeri, direkt olarak kozmik Bio-enerji tavsifsini atmosferden toprağa alma başarısına elde olmuştur. Bu, dünya çapında bir hadise olup Nobel ödüllerindir. Bundan büyük mutluluk duymasıyla bu teknoloji asıl damgasını vuracaktır.

LABORATUAR ANALİZLERİ TOPLAM CETVELİ (15-12-1994)

Numunenin adı	Çıkat Asiti %	Si %	Kozai Gr	Kadu Gr	Örgu Rand %	Ch.100 Tohm agırlığı gr	Lint İndex	FIBROGRAF				
								%50	%2.5	%UR	uzunluk	
Kozmik Bio Enerji Parseli	4.52	22.26	8.04	6.22	42.85	9.70	7.29	12.75	30.22	43.4	82.1	4.15
Kontrol	4.54	21.29	7.92	6.23	41.09	16.02	7.22	12.67	30.80	44.9	82.0	4.45

Azerbaycan'daki Bilim ve Buluş Adamları Birliği'ni Cumhurbaşkanı Turgut Özal'ın ziyareti ve yapılan çalışmalara verdiği destek.

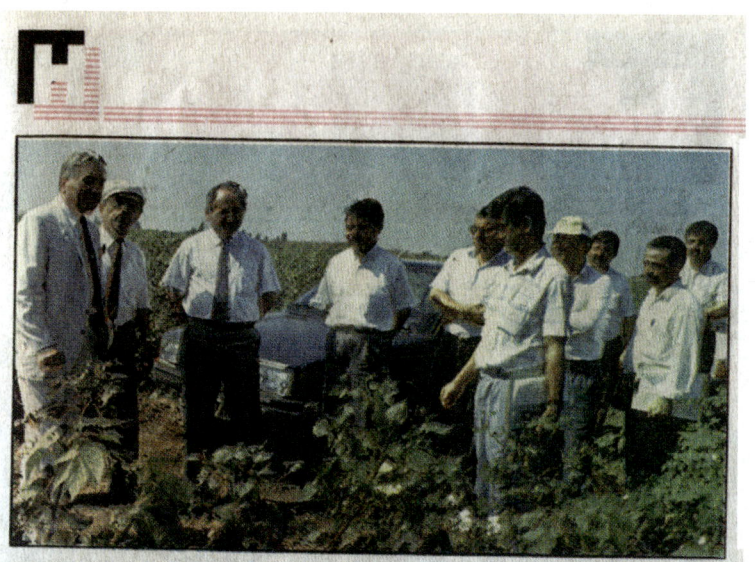

"DENEME OLUMLU" Şoklama yöntemi yapılan tarladaki verimi gösteren Prof. Dr. Ahmet Vatansever bu tekniğin yaygınlaştırılmasının yararlarını anlattı. (Fotoğraf:hha-Zeki DURAK-ADANA)

Kozmik bioenerji tarımda

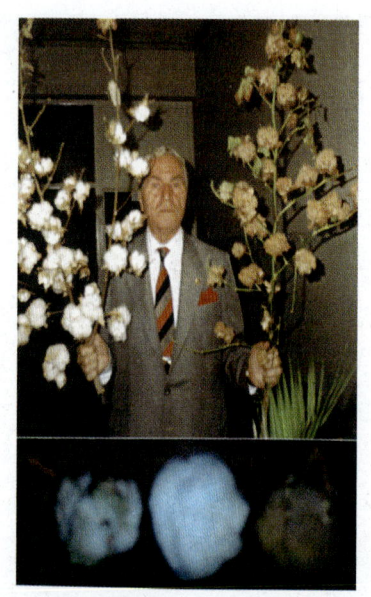

"Kozmik Gübre" ile üretilen raporlarda teşvik edilen kozmik enerjili ve renkli pamuk görüntüleri

"РАЗВИТИЕ"

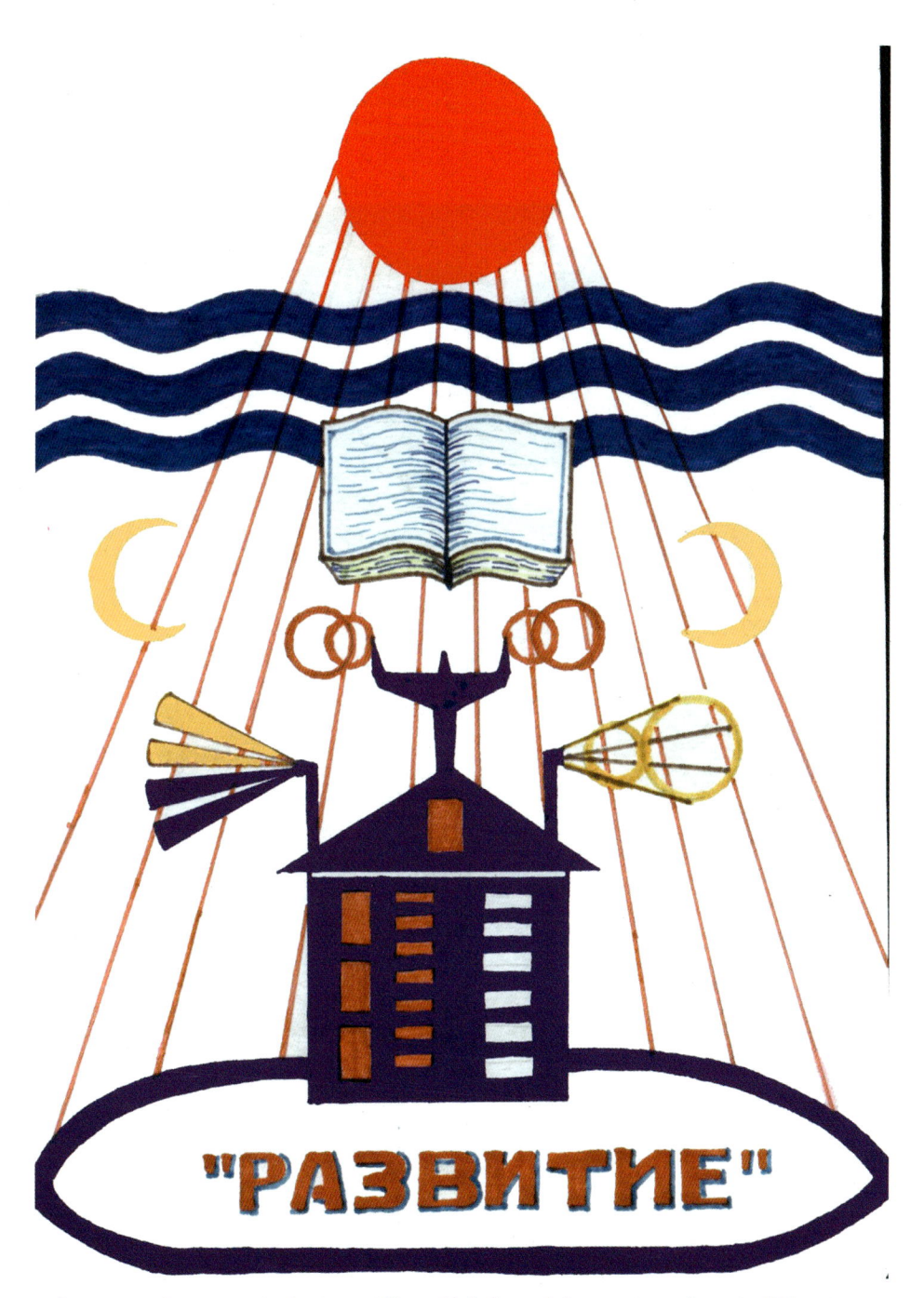

Patenti merkezimize ait olan resmi Rusya'daki kozmik bioenerji merkezinin ilk logosu ve kitap kapak logomuz.

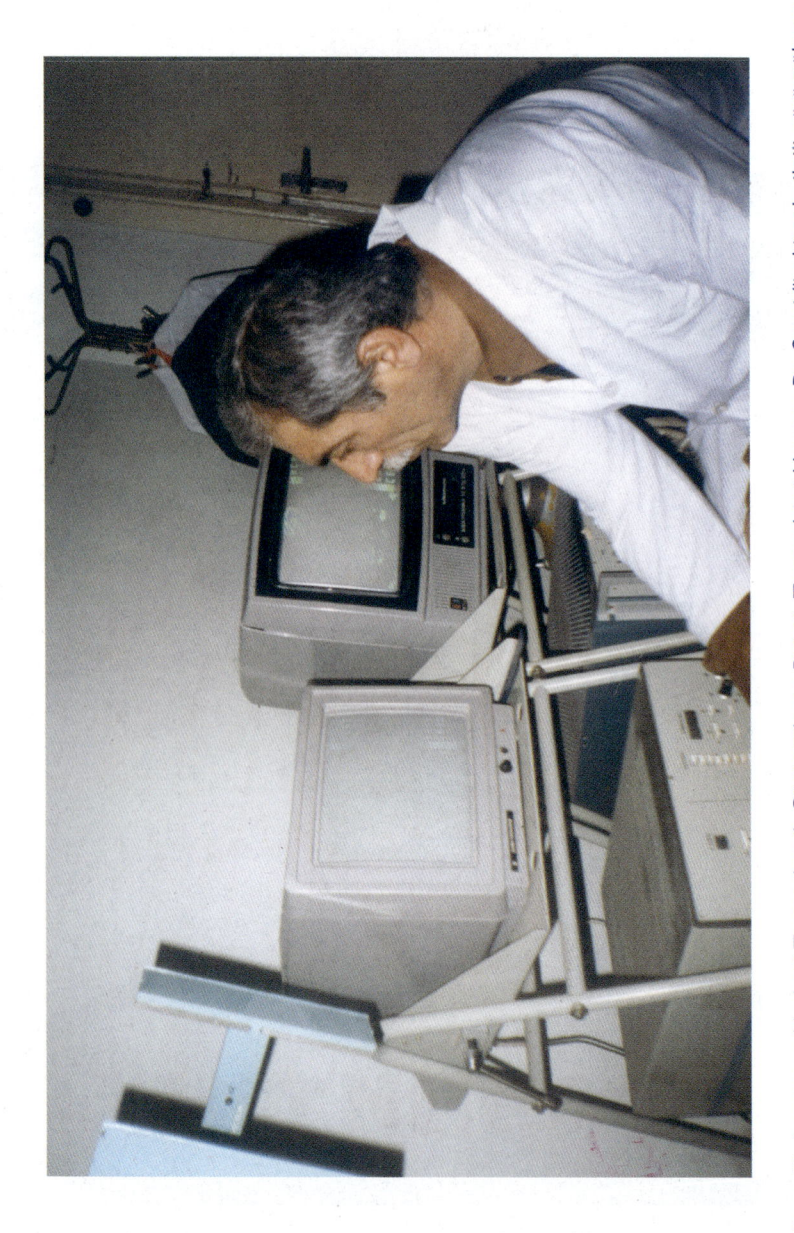

Stratejik Araştırma Merkezi Termoskopik Görüntüleme Birimi. Termoskopi Uzmanı Dr. Seyyid'in kitapla ilgili görüntüleme çalışmaları

RENK DÜNYASI

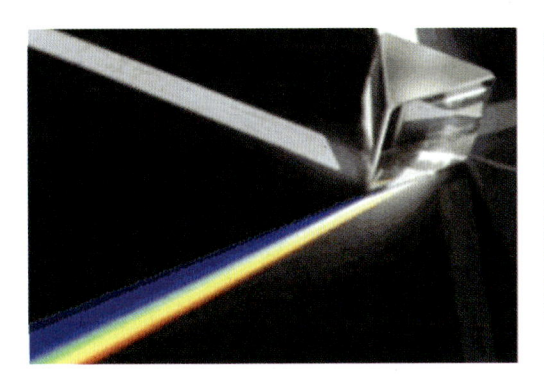

Güneş ışığının taş kristallerden yansıması

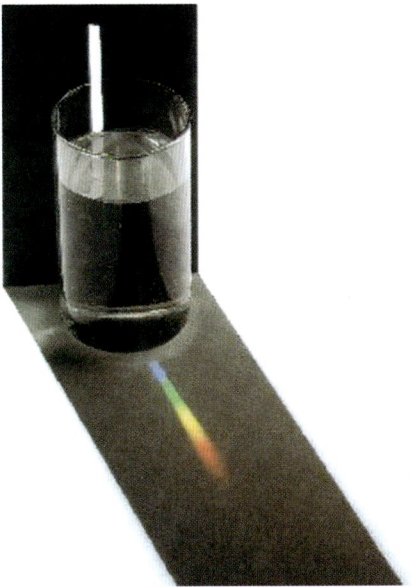

Güneş ışığının sudan yansıması

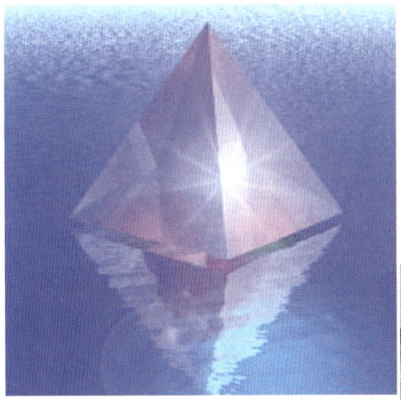

Kristaller yani toprağın renkleri. İçlerinde yoğun bir enerji alanı oluşan piramitlerdeki cesetlerin çürümesi bize nasıl bir yaşam dersi veriyor acaba!

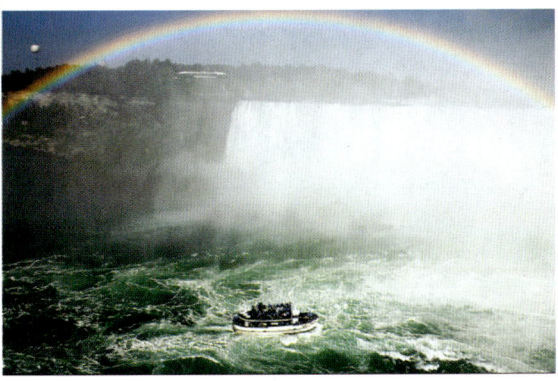

Gökkuşağının yani suyun renkleri

Taş ve suyun yaydığı renkler aynı. Sizce bu bir tesadüf mü?.. Yoksa bize bir mesaj mı vermek istiyorlar?..

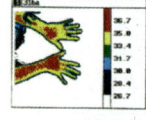

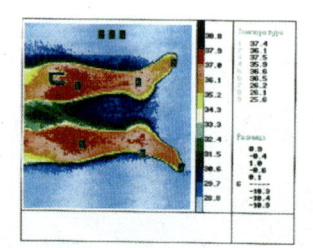

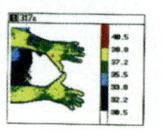

Uygulama öncesi　　　　　　Uygulama sonrası görünen düzelmeler

Kozmik bioenerji termoskopik uygulamaları el ve ayaklarda şeker hastalığı uygulaması

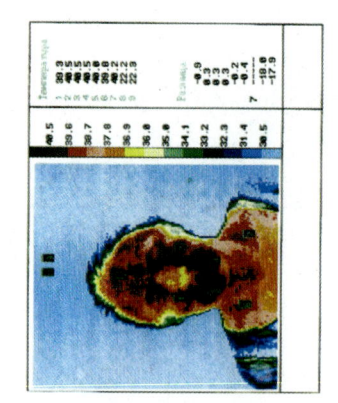

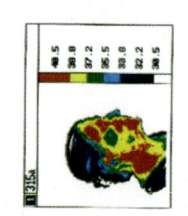

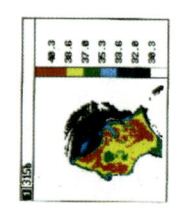

Kozmik bioenerji uygulaması: Yüz felci uygulamasının termoskopik görüntüsü

Normal hal

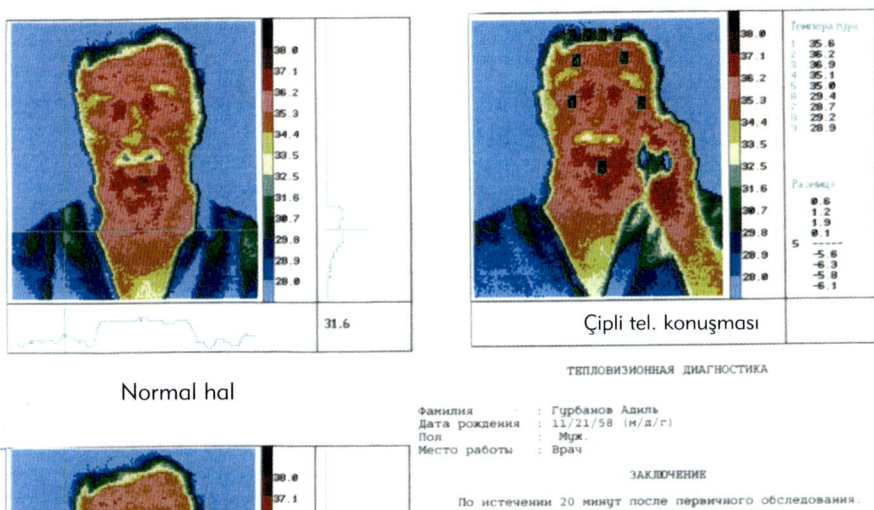

Çipli tel. konuşması

ТЕПЛОВИЗИОННАЯ ДИАГНОСТИКА

Фамилия : Гурбанов Адиль
Дата рождения : 11/21/58 (м/д/г)
Пол : Муж.
Место работы : Врач

ЗАКЛЮЧЕНИЕ

По истечении 20 минут после первичного обследования.
Регистрируется первичное востановление.
После установки на аппарат приемного устройства с защитным
действием (производимое СП РАЗВИТИЕ) в течении 4-х ми-
нутной мобильной телефонной связи изменение темпер. режим:
в обл. воздействия тел. аппарата не регистрировалось.

Дата обследования: 5/23/98 (м/д/г)   Врач :

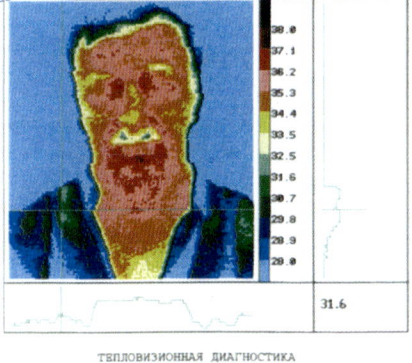

Sonraki çekim

ТЕПЛОВИЗИОННАЯ ДИАГНОСТИКА

Radyo manyetik dalgaların insan enerjilerini bozması. Üretilen koruyucu çiplerle yapılan konuşmada enerji boyutu aynen kalmaktadır. Bütün görüntülerde hiçbir enerji değişmesi olmamaktadır

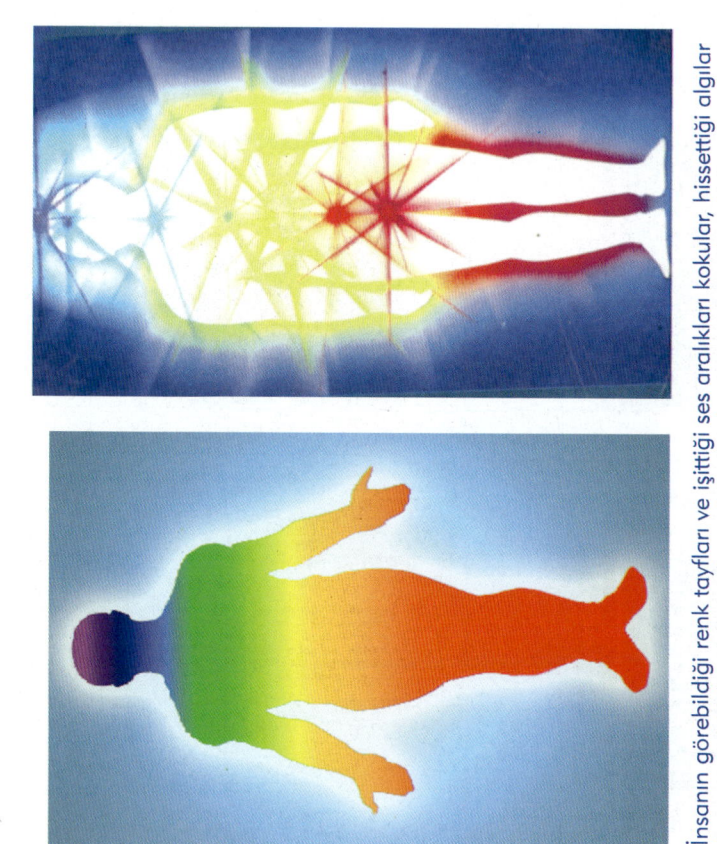

İnsanın görebildiği renk tayfları ve işittiği ses aralıkları kokular, hissettiği algılar hayvan ve bitkilere göre çok sınırlıdır. Acaba onun için mi beraber yaşamamız gerekli görülüyor. Peki insanlık onlardan yeterince istifade ediyor mu?

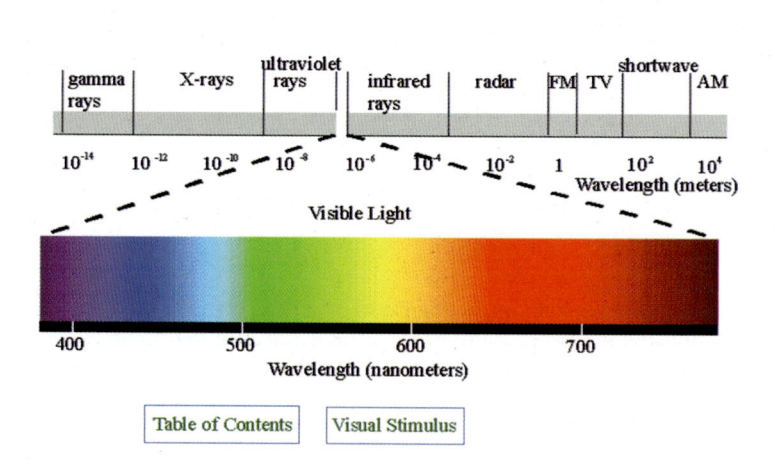

| gamma rays | X-rays | ultraviolet rays | infrared rays | radar | FM | TV | shortwave | AM |

10^{-14} 10^{-12} 10^{-10} 10^{-8} 10^{-6} 10^{-4} 10^{-2} 1 10^{2} 10^{4}
Wavelength (meters)

Visible Light

400   500   600   700
Wavelength (nanometers)

Table of Contents   Visual Stimulus

İnsanın görebildiği renk tayfları

Çıplak insan gözüyle görülebilen renk tayfı

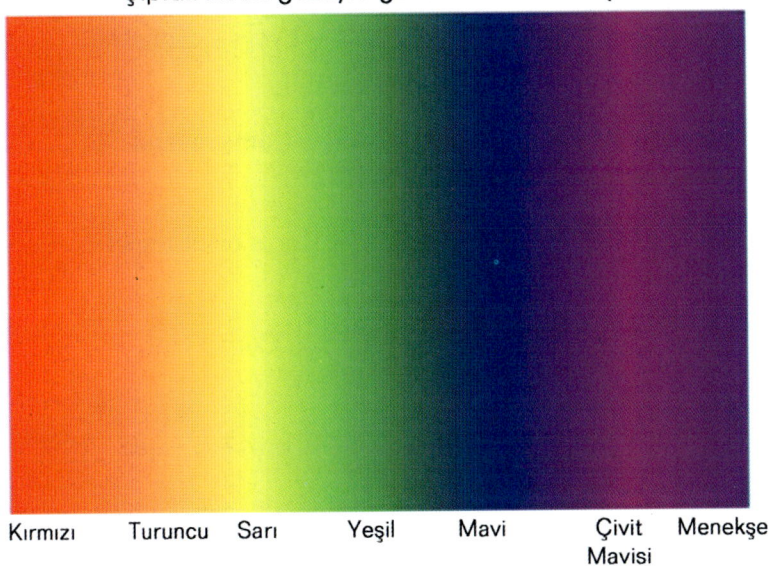

Kırmızı   Turuncu   Sarı   Yeşil   Mavi   Çivit Mavisi   Menekşe

Renk tayfları

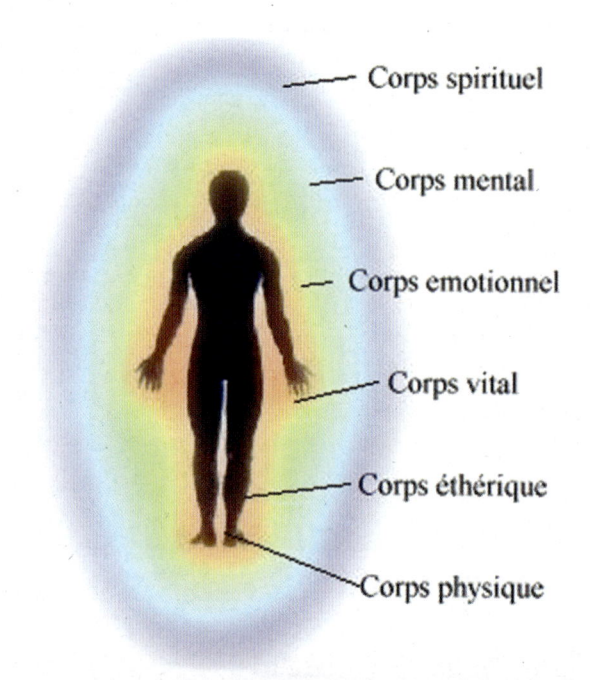

- Corps spirituel
- Corps mental
- Corps emotionnel
- Corps vital
- Corps éthérique
- Corps physique

İnsan Enerji Alanları

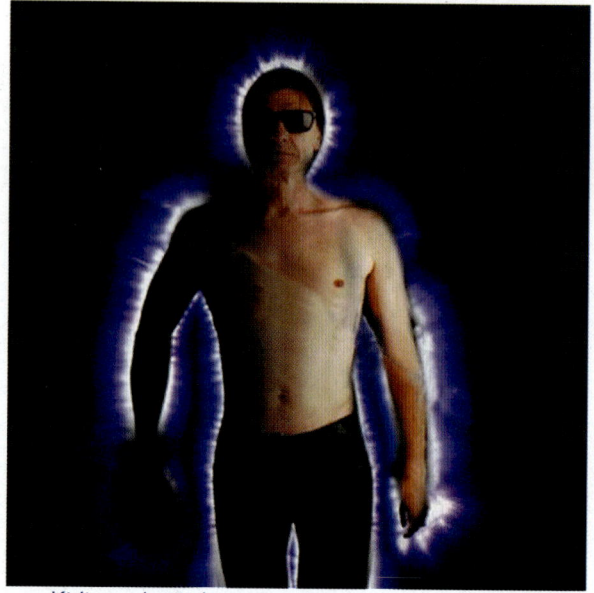

Kirlian tekniğiyle görüntülenen insan enerji alanı

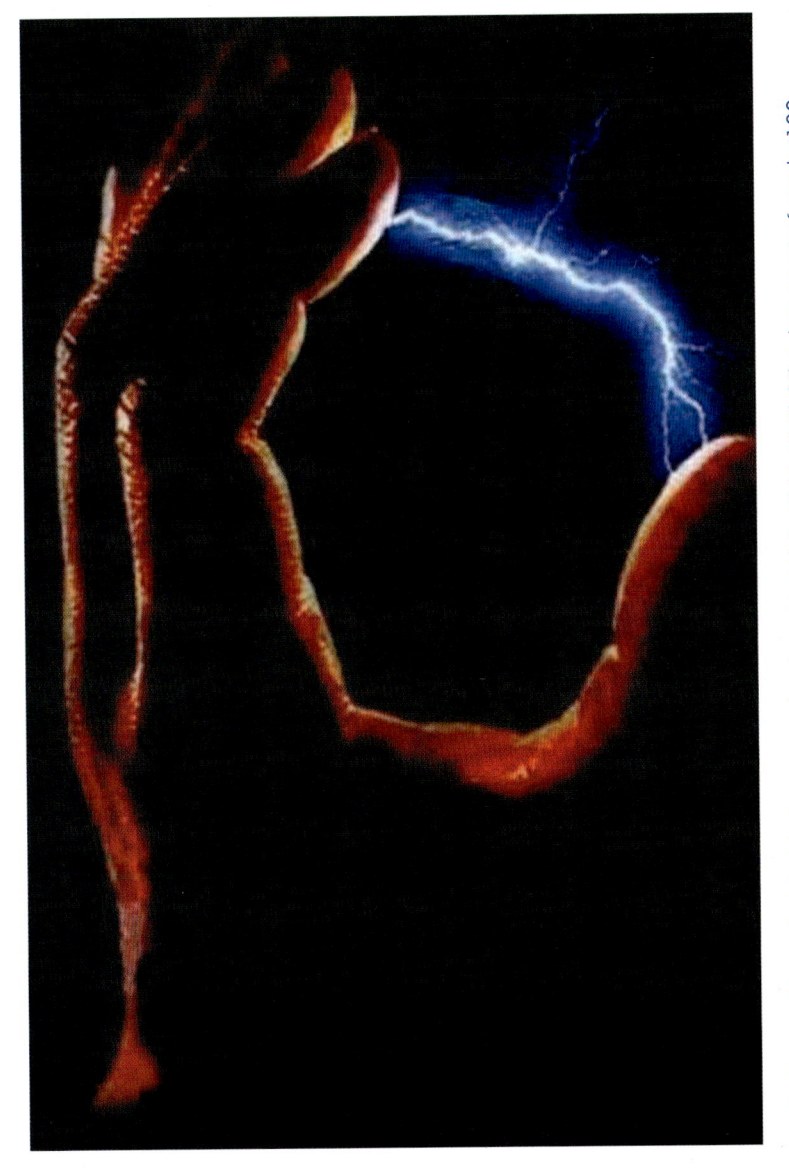

Farklı enerji boyutlu fakat bizlerce veya bazılarınca çıplak gözle görülebilen her an etrafımızda 100 milyon katrilyondan da çok ölçülebilen enerji kürecikleri.

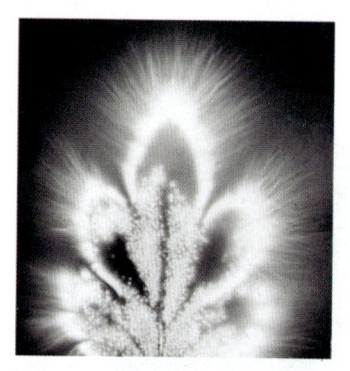

Kirlian tekniğiyle görüntülenen bitkilerin enerji alanlarını oluşturan enerji kürecikleri

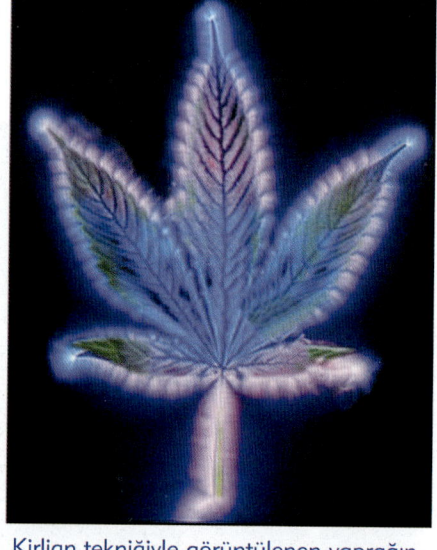

Kirlian tekniğiyle görüntülenen yaprağın enerji alanını oluşturan enerji topları

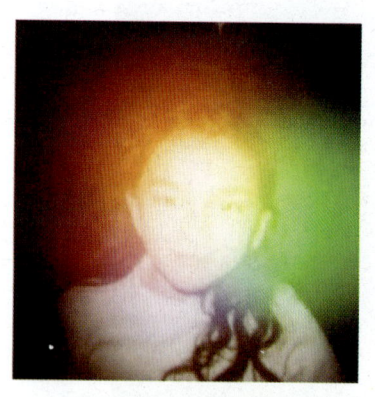

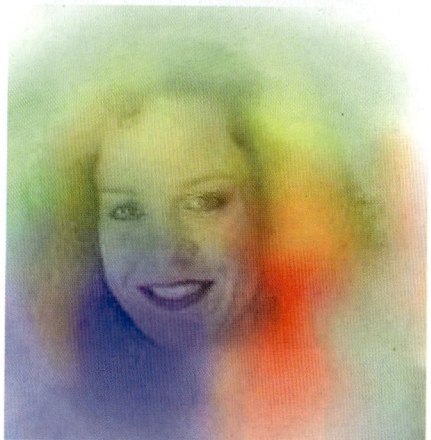

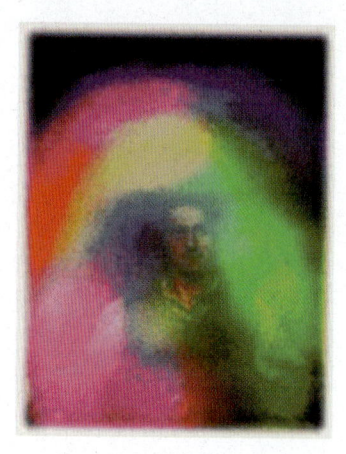

Kirlian tekniğiyle kişilik ve düşünce yapılarına göre enerji alanları değişiklik gösterir.

Area
Ormus

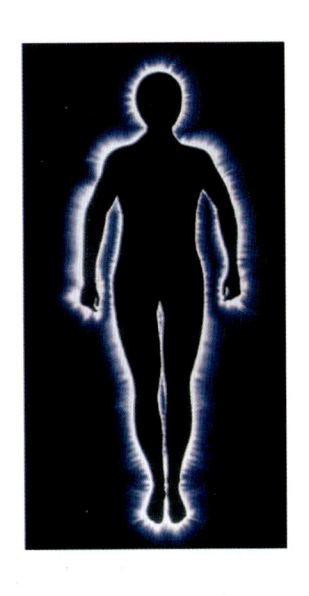

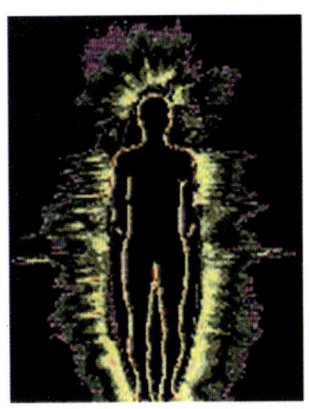

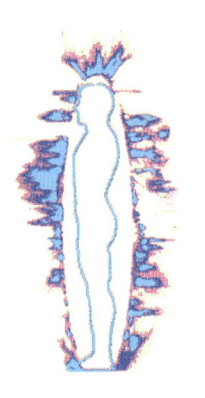

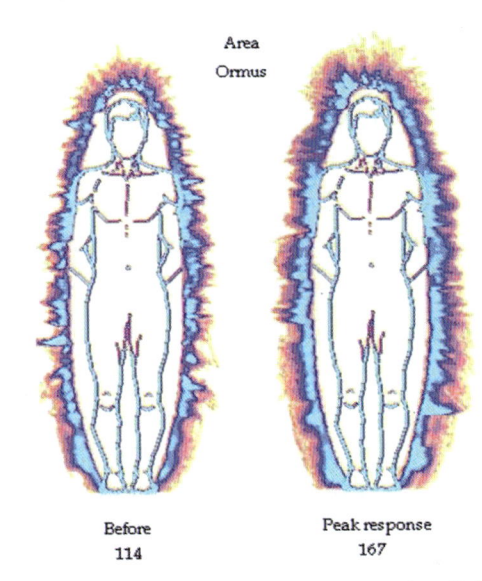

Before
114

Peak response
167

Kirlian tekniğiyle sağlıklı insan enerji alanları (1-2-3)

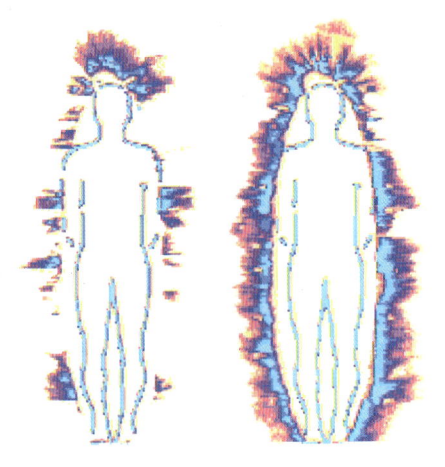

Kirlian tekniğiyle farklı boyutlarda sağlıksız
insan enerji alanları (A-B-C-D)

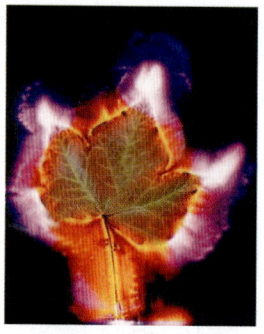

Yaprağın kopan parçasının da tam olarak Kirlian tekniğiyle görüntülenen enerji alanı. Çınar yaprağı

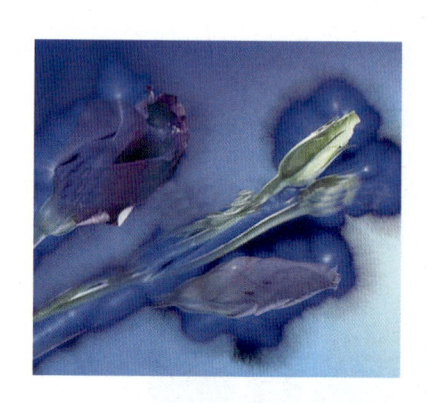

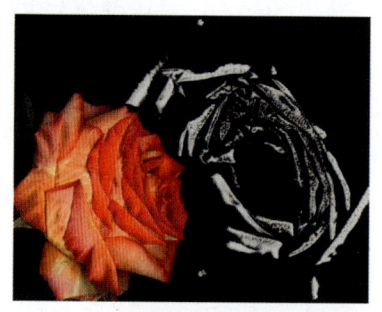

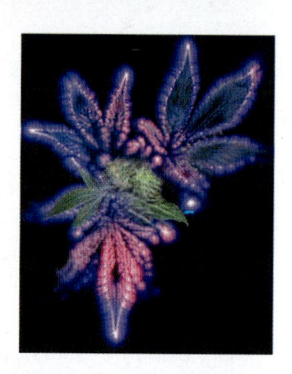

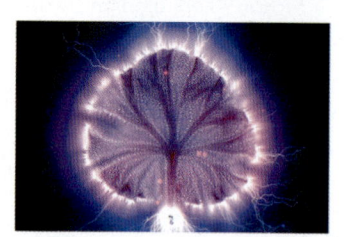

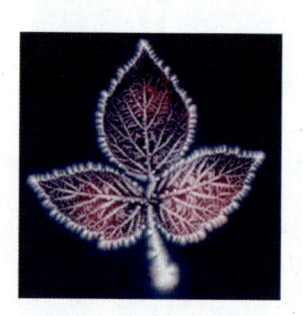

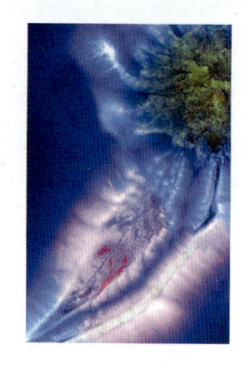

Kirlian tekniğiyle görüntülenen bitkilerin yaydıkları enerji alanları

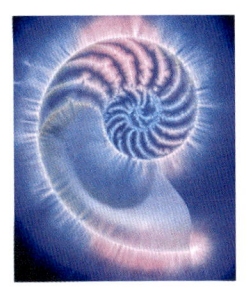

Hayvanların Kirlian tekniğiyle enerji alanları

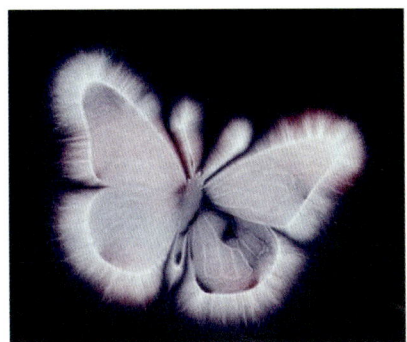

Kelebek

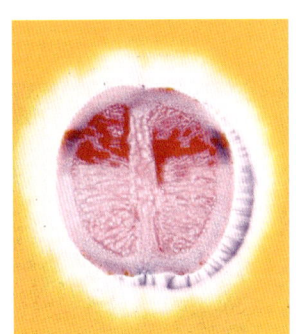

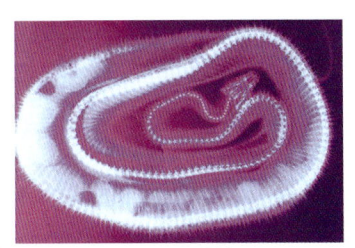

Yılan

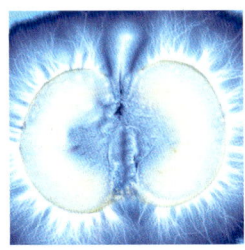

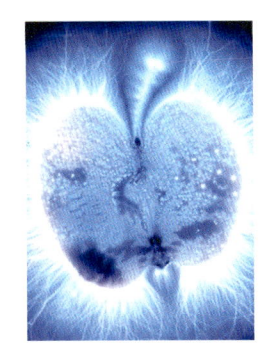

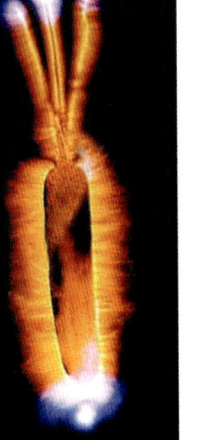

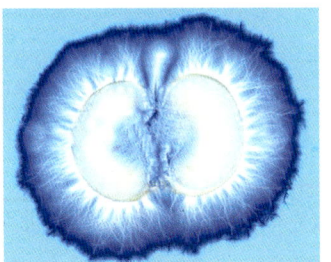

Meyveler mevsiminde yenirse enerjimize katkısı olur. Yukarıda mevsiminde üretilen meyvelerin enerji alanları mavi renkte, mevsiminde üretilmeyenler turuncu renkte görülmektedir. Enerji alanları minimum seviyededir.

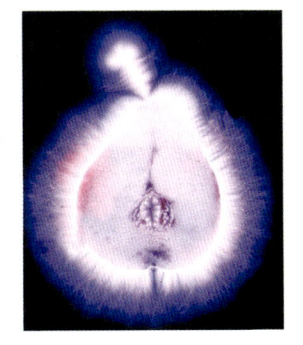

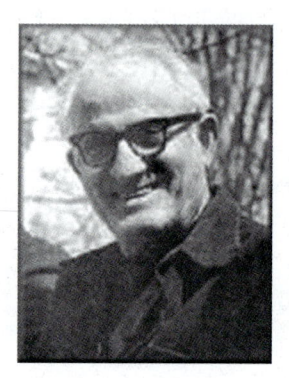

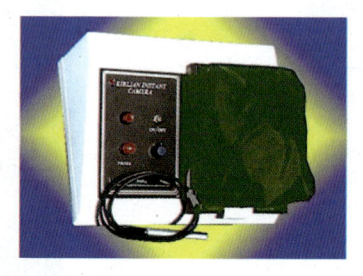

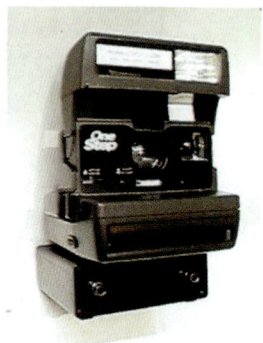

Kirlian fotoğrafının mucidi S.D. Kirlian ve Kirlian tekniğini görüntüleyen fotoğraf makina örnekleri

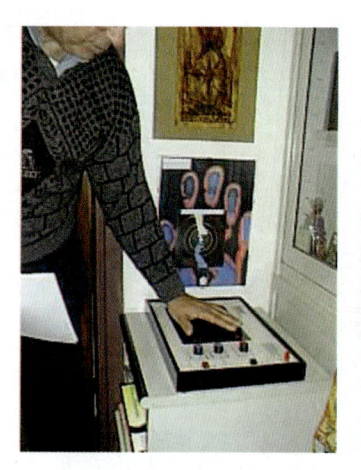

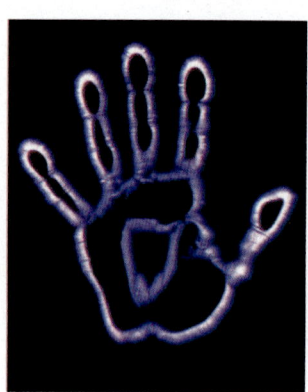

Kirlian fotoğraf tekniğinin el uygulaması

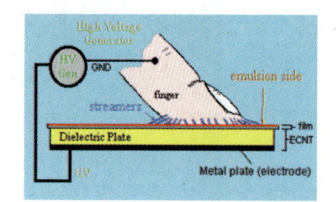

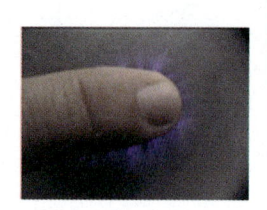

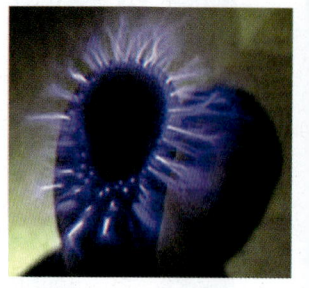

Kirlian fotoğraf tekniğinin parmak uygulaması

Kirlian fotoğraf tekniğinin el ve parmak uygulamasındaki orijinal görüntüleri

önce stres sonrası

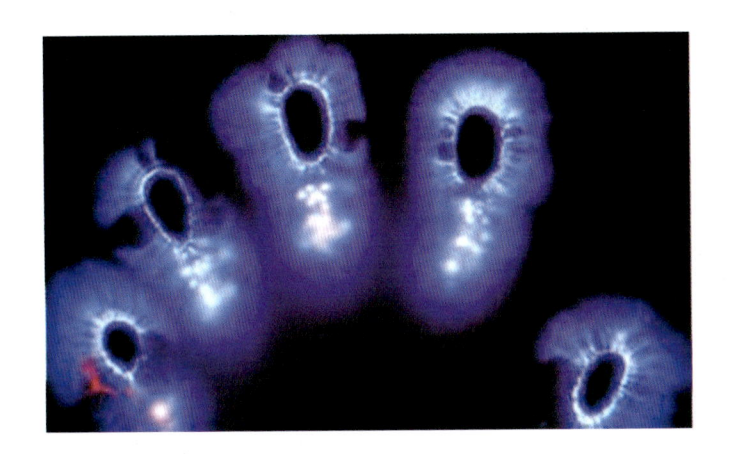

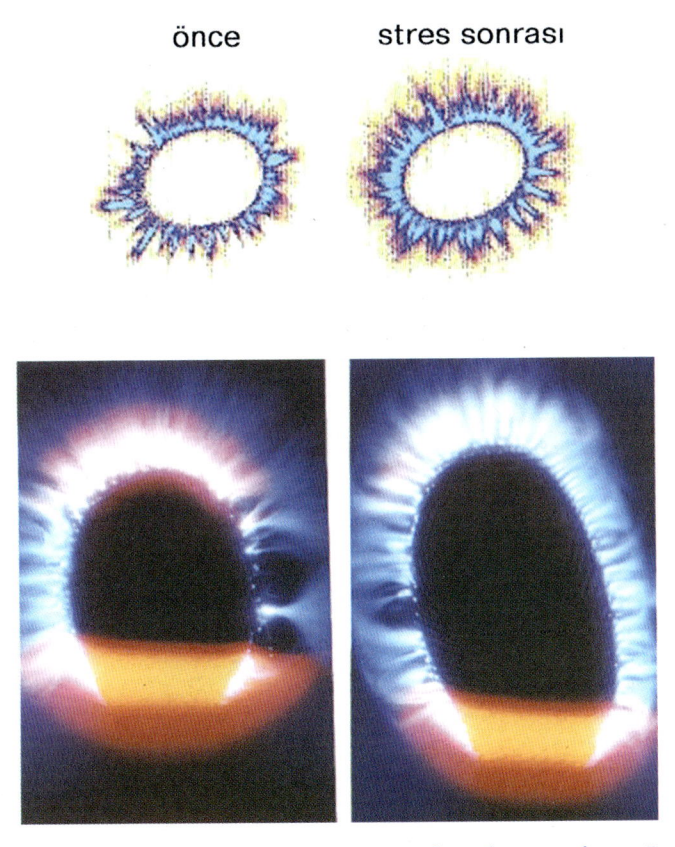

Farklı ruh hallerinde çekilen Kirlian fotoğraflarında parmak enerji alanı görüntülerindeki farklılıklar. Bedenin ruh halimizle enerji alanımızı da etkilediğini gösteriyor.

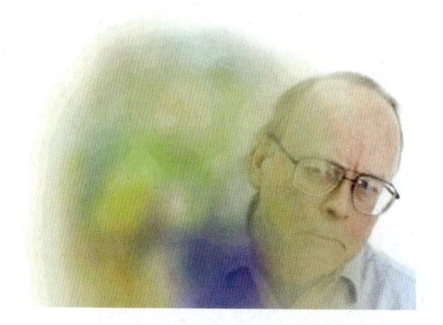

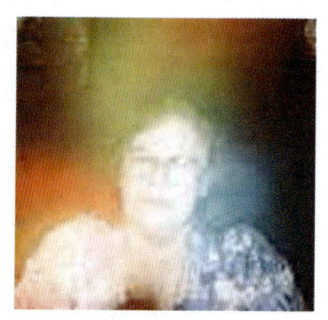

Kirlian tekniği ile başın enerji alanı ve yaydığı renklerin enerji boyutu

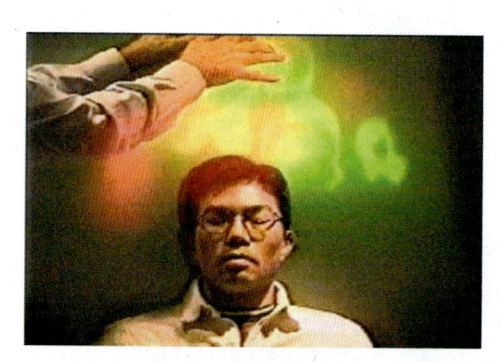

Kirlian tekniğiyle ekstrasens tarafından bioenerji uygulamasıyla enerjiyi yönlendirme uygulamasının görüntüsü

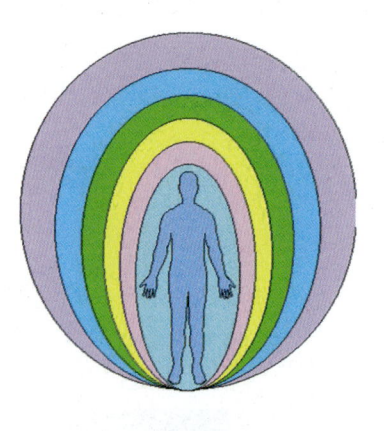

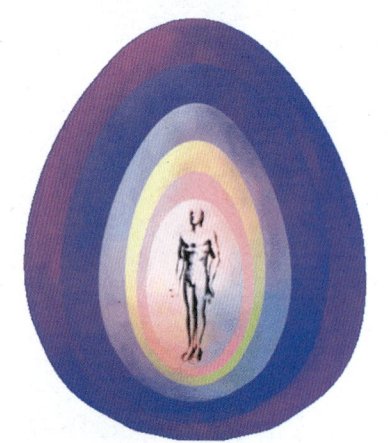

İnsan bedenindeki yedi renkli enerji alanı ve noktası gökkuşağı renkleri

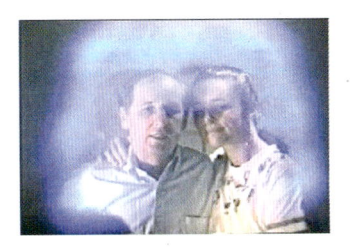

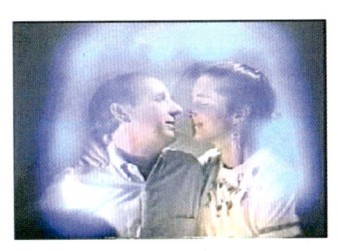

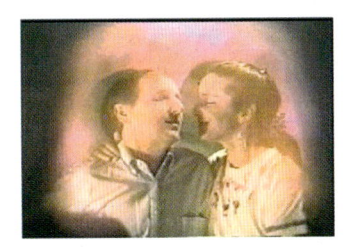

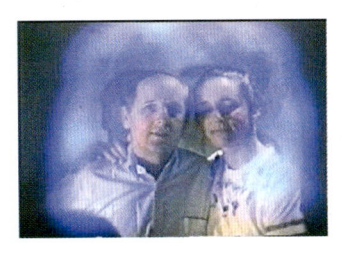

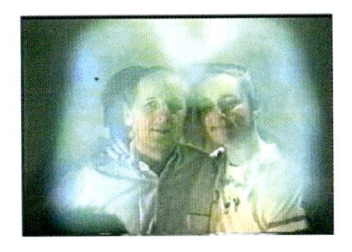

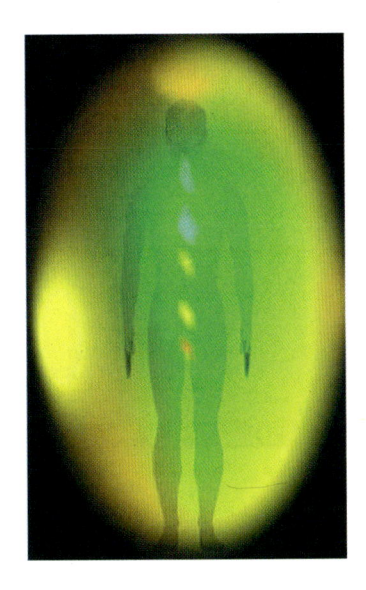

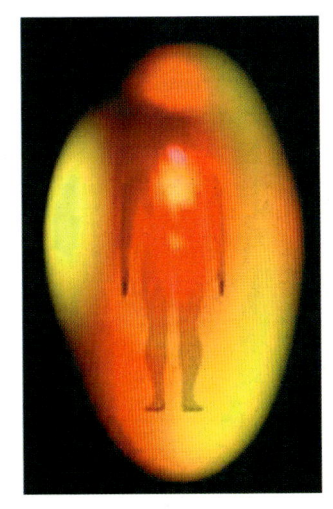

İnsan enerji alanı ve enerji merkezlerinin görünümü ve yedi renkli enerji merkezinin bozulması-Kirlian

Kirlian tekniğiyle düşünce ile aura değişmesi, etrafınızdaki canlıları siz de celp edip, gönderebilirsiniz. Nikahlı bir muhabbetin-sevginin ürünü. Enerji alanı ve renkleri 0 ile 100 arası farktadır.

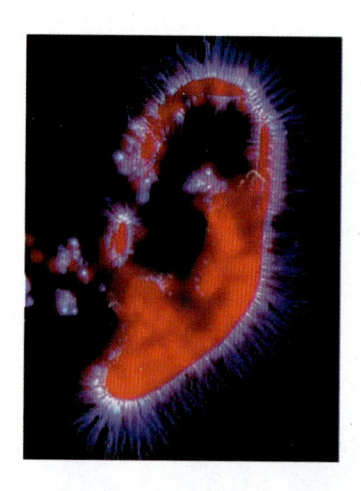

Kulaktaki akapunktur noktaları ve kulağın Kirliğan tekniğiyle gösterilen enerji alanı

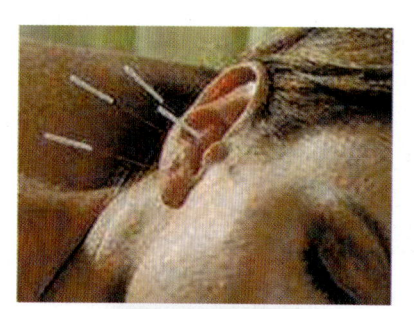

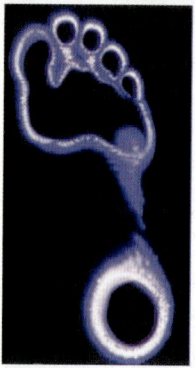

Ayak insanı temsil eder. Onunla ilgilenmek, onu temizlemek, ayağı sevmek, insanı, organı sevmektir, temizlemektir. Ayağınıza dokunarak onu tedavi edebilirsiniz.

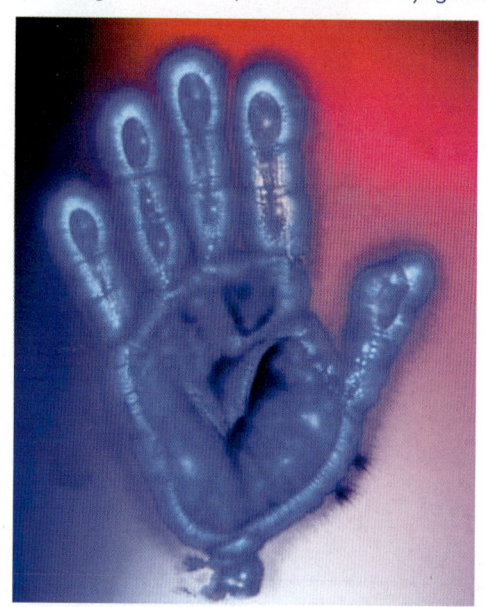

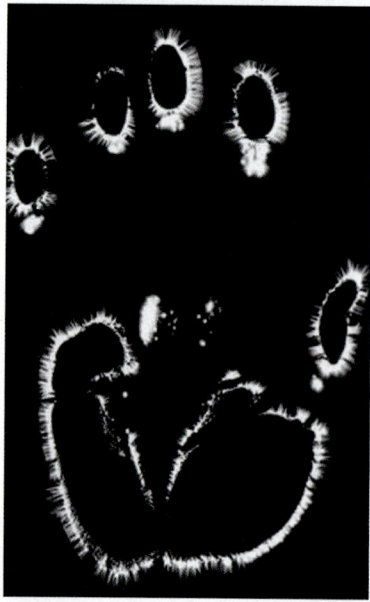

Ayağın ve elin Kirlian tekniği ile enerji alanı görüntüleri

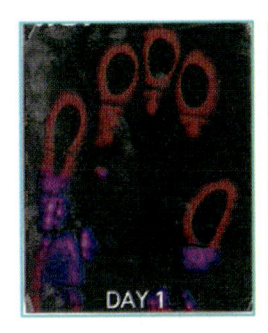

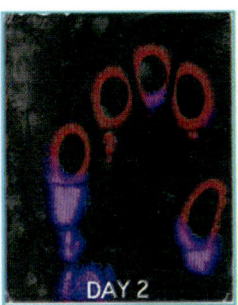

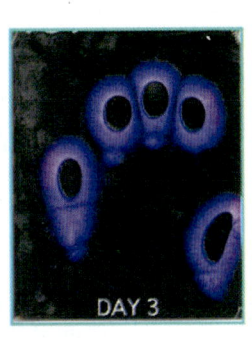

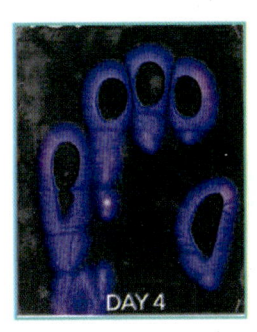

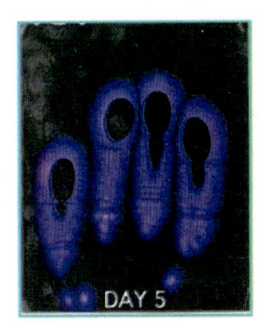

Bioenerji yüklemede 5 günlük tedavi sürecindeki elin enerji alanı farklılaşmaktadır.

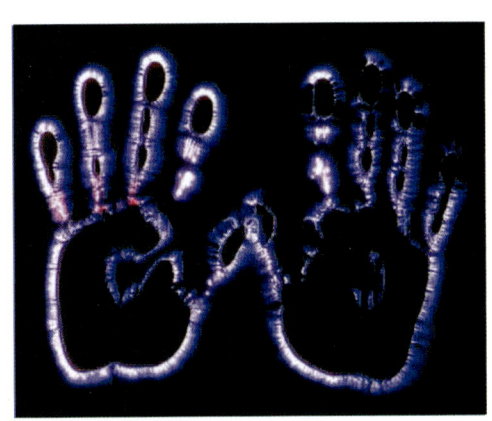

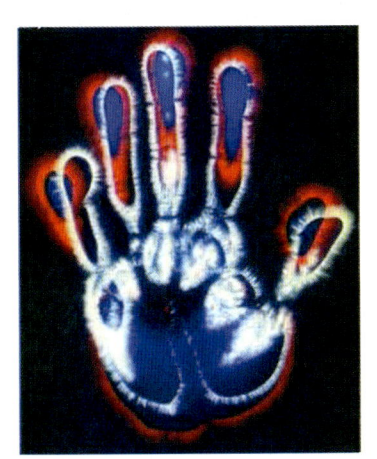

Kadın ve erkekte sağ ve sol elin ve parmakların da enerjileri farklı farklıdır.
Bioenerji yüklemelerinde ekstrasensler ellerini kullanarak enerji yönlendirmesi yapabilirler.
Siz de parmaklarınızı kenetleyerek enerji alanlarınızı kapatabilir ve çevreden gelebilecek menfi enerjilerden korunabilirsiniz.

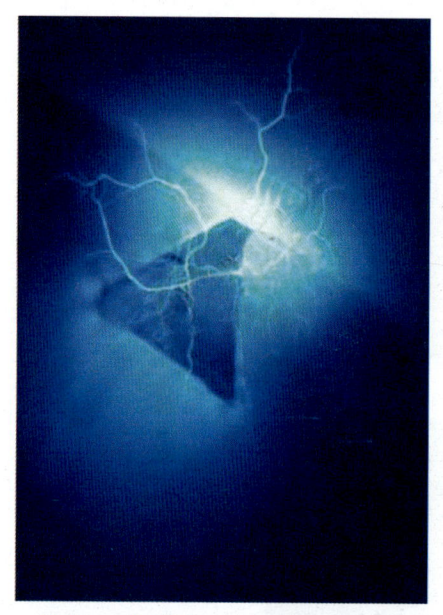

Kirlian tekniğiyle prizma kristalin yaydığı enerji, çevresindeki her şeye müspet tesir eder. Evinizdeki kristal avizenizle ve tek kristal taşlarınızla enerjinizi artırıp, yönelendirip, sağlıklı bir yaşama geçebilirsiniz

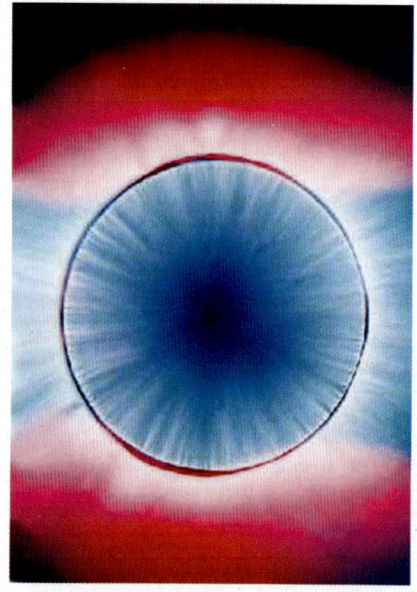

Kirlian tekniğiyle kristal yüzük yoğun enerjisi bedene tesir eder. Acaba yüksek öğretisi olanlar yüzük takmayı bunun için mi tavsiye ettiler? Bilmediğimiz ise hangi bedene hangi taş ve hangi yüzük? Cevabı Kozmik Yaşam Enerjisi Tablosu'nda bulabilirsiniz.

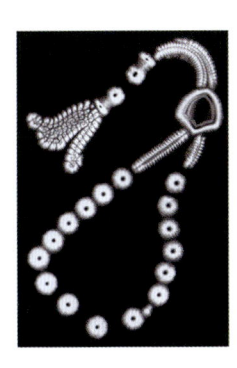

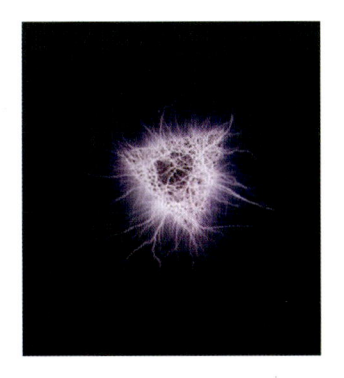

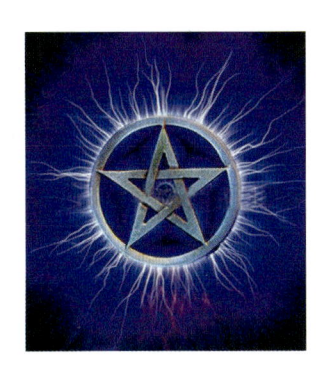

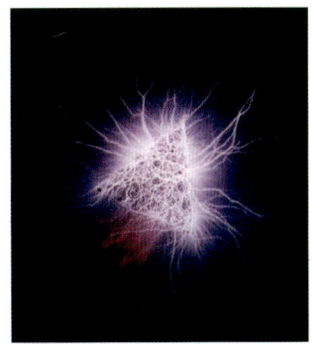

Objelerin enerji boyutları ve etki alanları ile bedende enerji tespiti yapılabilmekte enerji merkezleri uyarılarak tedavi edilebilmektedir.

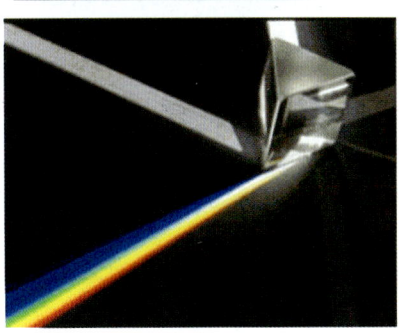

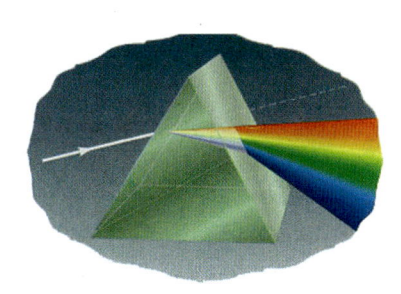

Kristaller yani toprağın orijinal renkleri

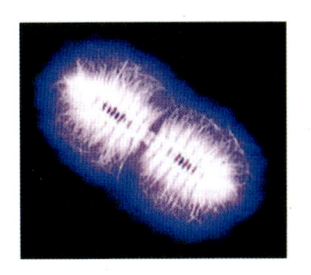

Kirlian tekniğiyle cam fanus enerjisi

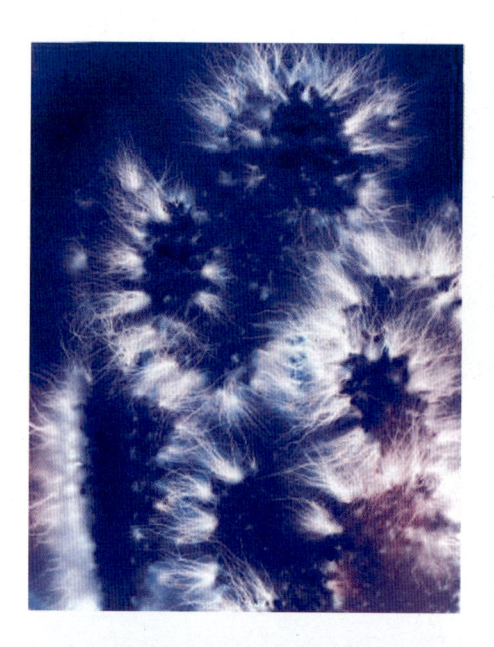

Ot, uç bitkisinin Kirlian tekniğiyle enerji boyutu. Yaydığı enerji boyuna göre olağanüstü boyutta. Kâinatta en çok yaratılan bitki olan "ot"lar belki de bu yaratılıştaki çokluğuyla bedenimizde çokça istifade edilmesini mi söylüyor! Yiyerek, çaylarını içerek, kaynatılmış sularıyla temizlenerek beden enerjilerinizi topraklayıp artırabilirsiniz.

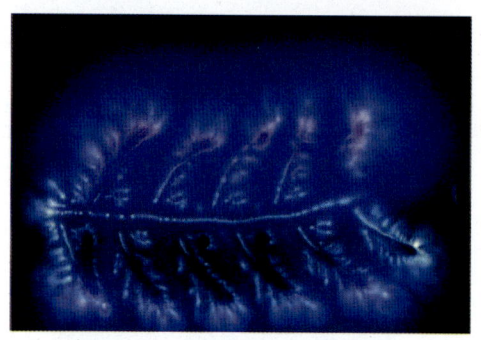

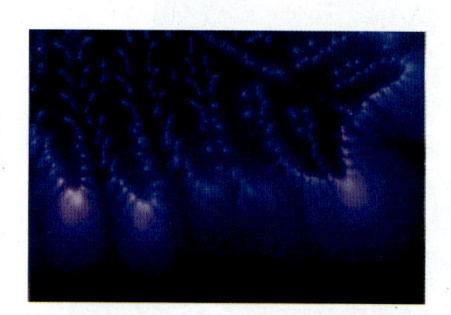

Kirlian tekniğiyle iğne yapraklıların enerji boyutları. Her an yaydıkları renklerin enerjileriyle kalp, baş, boyun bölgesine hizmet etmek için yaratılmış gibiler. Tabi bu görüş bilenler, bitkilerin dilini anlayanlar ve kozmik bilinç şuurundakiler için.

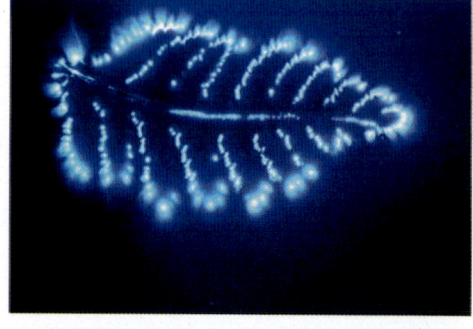

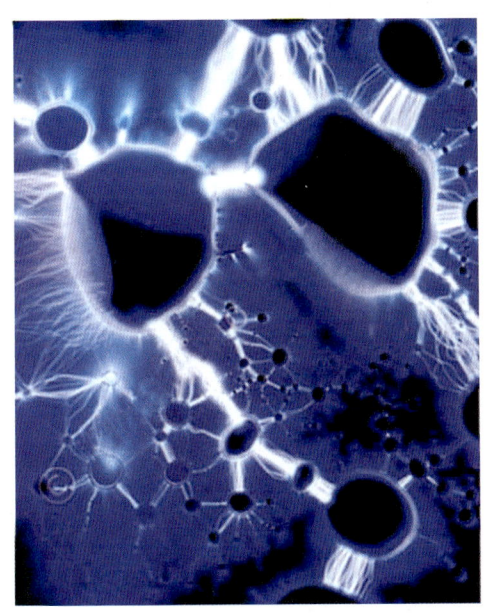

Suyun Kirlian fotoğrafı. Suyu hiç bu haliyle görmediniz. Severek ve isteyerek içtiğiniz suyun çok daha mükemmel bir varlık olduğunu düşünün.

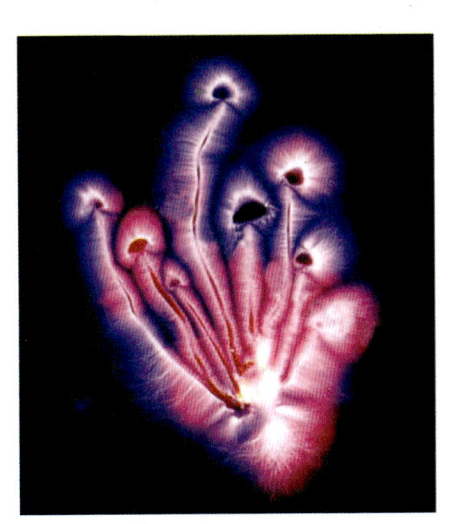

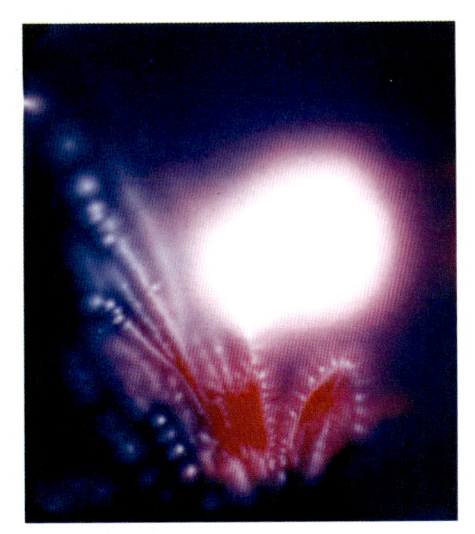

İğne mantarı   Taneli tohum

Kirlian fotoğraf tekniği ile görüntüler.
İğne mantarının ve buğdaygillerin tohumlarının çimlendirilmiş hali ile tüketilmesi bedenimize yoğun bir enerji girmesini sağlar.

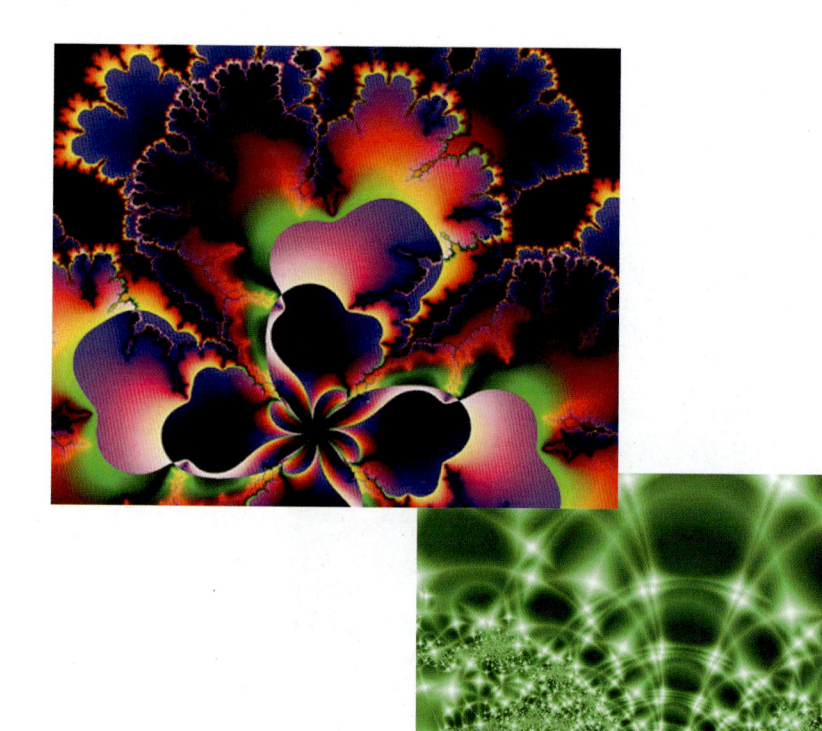

Denizin bitkilerdeki renk cümbüşü ile yaratıcı bize hangi mesajı vermek istiyor? Yoksa bunlar tesadüfen rengârenk ve simetrik belli bir plan, nizam içinde yaratılmış olabilir mi? Bilim adamları bunların cevabını ne zaman bulacak ve bunların enerjilerinden insanlık istifade edecek. Bizler bulduk, ediyoruz, ya siz! Biyolojik yaşınız 50, kozmik yaşınız 33

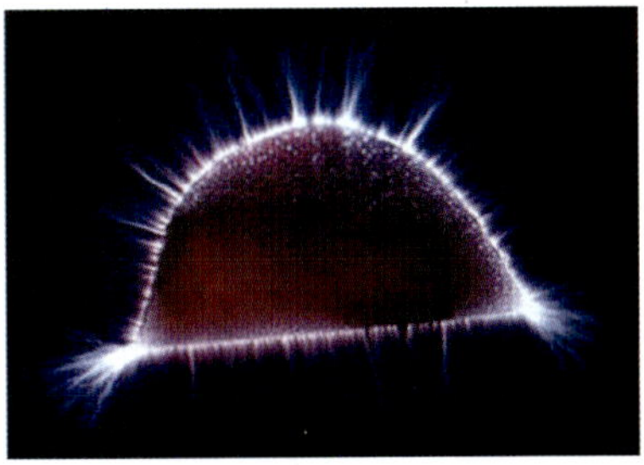

Organik patates 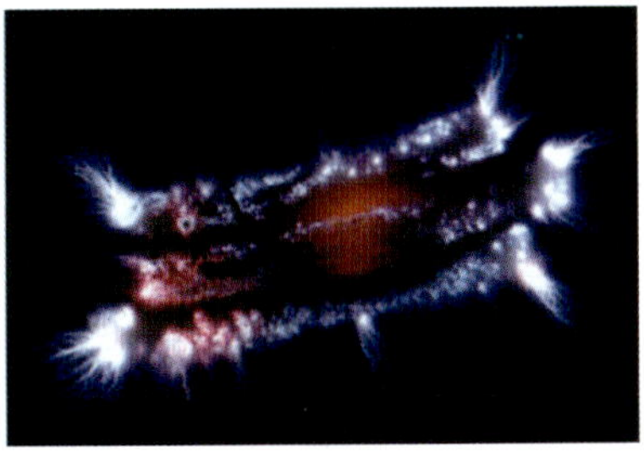 GDO'lu kızartılmış hazır patatesler

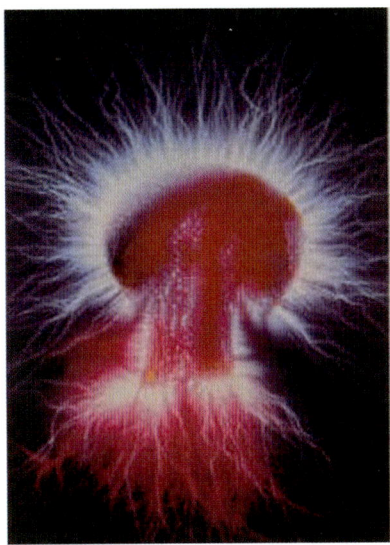

Organik mantar 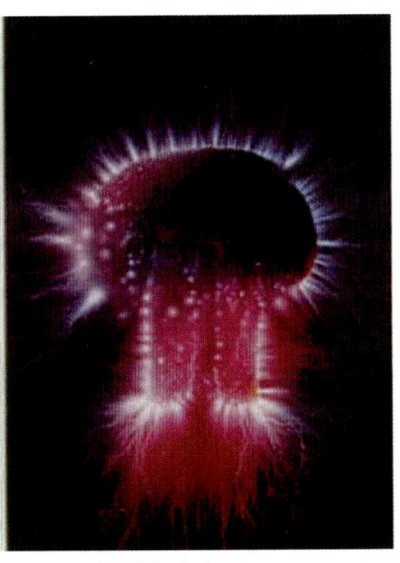 GDO'lu kültür mantarı

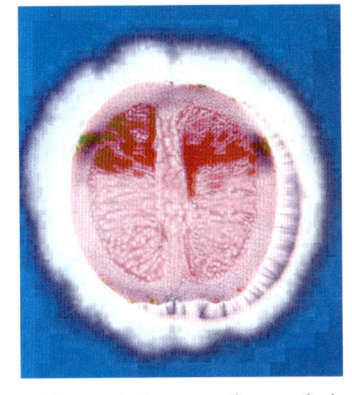

Mevsiminde organik portakal 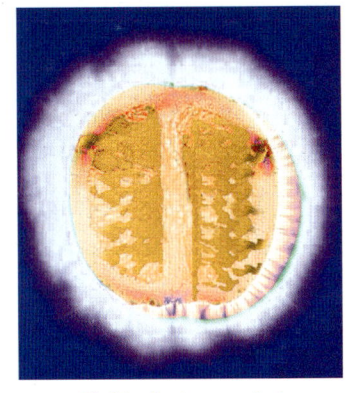 Bekletilmiş portakal

GDO'lu bitki sebze ve meyvelerin Kirlian tekniğiyle enerji alanları gözle görülür biçimde bile farklılık göstermektedir.

Yavru

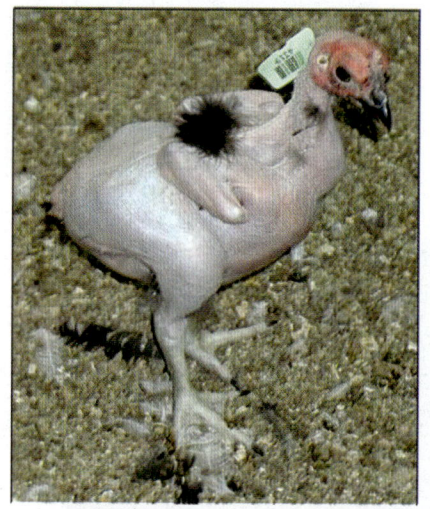

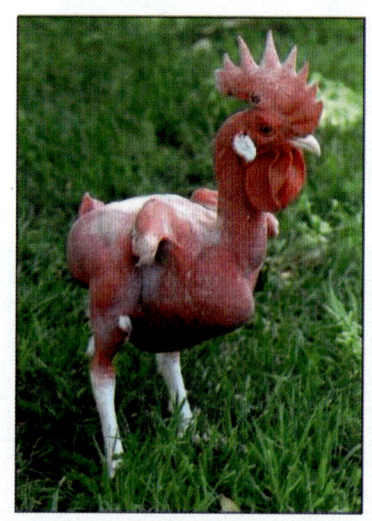

Normal

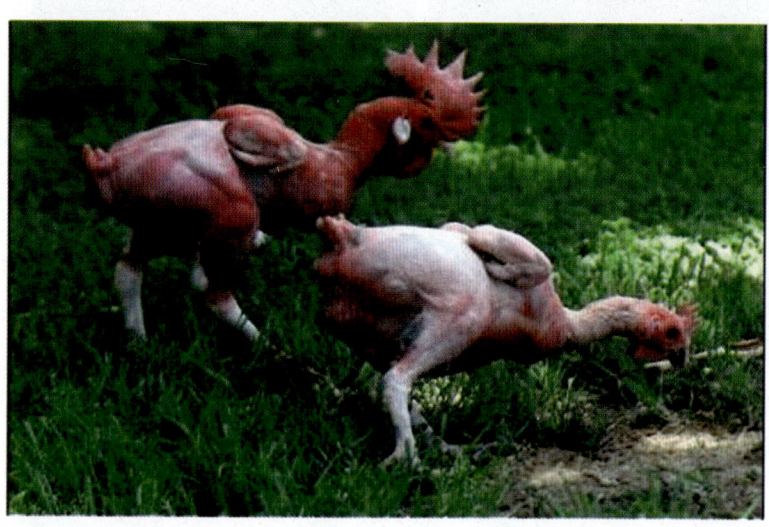

Yetişkin

GDO'su bozulmuş üretilen hayvanlar; yavru 1,5 kg, normal 4,5 kg, gelişmişi 8-12 kg yaklaşık. But ve göğüs bölgesi geliştirilmiş yaratıklar. Horoz veya tavuk değil. Yurtdışından ithal edilen dondurulmuş hayvansal gıdalar, bulyonlar ve bunlardan üretilmiş mamulleri yiyen insanların bedeni tarafından tanınmadığı için enerji alanlarına hiçbir müspet etkisi olmadığı gibi son zamanlarda çığ gibi artan çözümsüz hastalıkların sebebi alınan bu gibi GDO'lu veya katkılı gıdalar olabilir mi?

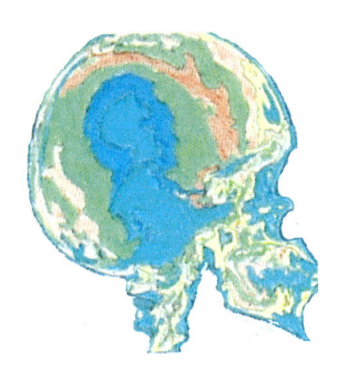

İnsanın termoskopik kamera ölçümlerinde hücrelerinin düşünce ve ibadette secde alanında ve yaptığı eğilme gibi bazı hareketlerle yaydığı enerji ile beyne farklı yoğunlukta kan gittiğine ve enerji boyutlarının farklılaştığını renklerle gösteren başın termoskopik görüntüsü

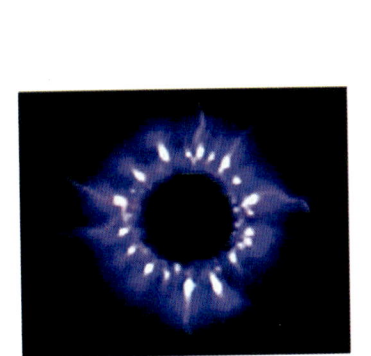

Kirlian tekniğiyle hayat menbaının (Güneş) enerjisi. Her an dünyamıza ve bütün kosmoza tesir edip ısı ve ışık vererek mevsimlerin oluşmasını sağlar. Son zamanlardaki güneş patlamaları ile de dünyamızda olağanüstü değişiklere sebep olabilecek enerji boyutları ortaya çıkmakta bu radyo dalgaları insan beyinlerine direkt tesir ederek belki de insanın insan olmasına vesile olabilecektir.

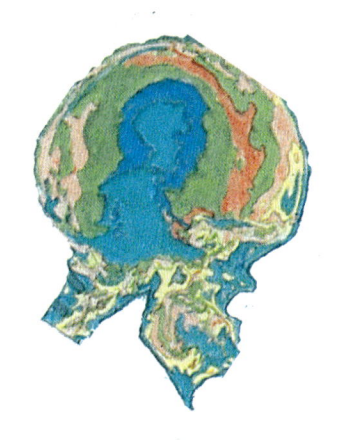

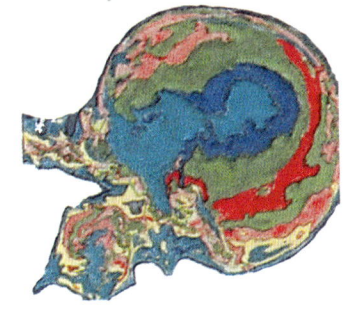

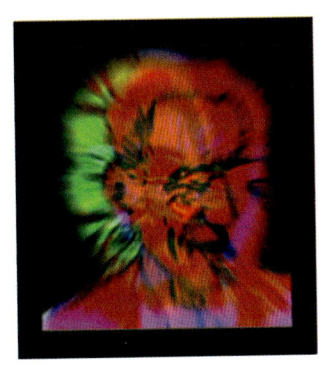

Kirlian tekniğiyle yaşlı bir insanın aurası. "Nasıl yaşarsanız öyle ölürsünüz." hükmünce yaydığınız enerji de sizin bu yaşantınız hakkında bir fikir vermektedir. Enerji alanınız ona göre artıp eksilmektedir.

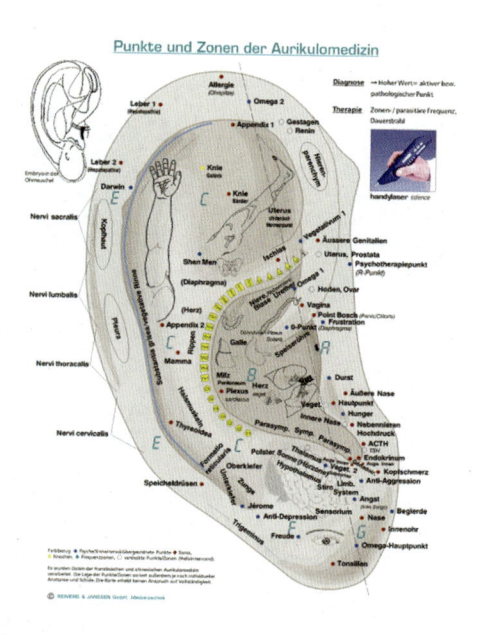

Kulak= ana rahminde insan

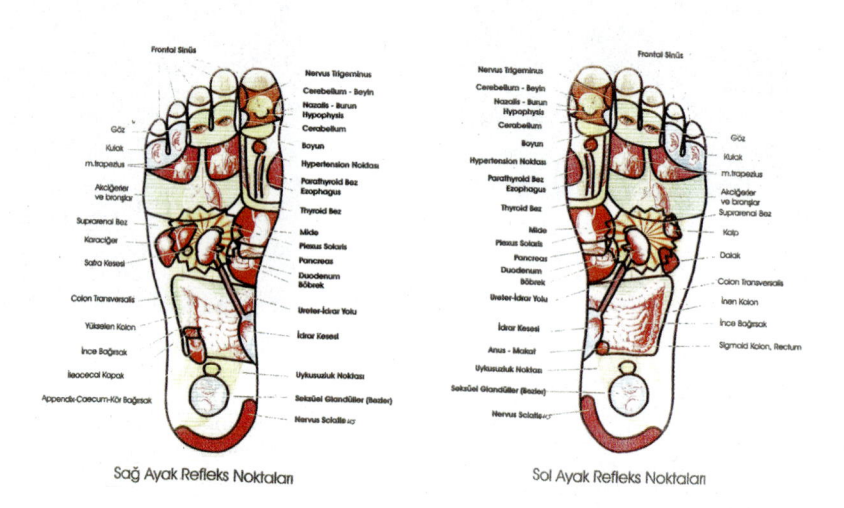

Sağ Ayak Refleks Noktaları

Sol Ayak Refleks Noktaları

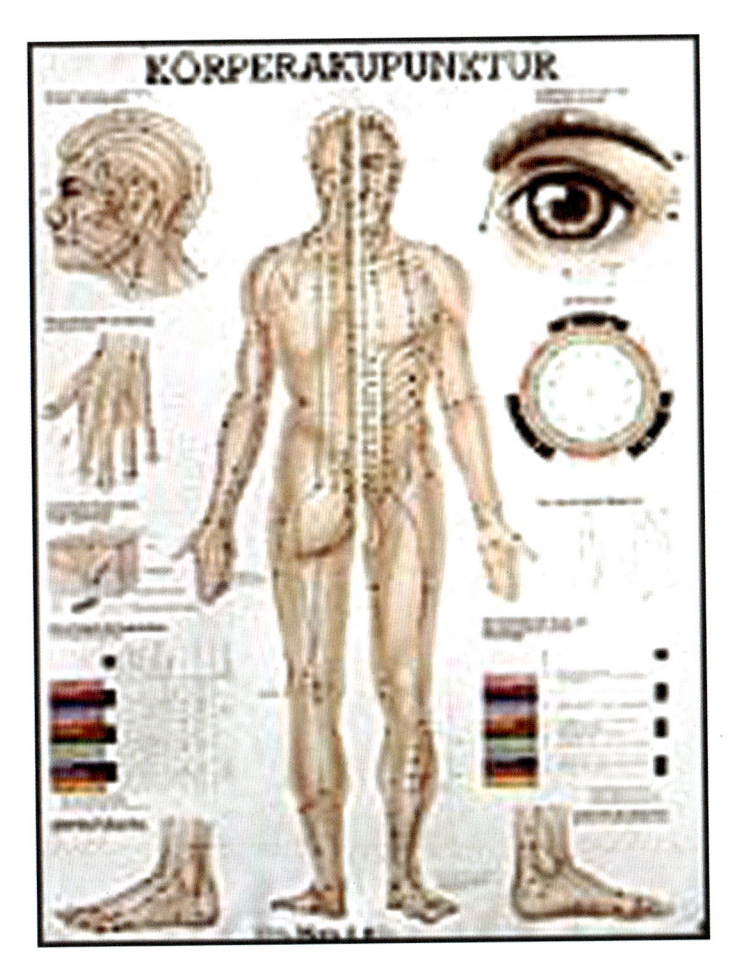

İglero terapide kullanılan insan bedenindeki önemli noktalar, kanalların bedenimizdeki organlara uygulanması.

COSMIC ÜRÜNLERDEKİ BİTKİLERİ BİLİM KONUŞTURUYOR

Alfa Alfa: Mikrop öldürücüyüm ve yoğun enerji vericiyim.[1] Kalsiyum, magnezyum, potasyum gibi vitaminleri taşıdığımdan vücuttaki bir çok kronik hastalığın iyileşmesine yardımcı olurum. Kas hücrelerine glikoz girişini arttırırım. Vücuttaki Zararlı serbest radikallerin temizlenmesine yardımcı olurum. Karaciğeri toksinlerden korurum. Kalp hastalara, kansere ve bedendeki ağır metal birikimlerine karşı kullanılırım.[12]

Hibiskus: Bedeni sakinleştirici, iyileştirici ve yumuşatıcı etkiye sahibim. Sağlıklı kemik gelişiminde, kireçlenme, iltihablanmalarda kullanılırım. Anemi ve kansızlıkta. İdrar yolları, böbrek taşı veya kumu düşürmek için yardımcıyım ve idrar arttırıcıyım. Karaciğer, kan ve böbrekleri temizleyiciyim (detoxifier.) Hipofiz bezi fonksiyonlarını destekleyiciyim. Kabızlıkta rahatlatıcıyım. Estrogen üretimine ve kan şekerinin ayarlanmasına yardımcıyım.[6]

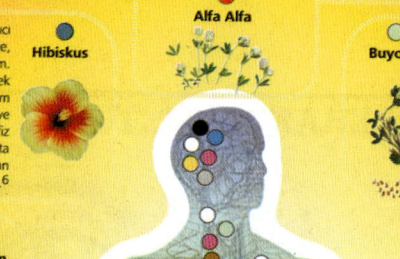

Buyotu: Göğüs yumuşatıcı, balgam söktürücü, müshil etkiye sahibim. Cinsel içgüdüleri arttırırım.[11] Kolesterol düzeyini dengelerim. Diyabet, dizanteri, diyar, kronik öksürük, karaciğer ve dalak büyümesi, iştahsızlıktan oluşan hazımsızlık ve gastrit gibi durumlarda vücuda destek veririm. İçimdeki steroidal saponinlerinden dolayı anti mikrobiyel etkilerim.[8] bulunmaktadır.

Anason: İştah açıcı, uyku verici, gaz-balgam söktürücü, hazmı kolaylaştırıcı etkilere sahibim.[5] Menopoz yakınmaları olan hastalarda östrojenik etki yapar, ağrıyı keserim. Bağırsak şikayetlerine, hazımsızlığa ve soğuk algınlığına karşı kullanılırım.[12]

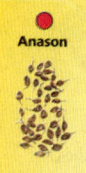

Karabaş Lavanta: Ağrı kesici, mikrop öldürücü, sakinleştirici, balgam söktürücü, yaraları iyileştiriciyim. İdrar yolları iltihaplarını giderici, egzama yaralarını iyileştiriciyim. Sinir ve kalp kuvvetlendirici etkilere sahibim.[8] Tansiyonu olan hastalar benden istifade etmiştir.[12]

Kapari: İçerdiğim A ve E vitaminlerimin yanı sıra, bağırsak ve mide rahatsızlıklarında, idrar söktürücü, kabızlık giderici, enerji verici ve cinsel gücü arttırıcıyım.[4] Kansızlığı gideririm, kanı temizlerim, vücuttan toksinleri atarak hücreleri yenilerim.[12]

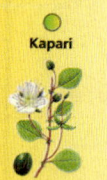

Sarı Kantaron: Hazmı kolaylaştırır, iştah açarım. Mikrop öldürür, yaraları iyileştiririm, kuvvetli bir sakinleştiriciyim.[6] Üzerinde en çok çalışma yapılan etkili bir doğal antidepresanım. Antibakteriyel olarakta kullanılırım.[12]

Soya: Dünyada en çok kullanılan, yağı çıkarılan sanayi ürünüdür. Beden bağışıklık sistemine faydalıdır. Sinirlerin adalelerin güçlenmesine, şeker hastalarına, nekahet dönemlerinde çok etkindir.[8] Bitkisel östrojen olarak bilinene soya kolesterolü düşürür, menopoz semptomunu giderir, hormon dengesini sağlar ve çeşitli kanser türlerine ve osteoporoz kemik kaybı riskinden koruduğu bilinmektedir.[9]

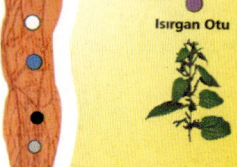

Isırgan Otu: Kanı temizler, idrar söktürürüm. İştah açıcıyım, kan hücrelerinin çoğalmasını sağlarım.[7] Virüslere karşı etkin prostat ve idrar yoluna yardımcı, böbrek taşlarına karşı korurum. Bünyemde bulunan demir sebebiyle kemik iliğini uyararak kansızlığı gideririm ve genel olarak da bağışıklık sistemini güçlendiririm.[12]

Keten Tohumu: Sindirim sistemi iltihaplarına ve tahrişlerine karşı koruyucuyum. Ağrı azaltıcıyım. Astım, nefes darlığı ve öksürük giderici etkilere sahibim.[3] Omega 3 ihtiva etmem sebebiyle kalın bağırsak, meme ve başta prostat kanseri olmak üzere, kanser türlerinden korunmada yararım. Bağışıklık sistemi, üreme, kalp-damar ve sinir sistemi gibi sistemlerin fonksiyonlarının düzenlenmesine yardım ederim. Koroner kalp hastalıkların da ölüm riskini azaltmaktayım.[12] Damarlardaki pıhtılaşmayı önlemeye de yardım etmekteyim.[3]

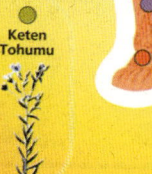

Yeşil Çay: Hücre ölümlerine sebep olan ve kanser olarak adlandırılan bedenimizdeki serbest radikallerin bedenden arındırılmasına yardımcı olurum. Kolesterolün lenfatik emilimini önleyerek, tansiyonu, kan şekerini ve damar sertliğini düzenlerim. Antiaging olup yaşlanmayı geciktiririm. İyi bir idrar söküçüyüm. Metabolizmayı canlandırırım.[12] Çeşitli kanser türlerine ve kalp hastalıklarına koruma sağlar, toksinleri atarak zayıflamaya yardımcı olurum.[12]

KAYNAKÇA: (1) Prof. Dr.Baytop Turhan Türkiye'de bitkilerle, Tedavi, İst. 1984, s.: 423 (2) Prof.Dr.Baytop Turhan a.g.e.s: 181 (3) Prof. Dr.Baytop Turhan a.g.e.s: 291 (4) Prof.Dr.Baytop Turhan a.g.e.s: 279 (5) Prof.Dr.Baytop Turhan a.g.e.s: 164 (6) Prof.Dr.Baytop Turhan a.g.e.s: 270 (7) Prof. Dr.Baytop Turhan a.g.e.s:258 (8) Prof.Dr.Baytop Turhan a.g.e. s:316, Prof. Dr.Demirhan E.Ayşegül, Şifalı Bitkiler, Doğal İlaçlarla Geleneksel Tedaviler s.:253 (9) Prof. Dr.Baytop Turhan a.g.e.s:331 (10) Yıldız Abdülmecid, Şifalı Bitkiler ve Doğal İlaçlarla Tedavi, s.:298 (11) Prof.Dr.Demirhan E.Ayşegül a.g.e.s. 11 (12) Dr. Saraç M.Ender, Doğanın Şifalı Eli, Doğan Kitap Yayınları İst.2005

KOBİK ekibi tarafından uzun araştırmalar sonucu üretilen, bakanlıktan ruhsatlı ve müsaadeli Türk Gıda Kodeksine uygun kozmik bitkisel karışım tabletler insanlığın hizmetine sunulmuştur.

COSMIC ürünlerimizde kullandığımız bitkilerin etkin türevleri, harmanlandığında ve oranları belirlenerek karışım drogu yapıldığında, çözümsüz gibi görünen, tedavisinde zorlanılan pek çok hastalık üzerinde olağanüstü müspet etkiler gözlenmiştir.

KOBİK, verilen ömrü uzatmaz, uzatamaz da. Ancak YARATICI tarafından bize verilen ömrü, mutlu, sağlıklı, huzurlu yaşama ve değerlendirme bilgisini paylaşır, yaşam enerjinizi ve kalitesini arttırır.

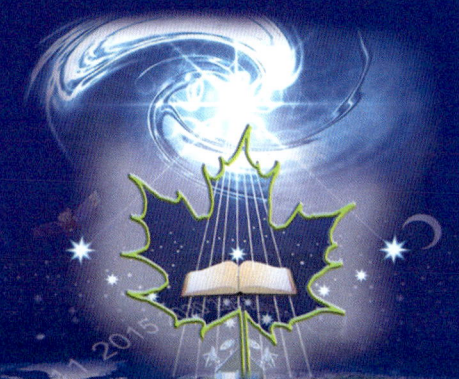

Yaşam Enerjinizi Dengeleyin

COSMIC DOĞAL

Ürünlerimiz Özel ve Kozmik yöntemlerle bitkilerin özü alınarak imal edilmiştir.

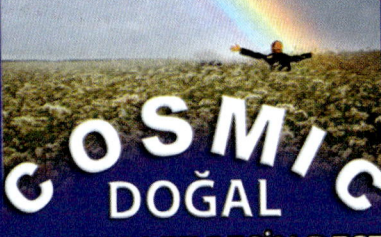

(Ürünlerimiz bir aylık kür içindir. 3 aylık kür tavsiye edilir.)

BİTKİSEL KARIŞIM TABLET BESİN DESTEK ÜRÜNLERİ

Bağışıklık Sisteminizi Güçlendirin, Bedeninizi Arındırın, Genç Kalın, Hücrelerinizi Yenileyin, Tansiyonunuzu Düzenleyin, Kolestrolünüzü Dengeleyerek sağlıklı yaşayın.

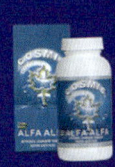

COSMIC ALFA ALFA (160 tablet) — Bağışıklık sistemini güçlendirmek, Sağlıklı yaşlanmayı sağlamak

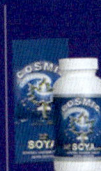

COSMIC SOYA (160 tablet) — Beden arındırıcı, Viral enfeksiyonlarda etkili

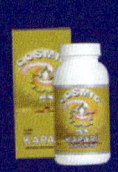

COSMIC KAPARİ (160 tablet) — Gençlik iksiri, Cinsel gücü arttırıcı

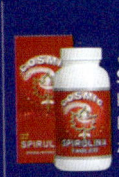

COSMIC SPIRULINA (160 tablet) — Hücre temizleme ve Kilo kontrolünde zayıflatıcı

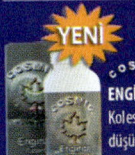

YENİ — COSMIC ENGİNAR (160 tablet) — Kolestrolü (LDL) düşürücü, Karaciğer dostu

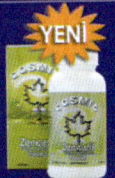

YENİ — COSMIC ZENCEFİL (160 tablet) — Soğuk algınlığı terletici ve ateş düşürücü

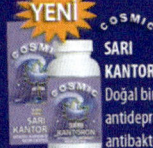

YENİ — COSMIC SARI KANTORON (160 tablet) — Doğal bir antidepresan ve antibakteriyal

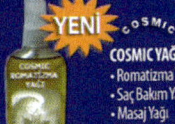

YENİ — COSMIC YAĞLAR
- Romatizma Yağı
- Saç Bakım Yağı
- Masaj Yağı
- Selülit Yağı
- Güneş Yağı

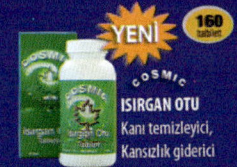

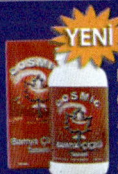

YENİ — COSMIC ISIRGAN OTU (160 tablet) — Kanı temizleyici, Kansızlık giderici

YENİ — COSMIC BAMYA ÇİÇEĞİ (NAR ÇİÇEĞİ) (160 tablet) — Antioksidan ve antiseptik ve C vitamini

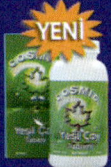

YENİ — COSMIC YEŞİL ÇAY (160 tablet) — Metabolizlayı canlandırıcı serbest radikallere karşı

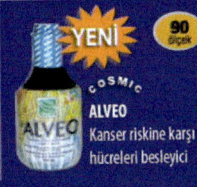

YENİ — COSMIC ALVEO (90 dilçek) — Kanser riskine karşı hücreleri besleyici

KOZMİK BİLİNÇ İrtibat: www.maranki.com • info@maranki.com • www.kozmikbilinc.com • info@kozmikbilinc.com
Siparişleriniz için: www.maranki.com • www.marankialisveris.com

Ürünlerimiz TKB'nin 30/11/2006 Tarih G06-0824-00024-8 sayılı izniyle Türk Gıda Kodeksine uygun olarak üretilmiştir.

Fizyoterapist Elmas Maranki - Prof. Dr. Ahmet Maranki'den

noktalarla mucizevî tedaviler

Maranki çifti, "Kendi Kendine Noktalarla Mucizevî Tedaviler" isimli bu kitapla "Yaşam Enerjisi" serisine yeni bir kaynak kazandırdı. Kitapta ele alınan konular şöyle özetlenebilir;

• **Hastalıkların Oluşu:** Geleneksel Asya tıbbına göre, organizmada 'Chi Enerjisi' (yaşam enerjisi) dolaşır. Sistemler ve organlarda bu enerji dengelidir. Hastalıkların oluş nedenleri, vücutta oluşmuş genel dengesizlik ve belirtilerdir. Enerji akışı bozulduğu zaman hastalık meydana gelir.

• **Noktalarla Mucizevî Tedaviler:** İnsan vücudunda 365 yaşam noktası bulunmaktadır. Çeşitli sebeplerle bloke edilen bu noktalara, masaj yöntemiyle enerji yüklenir. Bu enerji ile hücreler yeniden harekete geçirilir ve beden eski sağlığına kavuşur.

• **Pratik Uygulamalar:** 5000 yıldan beri kullanılan yöntemleri, görsellerle birlikte uygulamalı olarak anlatılan nokta masajı yöntemleriyle; Baş Ağrısı, Bel Ağrıları, Diş Ağrısı, Karın Ağrıları, Omuz Ağrıları, Astım ve Bronşit, Baş Dönmesi, Bacak Spazmı, Bayılma, Burkulma, Çeşitli Cinsel Rahatsızlıklar, Adet Bozukluğu, Menapoz, İshal, Kabızlık, Migren, Tansiyon ve daha birçok hastalığı tedavi edebileceksiniz.

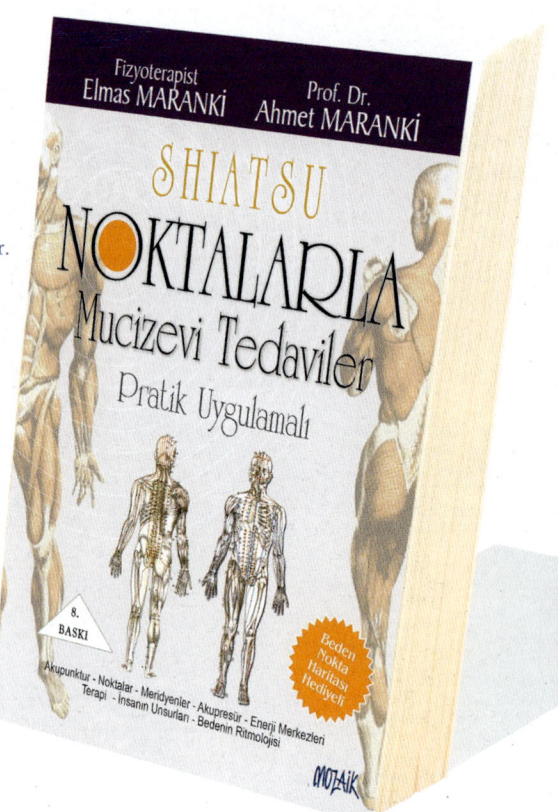

MOZAİK

Online sipariş için: www.kitapmarket.com
www.mozaikyayinlari.com

Fizyoterapist Elmas Maranki - Prof. Dr. Ahmet Maranki'den

kozmik yaşamın sırları

- Burçların kozmik özellikleri ve insana tesirleri.
- Sınav stres ve kaygısını yok edip beyin enerjisini artırmak ve düşüncenin gücünü keşfetmek.
- Elektromanyetik dalga yayıcılarla beyin kontrolü, şuur bulandırma, yönlendirme metodları.
- TV, radyo, cep telefonu, otomobil ve diğer elektromanyetik dalga yayıcıların beynimize etkisi.
- Yiyerek-içerek fazla kilolardan kurtulmanın yolları.
- İnsan yaşamında çaresiz hastalıklara karşı bitkilerin mucizevi gücünün bilinemeyen kozmik boyutu ve insana tesirleri.
- Namaz, zekat, örtünme, şeytan, cin, ruh, selam, sadaka, gusül, abdest, tokalaşma, sevgi, nazar, ezan, oruç, güneş, ay gibi ilahi hükümlerin manalarının kozmik boyutları.

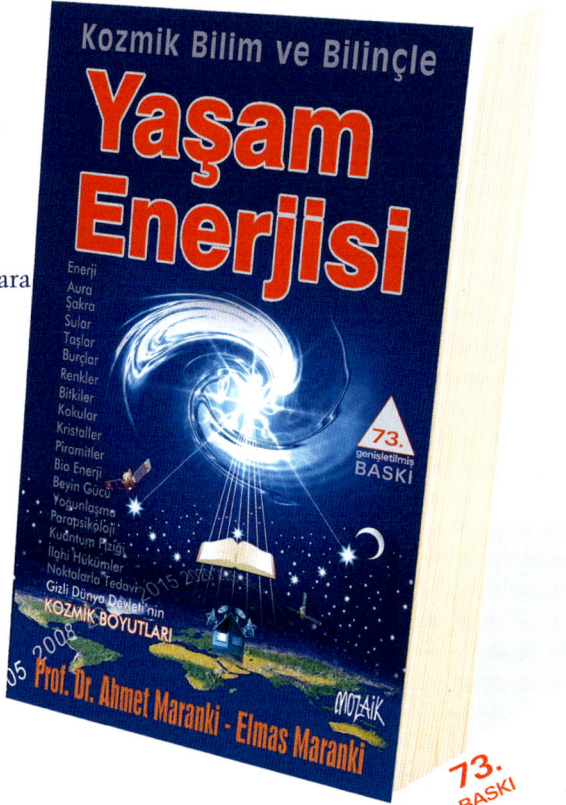

MOZAİK

Online sipariş için: www.kitapmarket.com
www.mozaikyayinlari.com

MOZAİK KİTAPLIĞI

Akupunkturla Tedavi / Dr. Ali Akben
Bebek Bakımı ve Sağlığı / Sevda S. Dursun
Burçlar / Hasan Kocabaş
Bugün Ne Pişirsem / Selime Zaimoğlu
Çocuk Bakımı ve Eğitimi / Sevda S. Dursun
Çocuk Yemekleri / Yasemin Bilen
Depresyon / Uzm. Psikolog Banu Akman
Güzellik ve Cilt Bakımı / Gülten Şenşafak
Gelincik Sofrası (Ciltli) / Saniye Öztürk
Geleceğinizi Okuyun / M. Ali Kerkütlü
İlk Yardım / Nazan Serenli
Kadının Sağ.Yaşam Reh./ Ö. Y. Şimşek
Masaj / Gülten Şanşafak
Masajla Mucizevî Tedavi / Prof. Ahmet Maranki
Mükemmel Sağlık / Dr. Recai Yahyaoğlu
Noktalarla Mucizevî Tedavi / Prof. Ahmet Maranki
Özlenen Bebek / Dr. Yavuz Şimşek
Pratik Bilgiler / Yasemin Yentur
Ramazan Sofrası / Remziye-Mebrure Şenler
Reiki / Petek Kitamura
Rüya Tabirleri / Mehmet Ali Kerkütlü
Sağlıklı Beslenme / Doç. Dr. Sefa Saygılı
Sağlıklı Hayat / Kudret Livaoğlu-A. Betül Şahin
Sağlıklı ve Genç Kalmanın 7 Sırrı / Gülhan Beydemir
Sevgi, Aşk, Mutlu Evlilik / Özcan Ünlü
Suyun İyileştirici Gücü / Recai Yahyaoğlu
Şifalı Taşlarla Sağlıklı Yaşam/ Hasan Kocabaş
Türkçe Dualar (Özel Baskı)
Yaşam ve Cinsellik / Dr. Sefa Saygılı
Yaşam Enerjisi / Prof. Dr. Ahmet Maranki ..
Yaşlan Ama Genç Yaşa / Hayati Ferdi Kocal